발목의 인공관절 치환술

Total Ankle
Replacement Arthroplasty

이우천 지음

(주)교학사

❖ 집필 기여자 ❖

이 영(2장, 5장)

발목의
인공관절
치환술

Total Ankle
Replacement Arthroplasty

우리나라에서 현재 사용하는 3부분형 족관절 인공관절이 도입되어 사용된 지 11년이 되었다. 2004년 5월에 Hintegra형 인공관절을 사용하기 시작하였고, 2009년에 Mobility형, 그리고 2012년에 Salto형 인공관절을 사용하기 시작하였는데, 2014년에 Mobility형은 생산을 중단하였으며, Genesis형 인공관절이 도입되었다.

그간 국내에서 약 5000여 예의 족관절치환술이 시행되었는데, 다행히 별일없이 인공관절을 잘 사용하고 있는 환자들도 많지만 여러 가지 문제점이 발생하여 족관절 인공관절 전반에 대하여 상당히 나쁜 선입견을 가지고 있는 환자와 의사가 많은 실정이다. 국내에 족관절치환술을 직접 시술한 의사도 100여 명인데, 그들 대부분은 10예 이하를 시술하였으며, 족관절치환술의 세세한 부분에 대하여 알지 못한 채, 슬관절이나 고관절의 관절치환술 경험을 바탕으로 족관절치환술을 하는 경우가 많다. 이런 경우 발목의 변형 교정에 대한 개념이 부족하여 수술 후 방사선상에서 바로 재수술이 필요한 경우도 발생한다.

오랫동안 시행되어 온 족관절고정술과 비교하여 어느 수술이 더 좋은가에 대하여 끊임없는 논란이 이어지고 있다. 그러나 족관절치환술은 해서는 안 되는 수술이라는 1980년대의 인식을 감안할 때 족관절고정술과 같은 위치에서 장단점을 비교할 만큼 족관절치환술에 대한 인식이 변화하였고, 향후의 발전에 대한 기대가 큰 현 상황은 상당히 고무적이라 할 수 있다. 상황의 변화에도 불구하고 족관절치환술은 여전히 어렵고 세심한 주의가 필요한 수술이다. 많은 정형외과 의사들이 쉽게 족관절치환술에 도전하지만 많은 합병증과 수술 후에 의사가 느끼는 불안감 때문에 몇 번의 족관절치환술 경험 이후에 "하지 않는 것이 좋은 수술이다."라고 생각하게 되는 것 같다. 이와 같은 족관절치환술에 대한 부정적인 생각은 발목의 변형에 대한 이해가 부족하고, 수술할 때 해결해야 할 점들을 알지 못하는 상태에서, 인공관절 회사에서 개발한 표준적인 수술 술기만을 읽고 단지 인공관절을 조립해 놓았기 때문이라고 생각된다.

저자는 족관절치환술에 대하여 잘 알지 못하면서 족관절치환술을 해서는 안 된다고 생각하며, 처음부터 발목 주변의 해부학, 족관절의 생역학에 대하여 이해하고, 변형 교정 능력을 갖춘 상태에서 관절치환술을 할 것을 권고하는 바이다.

저자의 관절염에 대한 새로운 분류 방법에 대하여 논란이 있을 수 있으나 이와 같은 분류를 통해 관절염이 발생한 원인을 생각해본다는 사실만으로도 개개의 관절염을 이해하고, 수술 방향을 예측하게 해 주는 효과가 있기 때문에 매우 의미있는 작업이라고 생각한다. 그런 생각으로 이 책 속에 저자의 분류를 자세히 언급하고 그에 따른 수술 방법을 적어 놓았다.

저자는 우리나라의 족관절염의 발생 원인 중 상당 부분이 일차성 관절염이고, 상당히 심한 내반 변형이 많다는 점에서 기존의 서양인의 발목을 대상으로 한 연구와 수술 방법으로는 문제를 해결할 수 없는 경우가 많으며, 우리나라 족관절염에 맞는 이론과 수술 기법이 필요하다는 것을 절실하게 느꼈다. 예를 들어서 기존의 서양 책에는 경골 절삭을 할 때 경골에서 내과로 이행하는 어깨 부위를 절삭하지 말도록 권하고 있으나 우리가 흔히 접하는 관절염에서는 이미 내과의 침식이 심한 경우가 많고, 거골이 내측 전위되어 있으므로 어깨 부분을 절삭해야 하는 경우가 많다. 저자는 그간의 족관절치환술 관련 문헌과 저자의 경험에 근거하여 족관절치환술의 기초부터 향후 발전 방향까지를 정리해 볼 필요가 있다고 느꼈으며, 그 결과물로 이 책을 구상하고 집필하였다.

족관절치환술을 할 때 세세한 수술 술기에서부터, 수술 전후의 방사선상에서 무엇을 보고 잘된 것인지 아닌지를 판단할 수 있는지, 합병증은 무엇이고, 어떻게 해결해야 하는지 등에 대하여 조목조목 자세히 언급하려고 하였다.

그러나 저자 역시 아직 경험과 장기적인 추시가 충분하다고 할 수 없으므로 이 책이 족관절치환술에 대한 연구의 디딤돌이 될 수 있기를 바랄 뿐이다.

이 책은 저자의 경험과 증례를 바탕으로 이영 선생이 초안을 만들고, 저자가 완성하였으므로 이 책을 발간하는 데 이영 선생이 핵심적인 역할을 하였다. 그중에서도 '2장 족관절의 생역학' 과 '5장 인공관절의 부분별 각론 및 종류' 는 이영 선생이 주로 쓴 부분이다. 이 책을 발간할 수 있도록 도와주신 교학사 조선희 부장과 편집부 직원들께 감사드린다.

2015년 3월 30일

이 우 천

차례 CONTENTS

차례 CONTENTS

01 족관절의 방사선 진단

Radiological Diagnosis of the Ankle

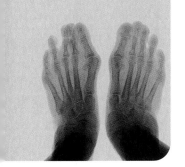

① 방사선 촬영 방법

가. 족관절 방사선 촬영

　발목의 퇴행성 관절염을 진단하기 위해서는 체중 부하 방사선상을 반드시 촬영해야 하며, 발목의 방사선상과 하지 전체의 방사선상, 그리고 후족부의 선열을 판단하기 위한 후족부 선열상(hindfoot alignment view)이 필수적인 방사선상이다. 발과 발목의 다른 질환에서도 체중 부하 촬영이 중요하지만, 특히 퇴행성 관절염에서 체중 부하 촬영이 중요한 이유는 관절염이 상당히 진행되어 있는 관절이라도 체중 부하를 하지 않은 상태에서는 관절 간격이 유지되어 있는 것처럼 보일 수 있기 때문이다(그림 1-1). 그러나 체중 부하를 하면 골침식 부위가 다른 뼈나 골극에 가려져서 판단이 어려울 수 있으므로 골침식의 정도는 체중 부하를 하지 않은 방사선상에서 더 잘 판단할 수 있는 경우가 많다(그림 1-2).

　하지 전체의 방사선상을 촬영하여 하지의 기계적 축과 변형이 있는 부위를 파악하여 그 부위에서 변형 교정을 해야 한다. 그러나 하퇴부나 슬관절에 초점을 맞추고 체중 부하 방사선상을 찍으면 족관절 간격이 협소한 정도나 거골 경사를 판단하는 데 오차가 발생하므로 하지 전장의 체중 부하 방사선상과 별개로 발목에 중심을 두고 발목 방사선상을 촬영한다.

그림 1-1 비체중 부하 방사선상과 체중 부하 방사선상

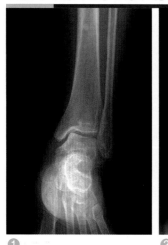 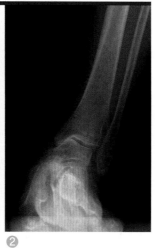

체중 부하를 하지 않은 방사선상에서는 관절 간격이 상당히 유지되어 있는 것처럼 보이지만(①) 체중 부하를 하였더니 내측 관절 간격이 없어진 것을 알 수 있다(②).

❶　　　　❷

그림 1-2 말기 관절염 방사선상

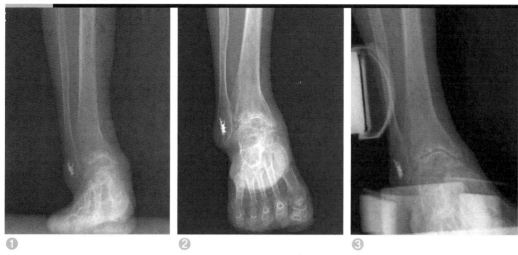

❶ ❷ ❸

말기 관절염의 체중 부하 방사선상에서는 뼈끼리 겹쳐져서 뼈의 윤곽과 침식의 정도를 알기 어려워서(❶) 비체중 부하 방사선상이나 (❷) 좁아진 부분을 벌리는 스트레스 촬영상이(❸) 윤곽을 파악하기 더 좋다.

족관절의 전후면 방사선상 촬영 방법은 양쪽 발목의 가운데에 초점을 맞추고, 양쪽 발목을 한 번에 촬영하는 방법이 있고, 각각의 족관절의 중앙에 초점을 맞추고 양쪽 발목을 별도로 촬영하는 방법이 있다. 양측 발뒤꿈치를 서로 닿게 하고 동시에 양측 발목을 촬영하면, 경골과 거골이 이루는 각도 측정에는 별 문제가 없지만, 족관절 내과와 거골 사이의 간격 판단에 약간의 오차가 발생할 가능성이 있다. 특히 슬관절이 외반인 경우에는 양측 발목 사이의 간격이 넓으므로 양측을 동시에 촬영한 방사선상에서 각도나 관절 간격의 측정 오차가 더 크다. 그러나 말기 관절염인지 아닌지를 진단하는 데는 큰 문제가 없다.

나. 후족부 선열상

후족부의 선열을 측정하는 방법은 여러 가지가 있다. 후족부의 선열은 경골축과 종골축 사이의 관계인데, 종골은 길이가 짧고, 모양이 불규칙하여 종축을 그리기 어렵다는 문제점이 있다. Saltzman과 el-Khoury는[1] 경골축이 지면과 만나는 점과 종골축이 지면에 닿는 점 사이의 거리를 측정하였으며 이 방법이 아주 신뢰도가 높다고 하였다. 그러나 후족부가 내반된 종골에서는 종골의 최하방점을 그리기 어려운 경우가 많다.

다른 방법은 종골의 두 곳에서 내측 연과 외측 연 사이에 중앙점을 긋고 그 중앙점 두 곳을 연결한 선을 종축으로 하는 방법인데, 종골의 외연이 불규칙하며, 내반 또는 외반되면 종골 외연의 모양이 변하여 누구나 일정하게 그릴 수 있는 방법은 아니라고 판단된다.

Hayashi 등은[2] 후족부 선열상에서 보이는 종골의 후방 관절면에 대하여 수직인 선을 종골

그림 1-3 후족부 선열각과 후족부 선열비

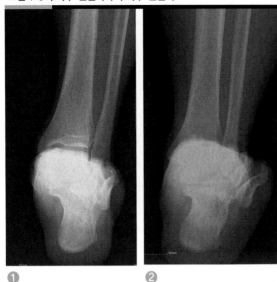

① 경골축에 대하여 종골이 외측으로 전위되어 있으며 경골축과 종골축이 이루는 후족부 선열 각도도 외반인 환자의 방사선상. ② 경골축에 대하여 종골이 외측으로 전위되어 있으며 경골축과 종골축이 이루는 후족부 선열 각도는 내반인 환자의 방사선상. ②의 경우에 후족부 선열 각도가 내반이더라도 족관절의 외측부에 압력이 높고, 거골을 내측으로 회전시키려는 모멘트가 작용할 것이다.

의 축이라고 하였는데, 후방 관절면이 굽은 관절면이므로 이 또한 정확한 방법은 아닐 것이다.

후족부의 선열은 내반 또는 외반되는 각 변형과, 내측 또는 외측 전위되는 변형이 있다. 어떤 경우에는 내반 또는 외반되지 않았으나 내측 또는 외측으로 전위되어 있으므로 두 가지 변수를 모두 고려해야 한다(그림 1-3).

각 변형을 후족부 선열 각도(hindfoot alignment angle)라 하고, 전위 변형을 후족부 선열 비율(hindfoot alignment ratio)이라고 하였다. 각 변형을 측정하기 위해서는 위에 기술한 다양한 방법들이 보고되어 있으나 저자는 직관적으로 종골의 축이라고 생각되는 방향으로 선을 긋는 방법을 이용하였다. 내측 및 외측 전위는 경골의 축을 긋고 종골의 가장 넓은 부분에서 경골의 축보다 내측 부분의 폭/종골 폭을 구하였다[3]. 내측 전위된 경우에는 이 비율이 커지며, 외측 전위된 경우에는 이 비율이 작아진다.

다. 하지 전장 방사선상

족관절에 가해지는 변형력을 이해하기 위해서는 족관절에 가해지는 체중과 지면 반발력을 이해하여야 한다. 기존의 하지 전장 방사선상은 고관절에서 족관절까지를 포함하므로 슬관절에 가해지는 변형력을 판단할 수는 있으나 족관절 상하의 관계를 알 수 없으므로 족관절에 가해지는 변형력을 이해하기 위해서는 하지 전체와 후족부를 포함하는 하지 전장 방사선상이 필요하다.

1) 하지 전장 방사선상(whole limb radiograph)

기존의 하지 정렬을 판단하는 데 사용하는 방사선 촬영 방법이다. 세 개의 카세트를 길이로 세워서 촬영한다. 슬관절에 중심을 두고 한 번에 촬영하면 슬관절에서 멀어질수록 해부학적 구조물에 대하여 방사선 빔이 상방이나 하방으로 향한다. 그러므로 하지 전장 방사선상에서 거골 경사나 경골 천장 경사 등을 판단하면 실제 족관절 전후면상에서 촬영한 각도와 오차가 발생한다. 그러나 종방향의 각형성을 판단하는 데에는 문제가 없다.

2) 후족부 포함 하지 방사선상(whole limb radiograph including hindfoot)

기존의 하지 전장 방사선상은 하지 역학적 축의 변형과 하지 체중 부하 시의 뼈들의 관계를 이해하기 위하여 사용되어 왔다. 그러나 족관절에 가해지는 변형력을 이해하기 위해서는 족관절을 중심에 놓고 근위부와 원위부의 선열을 측정해야 하는데, 기존의 하지 전장 방사선상은 후족부를 보여 주지 못한다는 문제점이 있다. 그래서 저자들은 Haraguchi 등이 2013년 미국 족부 정형외과 학회에서 발표한 방사선 촬영 방법을 이용하여 기존의 하지 전장 방사선상보다 한 개 더 많은 4개의 카세트를 연결하여 촬영한다(그림 1-4).

촬영 방법은 기본적으로 하지 정렬 영상과 유사하지만 방사선의 광각을 이용하여 기존의 후족부 선열상과 유사한 방사선 빔의 기울기를 주어서 전체 하지와 후족부를 보여 주는 것이다. 저자의 경험으로는 기존의 하지 전장 방사선상과 후족부 선열상을 별도로 검토하더라도 한 번에 후족부 포함 선열상에서 판단한 선열과 별 차이가 없으나 슬관절에 변형이 큰 경우에는

그림 1-4 후족부 포함 하지 전장 방사선상 촬영 방법의 모식도 및 이런 방법으로 촬영한 방사선상

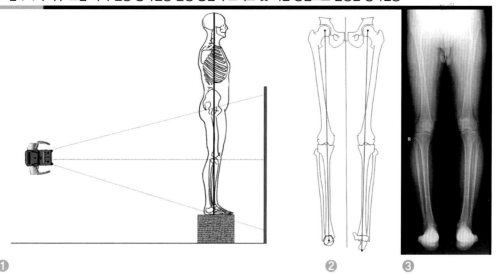

① 후족부 포함 하지 전장 방사선상의 모식도. 고관절에서부터 종골이 모두 포함된다. ② 이 그림의 좌측은 기존의 하지 전장 방사선에서 볼 수 있는 부분이고 우측은 후족부 포함 하지 전장 방사선상이다. ③ ①의 방법으로 촬영한 방사선상이다.

후족부 포함 하지 전장 방사선상이 필요하다.

후족부 포함 하지 전장 방사선상 촬영 시 고려해야 할 요소를 살펴보면 다음과 같다.

① 족부의 위치는 환자 개개인이 편하게 서있는 자세를 취하도록 한다.

② 광각의 각도는 약 15°를 추천한다.

③ 영상의 중심은 슬관절의 중심에 둔다.

④ 영상의 광각 양 말단에 고관절과 종골이 포함되어야 한다.

⑤ 딛고 서는 발판은 완전히 방사선 빔을 투과하는 고형 물질이어야 한다.

3) 하지 전장 방사선상과 후족부 선열상의 합성 영상을 이용하여 하지 선열을 파악하는 방법(Harvard method)

하버드그룹에서 다음과 같은 합성 영상을 사용하여 슬관절 정렬 교정 시 족관절의 변화를 이해하거나, 후족부의 선열의 변화를 측정하여 왔다[4]. 특히 슬관절치환술 후 족관절에 미치는 영향을 분석할 때 이러한 방법이 사용되었다(그림 1-5). 그러나 이러한 합성 영상을 만드는 과정에서 영상을 만드는 사람에 따라 차이가 발생할 가능성이 있으며, 별도의 합성 시간이 필요하다는 점 등의 문제 때문에 실제로 널리 이용되고 있지는 않다. 주로 후족부 포함 하지 전장 방사선상을 촬영할 여건이 안 되는 경우 또는 후족부 포함 하지 전장 방사선상을 촬영하지 않은 환자들에 대한 선열을 분석하기 위하여 이 방법을 사용한다.

그림 1-5 하지 전장 방사선상과 후족부 선열상의 합성 영상

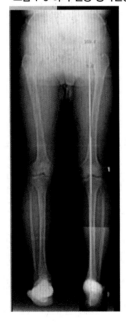

이 사진에서 좌측 하지는 후족부 포함 하지 전장 방사선상이고 우측 하지는 하지 전장 방사선상과 후측부 선열상을 합성한 영상이다.

② 관절치환술과 연관된 방사선상 지표들

가. 관상면상의 지표들

1) 내측 원위 경골각(medial distal tibial angle, MDTA, α각)

경골축과 경골 천장이 이루는 내측 각도이다. 경골 대치물이 경골 천장과 밀착되어 있는 경우에는 내측 원위 경골각이 경골 대치물이 경골축과 이루는 각도와 일치한다. 하지만 관절치환술 후에는 경골 대치물의 표면은 잘 보이지만 경골 천장의 표면은 경골 대치물과 일치하지 않을 가능성이 있으므로 관절치환술 후에 경골축과 경골 대치물이 이루는 각을 내측 원위 경골각과 구분하여 a각 또는 α각 등으로 표기하였다.

이 각도의 명칭은 Takakura 등이[5] TAS(tibial articular surface angle)라고 명명하기도 하였으나 명칭으로 부위와 측정 각도를 알 수 있는 Paley의 각도 명명 방법을 따라 내측 원위 경골각이라는 명칭을 쓰기로 하였다.

Paley 등이[6] 발목의 변형에 사용하는 명칭은 외측 원위 경골각(lateral distal tibial angle, LDTA)이며 외측 각도를 측정하도록 하였으나 족관절염에서는 내측 각도를 측정하므로 이 책에서는 모두 내측 원위 경골각이라는 명칭을 사용하였다(그림 1-6).

내측 원위 경골 각도를 측정할 때 경골축을 긋는 방법에 따라 측정치가 달라진다. 경골축을 긋는 방법에 따라 경골-거골 각도가 다른데, Mann 등은[7] 경골 외측 피질골을 사용하였으며, 경골 외측 피질골을 경골축으로 사용하면 경골 중앙축에 비하여 발목의 변형이 크게 측정된다. 그러므로 경골 외측 피질골을 경골축으로 사용한 문헌에서 나타난 내반 변형의 결과치는 경골 중앙축을 경골축으로 사용하는 일반적인 방법에 비하여 변형의 정도가 과장되어 있다는 점을 알고 있어야 한다.

경골축은 경골의 원위 간부, 즉 경골 원위 관절면에서 5cm와 10cm, 또는 8cm와 13cm 근위부에서 경골의 중간에 점을 찍어서 두 점을 연결한 선으로 하는 방법과(여기에서는 경골 간부축이라고 함) 경골 간부의 중앙점과 경골 골간단부에 양쪽 피질골과 관절면을 채우는 원의 중심을 연결하는 방법으로(여기에서는 경골축이라고 함) 그리는 방법이 있다[8]. 원위 경골의 변형이 없는 경우에는 두 축이 비슷하지만 원위 경골에서 변형이 있는 경우에는 원위 경골의 중심이 변하므로 경골축과 경골 간부축과는 다른 축이 된다. 그러므로 어떤 방법으로 경골의 중앙축을 그어서 각도 측정을 한 것인가를 알고 문헌을 읽어야 한다.

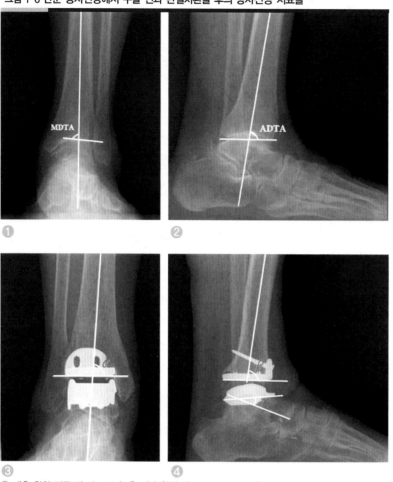

그림 1-6 단순 방사선상에서 수술 전과 관절치환술 후의 방사선상 지표들

① 내측 원위 경골 각도(MDTA), ② 전방 원위 경골 각도(ADTA), ③ 관절치환술 후에 경골축과 경골 대치물이 이루는 내측 각도, 저자에 따라 다양하게 표시한다. ④ 관절치환술 후에 경골축과 경골 대치물 및 거골 대치물이 이루는 각도들

2) 경골–거골각(tibiotalar angle)

족관절치환술에서는 수술 전과 수술 후의 변형을 알기 위하여 경골–거골 각도를 측정한다. 거골 경사각과 다른 점은 관상면에서 경골축에 대하여 거골이 얼마나 변형되어 있는가를 표시해 주므로 거골 경사 각도에 관계없이 경골축에 대한 거골의 전체적인 변형을 표시한다는 점이다. 즉 경골–거골 각도가 20° 라고 하면 경골 천장이 20° 내반되어 있고, 거골 경사는 없는 관절과 경골 천장은 정상이지만 거골 경사가 20° 인 관절까지 다양한 경골 천장의 변형과 거골 경사가 있는 관절염을 포함하는 개념이다.

경골축을 긋는 방법에 따라 경골–거골 각도가 다른데, Mann 등이[7] 경골 외측 피질골을 사용하였으며, 경골 외측 피질골을 경골축으로 사용하면 경골 중앙축에 비하여 발목의 변형이 크게 측정된다. 그러므로 경골 외측 피질골을 경골축으로 사용한 문헌에서 나타난 내반 변형의 결과치는 경골 중앙축을 경골축으로 사용하는 일반적인 방법에 비하여 변형의 정도가 과장되어 있다는 것을 알고 있어야 한다.

가장 흔히 접하는 내반 관절염에서는 경골 간부에 대하여 원위 경골이 내반되어 있는 경우가 많은데, 이 경우에 경골 간부축을 그으면 족관절과 거골이 모두 내측 전위되어 있는 것으로 보이고, 경골–거골 각도도 내반이 더 심한 것으로 표시된다. 저자들은 경골 간부축이 경골 원위부의 변형을 반영하지 않은 것이며, 실제의 변형을 과도하게 표시하는 문제점이 있다고 판단하여 경골 간부의 중앙점과 경골 원위부를 채우는 원의 중심을 연결하는 경골축을 사용한다.

3) 거골 경사각

경골 천장과 거골 원개 사이의 각도이다. 거골 경사가 큰 내반 퇴행성 관절염은 삼각인대를 포함한 내측 연부 조직이 팽팽하고, 외측 연부 조직은 이완되어 있을 가능성이 높다는 것이 통념이다. 그러나 거골 경사가 큰 관절염도 점점 시간이 경과하면서 거골 경사가 감소하기 때문에 거골 경사가 작은 관절염도 거골 경사가 컸던 관절염이 시간이 경과하면서 변형되었을 가능성이 높아서 거골 경사만으로 외측 불안정이나 내측 연부 조직 단축에 대한 일반적인 판단을할 수는 없다. 단지 거골 경사가 큰 관절염은 외측 불안정이 심할 것이라는 정도의 판단은 가능하지만 거골 경사가 작은 관절염은 거골 경사가 큰 관절염에 비하여 외측 불안정이 덜하다든가, 거골 경사가 큰 관절염은 만성 외측 불안정성으로부터 시작된 관절염이라고 단정할 수는없다.

관절염이 아닌 경우에는 거골 경사가 있다는 것이 외측 불안정성을 의미하지만 말기 관절염에서는 거골 경사가 없더라도 거골 경사가 심하던 관절염이 악화된 경우라면 외측 불안정성이 있을 수 있다. 그러므로 말기 관절염에서는 거골 경사의 의미가 덜 중요하며 관절 치환과 관련해서는 경골–거골 각도를 발목 변형의 기본적인 지표로 사용하고 있다.

4) 경골 천장의 높이(Chaput tubercle에서 경골 천장의 간격)

관절선의 높이가 정상인가 아닌가를 판단하기 위한 것으로 저자가 개발한 지표 중 한 가지이다(그림 1-7). 정상인에서 8~9mm이며, 경골 천장 관절면과 Chaput tubercle 사이에 전경비인대가 걸쳐 있으므로 Chaput tubercle보다 근위부까지 경골이 침식되어 있거나 경골을 절삭한다면 경비 이개가 발생할 확률이 높다는 점에서 이 간격이 중요하다. 이 지표의 문제점은 Chaput tubercle의 중앙점이 뾰족한 점이 아니고, 둥그런 곡선 위에 있으므로 측정 시 오차의 가능성이 있다는 점이지만, 관절선의 높이를 측정할 만한 다른 지표가 없으며, 임상적인 사용에 별 문제가 없다고 판단한다.

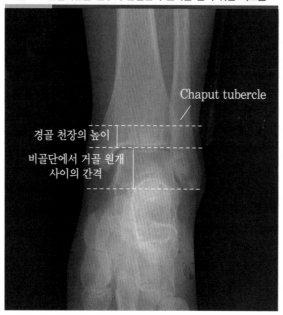

그림 1-7 관절치환술 전후의 관절선의 변화를 알기 위한 지표들

Chaput tubercle

경골 천장의 높이

비골단에서 거골 원개
사이의 간격

5) 외과-거골 비율(비골단에서 거골 원개 사이의 간격을 거골 원개의 폭으로 나눈 비율)

관절선의 높이를 판단하기 위한 지표로 개발되었다. 개인별로 뼈의 크기 차이가 있을 수 있으므로 비율을 사용하였다.

이 지표는 말기 퇴행성 관절염에서 비골 원위부에 골극과 이소성 골화에 의하여 정상적인 비골단의 모양과 다른 관절이 많은데, 이 경우에는 비골단에서 관절선까지의 거리 측정에 오차가 발생할 수 있다는 데에 문제가 있다. 그렇더라도 관절선을 측정할 수 있는 지표가 제시되어 있지 않아 개발된 지표이며, 측정할 때 해부학적인 비골의 모양을 추정하여 비골단에 점을 찍고 그 점에서 관절선까지의 간격을 측정한다.

6) 관상면상 거골의 위치(관상면에서 거골이 경골축에 대하여 전위된 상태)

기존의 연구들에서 거골의 전방 전위에 대하여는 언급하고 있으나 관상면상에서 경골축에 대하여 거골이 정상 위치에 있는가에 대하여는 언급한 바가 없다. 저자는 수술 전 및 수술 후에 관상면상에서 거골의 위치를 파악하는 것이 중요하다고 판단하며, 경골 간부의 중앙점과 경골 원위부를 채우는 원의 중심을 연결하는 경골축에 대하여 거골의 중심이 어느 방향으로 어느 정도 전위되어 있는가를 판단한다. 거골의 중심은 거골을 채우는 원을 가정하여 이 원의 중심이 내과와 외과의 원위단을 연결하는 선상에 위치하며, 거골 원개의 중앙점을 지난다고 가정하여 그린다(그림 1-8).

그림 1-8 관상면상 거골의 전위를 측정하는 방법

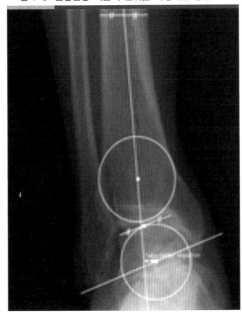

경골 천장에서 10cm 근위부의 경골 간부의 중앙점과 원위 경골을 채우는 원의 중심을 연결한 선을 경골의 축으로 한다. 거골 중심은 거골을 채우는 원의 중심으로 하며, 이 원의 중심은 족관절 내과와 외과의 원위단을 잇는 선상에 위치하며 거골 원개의 중앙점을 지난다고 가정한다. 경골축을 원위부로 연장하여 거골 중심에서 경골축까지의 간격을 측정한다.

7) 내과 원위단과 비골 원위단과의 관계

정상 족관절에서 관상면에서 내과의 원위단과 외과의 원위단을 잇는 선은 내측 상방에서 외측 하방으로 향하는데, 이 선을 여기에서는 내과-외과 연결선이라고 한다. 한쪽은 정상 관절이고 한쪽에만 말기 관절염이 있는 경우에는 정상측에 맞추어 내과-외과 연결선이 위치하도록 하면 된다. 하지만, 양측 모두 퇴행성 관절염이 있는 경우에는 정상인에서 경골축과 내과-외과 연결선이 이루는 내측 각도가 82.7±3.7°이므로 이에 맞추어 내과와 외과의 원위부를 성형하면 해부학적인 족관절 격자의 형태가 될 것이라는 점에서 내과-외과 연결선을 수술 전에 잘 살펴보고 수술 계획을 세우는 데 도움이 되는 선이다.

나. 시상면상의 지표들

1) 전방 원위 경골각(anterior distal tibial angle, ADTA, β각)

경골축과 경골 원위 관절면이 이루는 각을 전방 원위 경골각이라고 하며, 경골 대치물이 경골축과 이루는 각을 전방 원위 경골각 대신에 b각[9] 또는 β각[10]이라고 표현하였다. 경골축과 경골 천장이 이루는 전방 각도이다. 경골 대치물이 경골 천장과 밀착되어 있는 경우에는 전방 원위 경골각이 경골 대치물이 경골축과 이루는 각도와 일치하지만 관절치환술 후에는 경골 대치물의 표면은 잘 보이지만 경골 천장의 표면은 경골 대치물과 일치하지 않을 가능성이 있으므로

관절치환술 후에 경골축과 경골 대치물이 이루는 각을 전방 원위 경골각과 구분하여 β각이라고 하였다.

　이 각도의 명칭은 Takakura 등이[5] TLS(tibial lateral surface angle)라고 명명하기도 하였으나 변형 교정에 어느 뼈에서든지 사용할 수 있는 Paley의[6] 각도 명명 방법을 따라 전방 원위 경골각이라는 명칭을 쓰기로 하였다.

2) 경골-거골 비율(tibiotalar ratio, TTR)

　시상면에서 경골에 대한 거골의 위치를 표시하기 위하여 만들어진 지표이다(그림 1-9)[11,12]. 거골의 전방과 후방을 표시하는 점을 찍고 그 점을 연결한 선을 거골의 길이라고 할 때 경골축을 그어서 거골의 길이를 전방과 후방으로 구분하고, 거골의 길이 중 거골의 후방 부분이 차지하는 비율을 경골-거골 비율이라고 한다.

　거골하 관절의 후방 관절면과 종골의 후상방 피질골이 만나는 점(점 A)을 찍는다. 그 점에서 바닥과 평행한 선을 긋는다(D선이라 한다). 거골두의 최전방에서 이 평행선에 수직인 선을 긋고 그 수직선과 D선이 만나는 점을 B라고 한다. 경골축과 A선이 만나는 점을 C라고 한다. 경골-거골 비율은 AC/AB이다. 경골축은 관절면에서 5cm와 10cm 근위부의 경골 전후 피질골 사이의 중앙점이다.

3) 경골-거골 이격(Tibiotalar offset)

　시상면에서 경골축에 대한 거골의 위치를 표시하기 위한 지표로 고안되었다(그림 1-10)[8].

그림 1-9 경골-거골 비율

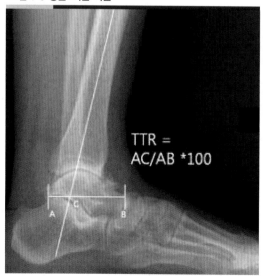

그림 1-10 경골-거골 이격

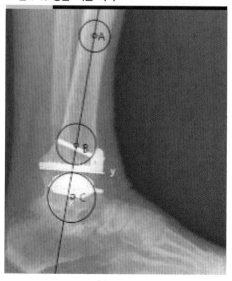

이 지표는 경골 간부의 중심과 경골 원위부의 중심과 거골의 중심부가 모두 일직선상에 있는 것이 이상적일 것이라는 가정 아래 만들어졌다.

경골축은 관절면 10cm 근위부에서 경골의 전후방 표면을 채우는 원을 그리고 경골 원위부에서 전후방 표면과 경골 천장을 채우는 원을 그린다. 이 두 개의 원의 중심을 연결한 선이 거골 원개에 가장 잘맞는 원의 중심과 어떤 관계에 있는가를 표현하는 것이며, 거골 원의 중심에서 경골축과 가장 짧은 거리이다.

4) 거골 외측 돌기-대치물 중심 간격

거골 외측 돌기와 거골 대치물의 중심 사이의 간격이다. 거골 대치물이 거골 원개에 잘 위치하여 있는가를 알기 위하여 고안된 지표인데(그림 1-11), 수술 전에 거골 외측 돌기와 거골 원개에 가장 잘 맞는 원의 중심과의 간격을 해부학적으로 이상적인 위치라고 판단하고, 수술 전 간격과 수술 후 간격을 비교하여 수술 후에 거골 대치물이 해부학적인 위치에 삽입되어 있는가를 판단할 수 있다.

그림 1-11 거골 외측 돌기-대치물 중심 간격

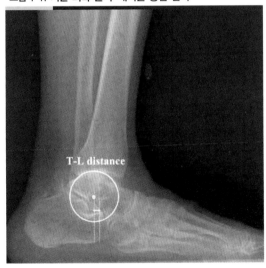

참고문헌
REFERENCES

1. Saltzman, C.L., el-Khoury, G.Y.: The hindfoot alignment view. Foot Ankle Int, 16: 572~576, 1995.

2. Hayashi, K., Tanaka, Y., Kumai, T., Sugimoto, K., Takakura, Y.: Correlation of compensatory alignment of the subtalar joint to the progression of primary osteoarthritis of the ankle. Foot Ankle Int, 29: 400~406, 2008.

3. Lee, H.S., Wapner, K.L., Park, S.S., Kim, S.S., Lee, D.H., Sohn, D.W.: Ligament reconstruction and calcaneal osteotomy for osteoarthritis of the ankle. Foot Ankle Int, 30: 475~480, 2009.

4. Duggal, N., Paci, G., Bournissaint, L., Narain, A., etc.: Hindfoot alignment in surgical planning for total knee arthroplasty. The Harvard Orthopaedic Journal, 14: 4~6, 2012.

5. Takakura, Y., Tanaka, Y., Kumai, T., Tamai, S.: Low tibial osteotomy for osteoarthritis of the ankle. results of a new operation in 18 patients. J Bone Joint Surg Br, 77: 50~54, 1995.

6. Paley, D.: Principles of Deformity Correction. Springer; 2002.

7. Haskell, A., Mann, RA.: Ankle arthroplasty with preoperative coronal plane deformity: Short-term results. Clin Orthop Relat Res, (424): 98~103, 2004.

8. Barg, A., Elsner, A., Anderson, AE., Hintermann, B.: The effect of three-component total ankle replacement malalignment on clinical outcome: Pain relief and functional outcome in 317 consecutive patients. J Bone Joint Surg Am, 93: 1969~1978, 2011.

9. Wood, P.L., Prem, H., Sutton, C.: Total ankle replacement: Medium-term results in 200 scandinavian total ankle replacements. J Bone Joint Surg Br, 90: 605~609, 2008.

10. Hintermann, B., Valderrabano, V., Dereymaeker, G., Dick, W.: The HINTEGRA ankle: Rationale and short-term results of 122 consecutive ankles. Clin Orthop Relat Res, (424): 57~68, 2004.

11. Tochigi, Y., Suh, J.S., Amendola, A., Saltzman, C.L.: Ankle alignment on lateral radiographs. part 2: Reliability and validity of measures. Foot Ankle Int, 27: 88~92, 2006.

12. Tochigi, Y., Suh, J.S., Amendola, A., Pedersen, D.R., Saltzman, C.L.: Ankle alignment on lateral radiographs. part 1: Sensitivity of measures to perturbations of ankle positioning. Foot Ankle Int, 27: 82~87, 2006.

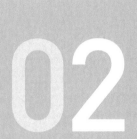

02 족관절의 생역학

Biomechanics of the Ankle

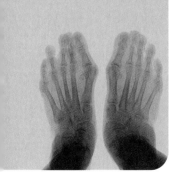

족관절은 거골하 관절(subtalar joint)과 기능적으로 서로 유기적인 연관 관계가 있다. 정상 발목은 보행을 할 때 지면 반작용과 체중 부하에 의한 압축력과 회전력을 효율적으로 상쇄시킨다. 상합적인 관절 접촉면에 의해 정적인 안정성이 있고, 내외측 인대의 지지와 균형 잡힌 근육의 힘에 의해 동적인 안정성이 있다. 그러나 연골이나 인대 손상, 골절 또는 염증성 질환에 기인하는 관절 상합성의 변화는 관절 연골의 퇴행성 변화를 일으킬 수 있다.

최근 10년간 족관절치환술은 말기 관절염의 치료에서 관절고정술의 현실적 대안이 되어 왔다. 이 단원에서는 족관절치환술을 이해하는 데 필요한 해부학적 지식 및 생체 역학적 작용을 소개한다.

족관절의 구조

가. 족관절의 구성

족관절은 3개의 뼈(경골, 비골, 거골)와 내외측 인대 및 경비 인대 결합들로 이루어져 있고 이들을 둘러싸는 건들과 근육들이 있다. 거골 체부(talar body)는 경골과 비골 원위부에 의해 둘러싸여 있는데, 이들 골 구조는 발목 격자(mortis)를 이루어 구조적인 안정성이 있으며, 강한 인대들에 의해 추가적인 안정성이 있다.

거골 원개와 내측 관절면은 경골 천장(tibial plafond) 및 족관절 내과(medial malleolus)에 상응하는 면들과 상합적인 관계를 이루고 있으며, 족관절 운동의 전 과정에서도 이런 상합적인 관계가 유지된다.

나. 뼈의 부분별 설명

거골은 끝이 잘려 있는, 원추 모양의 뼈인데 내측 관절면으로 갈수록 반경이 작고, 외측 관절면으로 갈수로 반경이 크다(그림 2-1).

거골 원개는 쐐기 형태로서 앞쪽이 가장 넓고, 후방 돌기로 진행하면서 폭이 감소하는데[1,14] 내측과 외측이 비대칭적으로 모여든다.

그림 2-1 거골은 내측에 중심이 있는 원뿔의 일부이다.

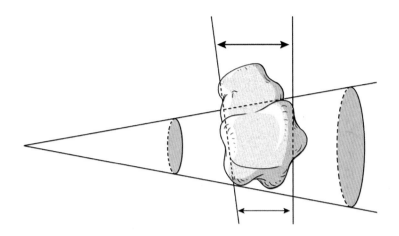

거골은 내측이 외측보다 작은 원의 일부분이라고 가상하면 된다.

Inman은 100개의 거골을 이용한 사체 연구(cadaver study)를 통해, 횡단면에서 거골의 중심축과 거골 내측 관절면(medial facet)의 평균 각도가 83.9°(범위 70°~90°)이고, 외측 관절면의 측면 각도는 평균 89.2°(범위, 80°~90°)라고 하였다[14]. 이러한 결과를 바탕으로, Inman은 거골이 원통형이 아니라 내측에 정점이 있는, 원뿔에서 뾰족한 부분을 절제한 형태라고 하였다.

경골 천장과 거골의 일치성을 평가하기 위하여 시상면에서 경골 천장에 맞는 원과 거골에 맞는 원을 그려서 그 원의 반경을 비교해 보면, 경골 천장에 맞는 원이 거골에 맞는 원보다 크다. 외측 경골 천장에 맞는 원의 반경이 외측 거골에 맞는 원의 반경의 1mm 내에 있고, 내측 경골 천장에 맞는 원의 반경은 내측 거골에 맞는 원의 반경보다 2.1±1.1mm(0~5mm) 크다. 즉, 족관절 격자가 거골보다 조금 크기 때문에 횡단면에서의 회전(horizontal rotation)이 가능하다[14].

경골 천장은 시상면에서 오목 렌즈 모양으로, 중간 부분이 약간 높다. 이러한 모양은 경골 천장 원위 외측부에서 근위 내측부로 약간 사선형으로 나타난다.

관상면상에서 경골 천장의 선열을 표현하는 지표는 MDTA(medial distal tibial angle) 혹은 TAS(tibial anterior surface angle) 혹은 Alpha(α) angle 등의 명칭이 사용되는데, 이 책에서는 MDTA(medial distal tibial angle), 즉 내측 원위 경골각으로 통일하여 사용하였다(그림 2-2). Inman은 내측 원위 경골각이 93.3°±3.2°(범위, 88°~100°)라고 하였으며 경골축과 내과와 외과의 끝을 잇는 족관절축의 내측 각도는 82.7°±3.7°(74°~94°)라고 하였다.

그림 2-2 내측 원위 경골각(MDTA)

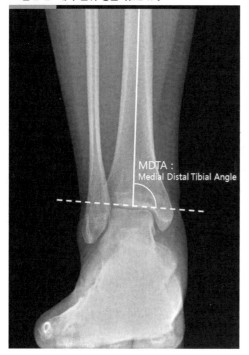

MDTA :
Medial Distal Tibial Angle

경골축과 원위 경골 관절면이 이루는 내측 각도

다. 뼈와 연골의 물리적 특성

체중 부하 시 족관절은 슬관절이나 고관절에 비하여 면적은 좁으나 같은 정도의 하중이 가해진다. 500N의 힘이 가해질 때, 족관절의 접촉면은 350mm²인데 비하여 슬관절은 1120mm², 고관절은 1100mm²로 세 관절 중 단위 면적 대비 최대 스트레스가 가장 큰 것이 족관절이다.

족관절 연골의 두께는 1~2mm인데 비하여 슬관절과 고관절 연골의 두께는 최소 3mm 이상이다. 또한 나이가 들어가면서 족관절 연골의 인장성(tensile propertiy)은 별로 감소하지 않으나 고관절이나 슬관절의 연골은 인장성이 훨씬 많이 감소한다. 고관절 연골의 인장 골절(tensile fracture) 강도는 거골의 연골에 비하여 크지만 중년 이후에는 족관절의 연골이 고관절의 연골에 비하여 더 큰 인장력에 견딜 수 있게 된다. 그러므로 슬관절이나 고관절의 일차성 퇴행성 관절염의 발생률에 비하여 족관절의 일차성 퇴행성 관절염의 빈도가 적다.

Hvid 등은[13) 경골의 관절면으로부터 근위부로 올라갈수록 뼈의 강도가 급격히 감소한다고 보고하였다. 1cm를 절제하면 압박력에 대하여 저항하는 힘이 30~50% 감소한다. 또한 외측에 비하여 내측이 3~4배의 압박력에 견딜 수 있다고 하였다.

반면 Calderale 등은[5] 거골의 피질골을 제거하면 남아 있는 거골 해면골에 압축 저항이 비정상적으로 증가하는 것을 발견했다. 즉, 족관절치환술을 할 때 거골의 피질골 외피를 많이 제거하면 남아 있는 거골 뼈가 더 많은 힘을 견뎌내야 한다. 그러므로 거골 대치물은 가능한 한 넓은 거골의 해면골 부분 위에 놓이도록 해야 하며, 그중에서도 특히 거골 체부뿐만 아니라 거골 경부의 일부도 지지하는 것이 좋다. 일반적으로 뼈의 붕괴를 방지하기 위해서 최소한의 골절제가 필요하며, 거골 경부 측 지지는 비교적 더욱 강한 피질골을 보존하여 시행한다.

Hvid 등은[13] 원위 경골에서 후내측에 편심성으로 뼈의 강도가 가장 강한 부분이 존재한다고 하였다. 이러한 부분 때문에 내반 변형보다는 외반 변형에 유의하여 시행하여야 한다. 이는 골 역학적 경도의 측면에서 외반 변형이 내반 변형보다 더 좋지 않다는 뜻으로 이해하면 좋을 것이다. 인공관절에 편중되는 힘을 피하고 비교적 강도가 약한 경골의 붕괴를 피하기 위하여, 인공관절의 적절한 정렬과 적절한 인대 균형이 선행되어야 한다.

라. 족관절 접촉면 및 족관절에 작용하는 힘

거골의 활차(trochlea) 및 격자(mortise)의 복잡한 구조는 부하에 영향을 미친다[3,6,25,26,44]. 족관절의 위치에 따라 접촉 면적이 $1.5cm^2$에서 $9.4cm^2$까지 다양하게 변화한다고 한다[49]. 족관절의 시상면 위치에 따라서 접촉 면적이 다른데, Calhoun 등은 족관절이 족저 굴곡(plantar flexion)에서 족배 굴곡(dorsiflexion)하면서 접촉 면적이 증가하며, 단위 면적당 힘이 비례적으로 감소했다는 점을 보고하였다. 또한 내측 및 외측면의 굴곡 부위(격자의 양측)에서 거골과 가장 큰 접촉이 있었다는 것을 보고하였다.

동적 모델을 사용한 또다른 연구에서는, 체중 부하가 내측으로 집중된 경우 점진적으로 거골의 움직임으로 인하여 외측으로 하중이 분담되며, 거골의 움직임의 결과 족관절의 족배 굴곡 시와 유사한 형태로 거골이 외회전함을 발견하였다.

보행 중에는 체중의 5.2배에 달하는 무게가 발목에 가해진다. 질병이 있는 발목의 경우, 관절이 버틸 수 있는 무게의 양은 체중의 1/3 정도로 감소하지만, 인공관절로 교체된 발목은 정상과 비슷한 정도의 무게를 견딜 수 있다[42]. 직립 보행의 경우 전후면과 외측에 가해지는 응력(stress)은 각각 체중의 2배와 3배로 측정되었다. 대치물−골(prosthesis−bone) 접촉면의 해면골로 전달되는 수직적인 체중 부하는 일상생활의 경우 본래의 강도를 초과할 수 있다. $7cm^2$의 마찰면에 있어 직립 보행 시 단위당 가해지는 평균 압축 중량은 대략적으로 700N의 체중을 갖는 환자의 경우 3.5MPa 정도이다. 더 격렬한 신체 활동은 경골의 해면골 표면의 붕괴를 유발하고, 더 높은 단위 부하가 발생할 수 있다.

관절치환술 이후에는 뼈의 리모델링에 의해 뼈의 강도가 증가하지만, 일상적인 신체 활동을 할 때 골 구조가 붕괴하지 않기 위해서는 골 강도가 앞서 언급한 값보다 적어도 세 배 이상이어야 할 것으로 추정된다. 족관절에는 지면 반응력(ground reaction force), 중력(gravity), 인대, 근육의 힘 등에 의한 압축력, 전단력 및 비틀림 하중이 3차원적으로 가해지고 있다. 그러므로 대치물과 뼈 사이의 경계면에 수직 방향의 힘뿐만 아니라 여러 방향에서 여러 종류의 힘이 가해진다(그림 2-3).

Saltzmann 등은[37] 족관절에 가해지는 다양한 형태의 힘에 따른 체중 부하와 관절의 안정

그림 2-3 관절면 저항에 의한 족관절 안정성의 구조 시상면상

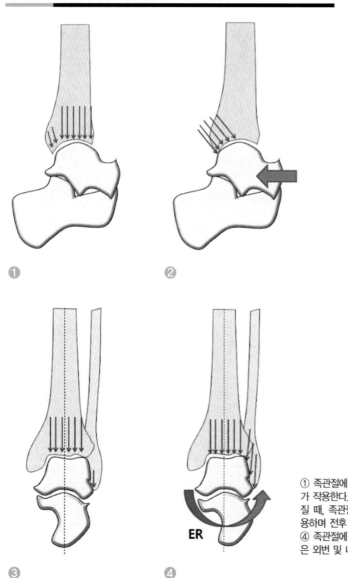

① 족관절에 수직 부하가 있을 때, 이차적인 후방 부하가 작용한다. ② 족관절의 전방에서 후방으로 힘이 가해질 때, 족관절 접촉면에 힘은 직접적으로 더 후방에 작용하며 전후 방향에서 안정성에 기여한다. 관상면상, ③, ④ 족관절에 수직 부하가 있을 때, 족관절 접촉면의 힘은 외번 및 내번 힘의 저항에 기여한다[45].

성에 관해 연구하였는데, 거골은 경골 천장과 시상면상 후방으로 전위되는 힘에 대하여 저항력을 갖게 되고, 외회전 시에는 외과와 발목의 외측 관절 사이에서 작용하는 힘에 대한 저항력을 갖게 되어 있다고 하였다.

족관절치환술에서 시상면상의 움직임은 삽입물의 형태로 보완이 되는 경우가 많지만, 족관절 외측 간격 및 긴장도는 삽입물로 보완이 되지 않으므로, 추가적인 술식을 통하여 생역학적으로 작용할 수 있도록 도와주는 것이 좋다고 생각된다.

관절치환술을 한 후 초기에 미세 움직임이 발생하면 골 내성장(bony ingrowth)에 의한 인공관절과 뼈의 융합을 저하시킬 수 있다. 미세 움직임이 0.15mm를 초과하면 골 융합 과정을 방해한다[48]. 골 융합이 된 이후에라도 지속적으로 편향성 힘이 작용하면 대치물의 해리, 마모를 촉발한다. 그러므로 대치물이 일상적인 활동은 물론이고 가벼운 운동 상태를 견뎌낼 수 있도록 정렬이 좋은 상태로 삽입되어야 한다.

일반적으로 삽입물이 클수록, 레버암의 길이와 모멘트, 그리고 내반 및 외반 시에 작용하는 힘의 크기가 커진다.

이상적인 족관절 대치물은 해부학적인 형태로, 골 절제를 최소화하면서 삽입할 수 있어야 하고, 경골 대치물, 거골 대치물, 인서트의 세 가지 구성 요소를 가져야 한다[16,47].

인공관절 관절면의 접촉 응력은 접촉 면적의 크기에 따라 달라지므로 접촉 면적이 커질수록, 평균 접촉 응력은 작아진다. 그러나 접촉 면적이 크더라도 편심성 하중에 의해 삽입물에 작용하는 최대 응력은 증가할 수 있다[16].

마. 인대의 부분별 설명

1) 외측 인대

족관절 외측에는 전거비 인대(anterior talofibular ligament), 종비 인대(calcaneofibular ligament), 후거비 인대(posterior talofibular ligament) 등이 있고, 거골하 관절 외측에는 종비 인대, 하신건 지대(inferior extensor retinaculum), 경부 인대(cervical ligament) 외측 거종 인대(lateral talocalcaneal ligament), 골간 거종 인대(interosseous talocalcaneal ligament) 등 5개의 인대가 있다.

전거비 인대는 길이가 15~20mm, 폭 6~8mm 두께 2mm이며, 비골 측 부착부에서 바닥에 대하여 75°의 각을 이룬다. 종비 인대는 길이 20~30mm, 폭 4~8mm, 두께 3~5mm이고, 전거비 인대가 부착하는 곳의 하방, 비골단의 전방에서 시작하여 비골 종축에 대하여 10~45° 각도로 내측 후하방으로 진행한다. 종비 인대와 전거비 인대는 약 105°의 각을 형성하고 있다.

족관절이 족배 굴곡된 상태에서 전거비 인대는 느슨해지며 종비 인대와 후거비 인대는 팽팽해진다. 족저 굴곡 상태에서는 반대로 전거비 인대가 팽팽해지고, 종비 인대와 후거비 인대는 느슨해진다[10,35,39].

전거비 인대는 족관절 격자(mortis) 내에서 거골의 내회전을 제한하며, 족저 굴곡 시 거골의 내전을 제한한다. 종비 인대는 족관절이 중립 위치이거나 족배 굴곡된 상태에서 내전을 제한하며 족저 굴곡된 상태에서는 전거비 인대와 함께 내전을 제한한다. 발이 과도하게 외회전되면 심부 내측 삼각인대(deep deltoid ligament)가 늘어나고, 족관절이 중립이나 족배 굴곡 위치에서 발이 내전되면 종비 인대가 늘어난다. 또 족저 굴곡 위치에서 발이 내전되면 전거비 인대가 늘어난다. 그러므로 관절치환술 후에 대치물의 위치에 따라서 족관절의 운동성에 영향을 미칠 수 있으며, 또한 각각의 인대에 작용하여 인대를 늘어나게 할 수 있다[15,34].

거골하 관절의 인대 중 골간 거종 인대는 거골하 관절의 움직임을 조절하는 기능이 있으나 논쟁이 있는 상태이다. 경부 인대는 거골하 관절의 내번 움직임에 관여하며, 위치 감각과 반사 작용에 중요한 역할을 한다.

2) 내측 인대

족관절 내측의 삼각인대(deltoid ligament)는 표재성(superficial) 삼각인대와 심부 삼각인대로 구성되며, 외반과 거골의 외회전을 방지하는 역할을 한다. 심부 전 경거 인대(deep anterior tibiotalar), 표재성 후 경거 인대(superficial posterior tibiotalar)와 심부 후 경거 인대(deep posterior tibiotalar) 등은 심부 삼각인대 복합체를 구성한다.

심부 삼각인대는 발의 족배 굴곡 시 외회전에 저항한다. 즉 전방 불안정성에 대한 저항체로 작용하는 것이다. 이는 관절치환술을 시행할 때 주의 깊게 생각해야 할 점인데, 삼각인대를 과도하게 유리하면 인공관절의 전후방 불안정성을 초래할 가능성이 있음을 시사한다[7].

그러나 외반을 방지하는 일차적인 구조물은 비골이다. 즉 거골의 외측 전위는 주로 비골에 의해 제한되며, 외과를 절제하면 삼각인대가 있더라도 거골이 3mm나 외측 이동(lateral talar shift)을 할 수 있다. 심부 삼각인대는 거골의 외측 전위에 저항하는 강력한 구조물인데, 표재성 및 심부 삼각인대가 전부 소실된 경우, 족관절 격자 내에서 거골의 외반 경사가 증가하게 된다. 표재성 삼각인대가 완전히 소실되면 경골과 거골의 접촉 면적이 정상의 약 43%까지 감소한다[33,34].

경종 인대, 스프링 인대와 경주상 인대들은 내측 표재성 삼각인대를 구성하고 스프링 인대는 거골 경부(talar neck), 주상골(navicular), 재거돌기(sustentaculum tali)에 넓게 연결되어 거골을 받치며 내측 안정성을 유지한다[4,8,31].

바. 족관절의 운동학

해부학적 및 생역학적 여러 연구에서 발목은 순수한 경첩 관절이 아니라는 것이 밝혀졌다[1,9,11,25]. 발목의 움직임은 삼차원적으로 다양한 축에서 일어난다[25,26]. 그러나 족관절의 관절축을 족배 굴곡 및 족저 굴곡으로 단순화한다면, 관절축은 족관절 내과와 외과의 원위부를 연결하는 선상에 있는 것으로 추정된다.

이는 족관절 외과가 내과보다 후하방에 위치하므로 수평면상 족부의 종축에 대하여 전내측에서 후외측으로 향하며 관상면상 경골과 평균 약 83°를 이루며 수평면상에서 약 20~30° 후외측으로 기울어져 있음을 의미한다.

1) 족관절의 회전과 회전 중심, 무게 중심

이전의 해부학적 연구에 의하면 거골의 내외측 반지름이 다르기 때문에 경골과 거골 사이의 짝을 이루는 축성 회전(coupled axial rotation)을 보이지 않는 한, 경골과 거골 사이 관절이 단순 경첩 운동을 통해서는 상합성을 유지할 수 없다고 하였다[1]. 또한 해부학적으로 외과는 내과보다 더 원위부 및 뒤쪽에 위치하므로 족관절의 축을 결정한다. 족관절의 축은 관상면에서 약 7°, 횡면에서 20°~30° 정도로 기울어져 있다. 그러므로 주된 운동은 시상면상의 족배 굴곡과 족저 굴곡이 되지만 축의 편향성으로 인하여 족저 굴곡과 함께 내전이, 족배 굴곡과 함께 외전이 발생한다[2,20,25].

보행 주기 중 입각기에서는 회전축의 경사로 인하여 족관절의 족배 굴곡은 하퇴부의 내회전을, 족관절의 족저 굴곡은 하퇴부의 외회전을 일으킨다. 또한 발이 땅에 닿아서 고정되어 있으므로, 족관절의 족배 굴곡 시에는 발이 외전하는 것이 아니라 반대로 하퇴부가 내회전되며, 또한 족관절의 족저 굴곡과 족배 굴곡과 경골의 움직임이 동반된다[1,6,10,23,38,40,47,51]. 이러한 사실은 사체를 이용한 족관절 부하 역학 실험에서도 증명되었다[30,47].

Sammarco는[38] 경골과 거골 사이의 접촉면에 관계된 시상면상의 움직임을 연구하고, 경골과 거골 사이의 움직임이 다수의 중심축에 대한 회전 운동이라고 하였다. 발목의 족저 굴곡에서 족배 굴곡까지의 운동에서 경골 거골 접촉면에 작용하는 압력은 회전 중심축을 통한 운동에 영향을 받아 분산되는 경향을 보였다.

Lundberg 등은[25] stereophotogrammetry을 사용하여, 8개의 건강한 발목들을 대상으로 하여 족관절 회전축의 삼차원적 평가를 실행하였다. 그들은 내과 및 외과의 끝부분들 사이 선의 중앙부에 가까운 가상의 선들이 만나는 점에서 시상면상의 족관절 움직임에 대한 유동적인 중심이 있고, 이 점을 중심으로 거골의 회전이 발생한다고 설명하였다.

이 연구에서는 족관절의 시상면상의 회전 중심은 항상 일정한 것이 아니라고 설명하고 있으며 족배 굴곡 시의 축들과 비교했을 때 족저 굴곡의 회전축은 상대적으로 아래쪽에 위치하고 있었다.

정상 족관절에서 생리적 범위 내의 하중이 가해진 발을 내·외반시켜도 전후면상의 움직임은 일어나지 않았다. 그러나 생리적 범위 이상의 부하가 가해지거나 혹은 반복적인 부하가 가해지는 경우에서는 족관절의 전후면상의 회전의 중심축도 존재하였다.

Leardini 등은[18] 시상면에서 발목의 많은 축의 모션을 설명하기 위해 수학적 모델을 연구하였는데, 이들은 종비 인대와 거종 인대들 사이의 4-bar 결합 모델을 기술하였다. 이는 다양한 중심을 가지고 다양한 반지름을 갖는 활차 모형(trochlear shape)으로 구르고(rolling), 미끄러지는(sliding) 형식으로 이루어져 있었으며, 이 모델 안에서 회전은 외측 인대 앞쪽에 중심점을 갖는다고 하였다. 결국 Leardini는[17] 이 외측 인대 섬유 다발의 회전의 중심축이 발목의 시상면상의 움직임의 중심점과 일치한다고 정의하였다.

2) 족관절 운동 범위

족관절 운동 범위는 보고에 따라 차이가 있으나 족배 굴곡 $20°$와 족저 굴곡 $40\sim50°$이며 정상 평지 보행 시에 필요한 족배 굴곡은 $10°$, 족저 굴곡은 $20°$로 알려져 있고, 보행 주기의 입각기에서 $14°$의 운동 범위가 필요하다. 그리고 계단을 오르는 데는 $37°$, 계단을 내려가는 데는 $56°$의 운동 범위가 필요하다. 즉 보행 속도가 빨라지거나 경사면 또는 층계를 오르는 경우 더 많은 운동 범위가 요구된다[9,20,21,23,25,32,36,37,42,46,50,51].

그러나 족관절에 관절염이 발생하면, 족배 굴곡은 감소하고, 통증 때문에 관절 운동 범위가 더 감소할 수도 있다. 족관절의 시상면 운동을 제한하는 원인들에 대한 보고들이 있는데[31,43,48], 퇴행성 관절염에서 가장 문제가 되는 요인들은 거골의 크기 증가와 관절 간격의 협소, 골극이나 골성 충돌 등이다. 족관절치환술 후에는 최소한 족저 굴곡 $20°$, 족배 굴곡 $10°$를 달성하여야 한다.

체중을 지탱하고 있는 상태에서는 족관절의 시상면상 운동은 증가하지만[21,36], 횡단면에서의 회전은 상대적으로 적은 증가를 보이며[27,43] 이는 시상면의 움직임과 횡단면에서의 움직임이 삼차원적으로 동시에 일어나지만, 서 있을 때는 안정성을 위하여 횡단면에서의 운동에 제한이 있음을 의미한다[7,22,23,25,29,37,40].

Lundberg 등은[25] 중립 위치에서 족배 굴곡 $30°$까지 발목이 움직이면서 거골이 약 $8.9°$ 외전한다고 하였다. 반면에 족저 굴곡 $10°$에서는 상대적으로 적은 양의 내회전이 발생한다고 하였다[23].

Michelson과 Helgemo는[29] 족배 굴곡 시에는 발목이 하지에 대하여 평균 $7.2° \pm 3.8°$ 외회전한다고 하였으며, 족저 굴곡 시에는 발목이 하지에 대하여 평균 $1.9° \pm 4.12°$ 내회전한다고 하였다.

족관절의 시상면 및 횡단면의 운동 및 거골하 관절의 운동을 연결하는 고리는 삼각인대의 긴장도의 변화에 의하여 야기되었다는 주장이 있다[27,40]. 이 연구에서 거골의 외회전이 증가할수록 삼각인대의 긴장도는 증가하며, 삼각인대에 존재하는 압력 수용체에 의하여 삼각인대의 긴장도가 높을수록 거골의 외회전은 제한된다.

Michelson 등은[28] 발목의 족저 굴곡 시 발목의 내회전과 내반이 동시에 발생한다고 하였으며, 발목의 내측 삼각인대는 이완된다고 하였다.

3) 족관절 운동 제한

족관절의 안정성은 관절의 기하학적 구조 및 인대에 의해 결정된다. 족관절의 인대는 운동 경로를 제한하며 관절 안정성을 제공한다. 내측에서는 심부 삼각인대가 외측 및 전방 거골 전위를 방지하고[4,8,35], 외측에서는 삼각인대에 비하여 상대적으로 약한 전거비 인대가 거골의 전방 전위를 방지한다[9,35].

전거비 인대는 가장 손상되기 쉬운 인대이며[3], 전거비 인대가 손상되면 거골이 전외측으로 아탈구된다. 그러므로 관절치환술을 할 때 발목을 내번하면서 거골이 전외측으로 아탈구될 때는 전거비 인대 재건이 필요할 수도 있다.

여러 연구에서[12,41] 족관절에 회전력이 가해질 경우에는 주로 외측 인대에 영향을 준다고 보고되고 있다.

Hintermann 등은[12] 발목이 족배 굴곡된 경우보다 중립 위치이거나 족저 굴곡 시 경골의 회전이 현저함을 관찰하였다.

즉 인공관절 수술 시에는 전거비 인대의 안정성을 확인하기 위하여 족관절의 운동을 시행하고 체중 부하 상태를 예측하여 재건을 고려해야 하는 경우도 있다는 것이다.

사. 뼈의 부분별 지지력

1) 거골의 골성 지지력

거골의 피질골이 관절 성형술 시 제거되면, 보존된 해면골은 수술 전에 비해 더 많은 부하를 견뎌내야 한다.

이상적인 거골 대치물은 거골 체부 전체를 덮을 수 있어야 하며, 거골 경부의 상방을 일부

그림 2-4 거골의 골 소주가 치밀한 부분

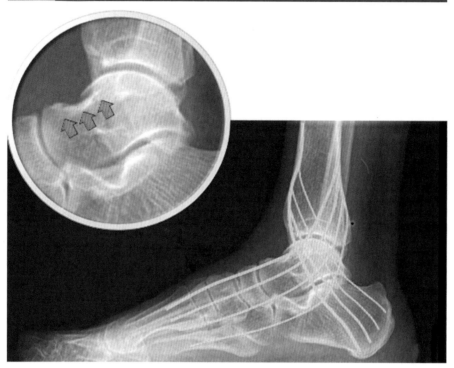

족관절 측면상의 골 소주의 분포 및 서 있을 때 체중 부하의 전달

덮어서 체중을 넓은 부위로 분산할 수 있도록 하여야 한다. 그러므로 거골을 최대한 보존해야 하며, 특히 거골 체부 전면 및 경부의 상방의 경우 연골 하골의 보존이 중요하다(그림 2-4).

이 부분은 하중이 전달되는 골 소주가 가장 치밀한 부분이기도 하다. 특히 체부의 전면 및 경부의 상방은 최소한으로 절삭하여 가능한 한 연골 하골을 보존하는 것이 골의 붕괴를 방지하는 데 좋다. 또한 족관절의 인공관절 수술 시 될 수 있는 한 골 절제를 줄이면 지지력을 보존하는 측면뿐만 아니라 추후 교정술을 시행하는 경우 골 보존이 되어 있어서 수술이 용이해질 수 있다.

족관절 측면상의 주된 골 소주는 그림 2-4와 같이 분포된다. 특히 거골은 하중을 많이 지탱하는 거골 체부의 전면과 경부의 상방부에 골 소주가 많이 분포되어 밀도가 비교적 치밀하기 때문에 인공관절 삽입을 위한 골 절제 시에 최소한의 골 절제를 통하여 지지력을 확보해야 한다.

2) 경골 천장의 골성 지지력

Hvid 등[13]은 최대 골 강도를 가지는 부위는 원위 경골 조면의 중심이 아니며 원위 경골의

그림 2-5 원위 경골 조면에서 체중 부하에 대하여 강한 강도를 갖는 부위(빗금 친 부분)

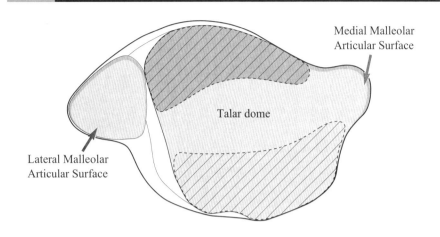

그림 2-6 경골 천장 및 내·외과 관절의 접촉면

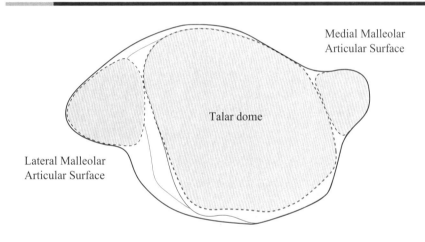

후내측과 전외측이 최대 강도를 보인다고 하였다(그림 2-5). 더불어 Hinterman 등은 그들의 저서에서 강도 높은 골 부위는 상대적으로 강도가 낮은 부분보다 침강이 적다고 하였고, 강도가 높은 골 부위는 골 절단면과 금속 삽입물 사이에서 주위의 다른 골 조직에 과부하 혹은 편심성 부하를 줄 위험성이 있다고 하였다.

인공관절을 삽입하는 경우 상대적으로 약한 경골 전내측부나 후외측부에 편심성 침강이 작용하여 붕괴를 일으킬 수도 있는데 이를 '외심력(force of off center)'이라고 하며, 이를 피하기 위해서는 족관절 인공 장치의 적합한 배열 및 인대 균형화가 요구된다. 특히 후족부의 외반 부정 정렬이 존재하는 경우 반드시 교정되어야 하는데 그 이유는 이 외심력이 족관절의 전내측에 작용하기 때문이다.

한편 원위 경골 천장과 거골 원개의 최대 접촉 면적은 약 7cm²이며, 내과 및 외과 전체를 합한 접촉 면적은 약 5cm²를 차지한다. 또한 원위 경비 관절의 접촉 면적은 약 7cm²를 차지하고 있다[42](그림 2-6).

물론 굴곡 기능 시 접촉면의 변화에 대해서는 외력, 위치, 측정 기술에 따라 영향을 받을 수 있으므로 논쟁점이 있다[19].

Calhoun 등은[6] 접촉 표면적이 족저 굴곡 상태에서 족배 굴곡 시 증가하며 단위 면적당 작용하는 힘은 접촉면에 비례하여 감소한다고 하였다. 또한 족배 굴곡하면 내측과 및 외측과의 관절면의 접촉 면적이 증가한다고 하였다.

또 다른 연구에서는 족배 굴곡 시 거골이 외회전되면서 외측의 부하가 증가함에 따라 내측 부하가 적어진다고 하였다[29].

인공관절을 시행하는 경우 모든 형태의 관절 부하에 있어서 고르게 충분한 크기의 접촉면을 얻어야 하며, 인서트는 마모가 적고 어느 정도의 변형도 수용할 수 있는 재질을 사용하여야 한다.

현재의 족관절 인공관절에서는 폴리에틸렌이 금속에 대하여 가장 최상의 접촉 상태를 제공할 수 있다고 알려져 있으며 최근 인공관절 인서트의 대부분을 이루고 있다.

이러한 대치물 재료의 발전은 접촉 면적을 넓혀 주는 것을 용이하게 해 주지만, 한편으로는 역학적으로는 족관절 인공 전치환술 시 적합한 정렬 및 후족부의 적절한 균형을 통한 생리적 관절 접촉 면적을 얻는 것이 필요하다는 것을 뜻한다.

일반적인 발목 격자는 12cm² 정도로 구성되어 있다. 이 중 7cm²는 경골 천장의 면적이며, 5cm²는 내·외과 접촉면이다.

 # 족관절의 구조와 인공관절 형태상의 차이점

현재 사용하고 있는 족관절 인공관절은 족관절의 해부학적인 형태와 다르며, 뼈를 많이 절삭한다는 공통된 문제점들이 있다. 이 문제를 해결하기 위하여 Trabecular metal total ankle(TMTA, Zimmer)이 개발되어 미국에서 현재 약 2년간 사용하고 있는데, 어떤 형태의 인공관절이 어떤 문제가 있는가를 알아 내려면 앞으로도 장기간 추시가 필요할 것이다.

가. 거골과 거골 대치물의 형태상의 차이점

거골은 해부학적으로 전방의 폭이 후방의 폭에 비하여 넓다. Mobility나 Salto 인공관절처럼, 거골의 모양을 따라서 거골 대치물을 삽입하는 경우에는 관절치환술을 한 상태의 거골과 원래 거골의 전방 폭과 후방 폭의 관계가 거의 비슷하다. 그러나 Hintegra나 STAR 인공관절의 거골 대치물은 대치물의 전방 폭과 후방 폭이 일정하므로 거골 전방의 좌우를 많이 절삭하여야 하고, 대치물을 삽입한 후의 거골은 해부학적인 거골에 비하여 전방 폭이 좁다.

족관절 격자도 거골 폭과 마찬가지로 전방이 넓은데, 관절치환술 후에 거골의 전방이 좁아지면 족관절 격자와 거골의 폭이 달라 거골의 수평면상의 회전 운동이 증가할 가능성이 있다. 하지만 이런 사실이 STAR나 Hintegra형의 인공관절의 장기적인 예후에 어떤 영향이 있을지에 대하여는 알려진 바가 없다.

또한 Hintegra형 인공관절은 거골 대치물의 내측 및 외측 가장자리를 따라서 상방으로 2.5mm의 돌출부가 있는데 이 부분만큼 거골 대치물이 크고, 특히 후방에서 내과나 외과와 충돌할 가능성도 있다. 또한 이와 같이 거골 대치물이 크기 때문에 충돌하지 않도록 삽입한다면 족관절 격자 내에서 거골의 안정성을 증가시키는 요인으로 작용할 것이다.

Hintegra 인공관절은 거골 체부 상면의 절삭이 적으므로 거골 체부와 경부의 상방에서 연골 하골을 보존한다는 점에서 Hintegra 인공관절이 Salto나 Mobility형 인공관절보다 더 유리하다. 또한 Hintegra 인공관절에서는 거골 경부로 연장된 anterior shield가 있어서 거골 경부의 일부에 체중 부하를 분산할 수 있도록 되어 있다. 그러나 실제 수술 시에 anterior shield와 뼈 사이가 밀착되지 않고, anterior shield가 뼈로부터 들어올려진 경우가 많으므로 이 부분에 체중 부하를 분산하려는 효과를 얻으려면 anterior shield 하방에 뼈를 채워 넣어야 할 것이다.

나. 해부학적인 경골 천장과 경골 대치물의 차이점

해부학적으로 경골 천장은 시상면상에서 중앙 부분이 높고, 전후방 중에서도 특히 후방이 낮은 곡면을 이루고 있는데, 경골 대치물은 경골 천장을 평평하게 절삭하고, 인서트의 상면도 평평하게 만들어서 정상적인 경골 천장의 모양과 크게 다르다. 이와 같은 형태적인 차이점 때문에 인공관절은 형태적인 안정성이 낮고, 해부학적인 형태에 비하여 경골 천장이 좁아지기 때문에 관절치환술 후에는 경골 천장의 단위 면적당 부하가 증가할 것이다. 그래서 정상적인 경골 천장의 형태를 보존하기 위하여 TMTA 인공관절이 개발되었는데, 수술 시의 기술적인 문제점들만 해결한다면, 현재까지 개발된 다른 인공관절과 비교했을 때 뚜렷한 장점이 있다. TMTA 인공관절에 대하여는 '5장 현재 사용하는 인공관절들'에 자세히 수록하였다.

경골 천장의 전방에 뼈를 절제하고 원위 경골 내부에 stem(Mobility형 인공관절)이나 keel(Salto형 인공관절)을 삽입하는 형태보다는 경골 천장의 전방에 anterior flange가 있는 Hintegra형이 유리하지만 대부분의 경우에 anterior flange가 경골 천장의 앞면과 넓게 접촉하지 않고, 좁은 부분만 닿으므로 anterior flange의 효용성에 의문이 있는 경우가 많다.

참고문헌
REFERENCES

1. **Barnett, C.H., Napier, J.R.:** The axis of rotation at the ankle joint in man. Its influence upon the form of the talus and mobility of the fibula. J Anatomy 86: 1~9, 1952.

2. **Bartel, D.L., Bicknell, V.L., Wright, T.M.:** The effect of conformity, thickness, and material on stresses in ultra-high molecular weight components for total joint replacement. J Bone Joint Surg Am 68: 1041~1051, 1986.

3. **Beaudoin, A.J., Fiore, W.R., Krause, W.R.:** Effect of isolated talocalcaneal fusion on contact in the ankle and talonavicular joints. Foot Ankle 12: 19~25, 1991.

4. **Boss, A.P., Hintermann, B.:** Anatomical study of the medial ankle ligament complex. Foot Ankle Int 23: 547~553, 2002.

5. **Calderale, P.M., Garro, A., Barbiero, R., Fasolio, G., Pipino, F.:** Biomechanical design of the total ankle prosthesis. Eng Med 12: 69~80, 1983.

6. **Calhoun, J.H., Li, F., Ledbetter, B.R., Viegas, S.F.:** A comprehensivestudy of pressure distribution in the ankle joint with inversion and eversion. Foot Ankle Int 15: 125~133, 1994.

7. **Close, J.R.:** Some applications of the functional anatomy of the ankle joint. J Bone Joint Surg Am 38: 761~781, 1956.

8. **Harper, M.C.:** Deltoid ligament: an anatomical evaluation of function. Foot Ankle 8: 19~22, 1987.

9. **Hicks, J.H.:** The mechanics of the foot. 1. The joints. J Anatomy 87: 345~357, 1953.

10. **Hintermann, B., Nigg, B.M.:** In vitro kinematics of the loaded ankle/foot complex in response to dorsi-/plantarflexion. Foot Ankle Int 16: 514~518, 1995.

11. **Hintermann, B., Nigg, B.M., Sommer, C., Cole, G.K.:** Transfer of movement between calcaneus and tibia in vitro. Clin Biomech 9: 349~355, 1994.

12. **Hintermann, B., Sommer, C., Nigg, B.M.:** The influence of ligament transection on tibial and calcaneal rotation with loading and dorsi-/plantarflexion. Foot Ankle Int 9: 567~571, 1995.

13. **Hvid, I., Rasmussen, O., Jensen, N.C., Nielsen, S.:** Trabecular bone strength profiles at the ankle joint. Clin Orthop199: 306~312, 1985.

14. **Inman, V.T.:** The joints of the ankle, 2nd ed. Williams & Wilkins, Baltimore, pp.

31~74, 1991.

15. **Johnson, E.E., Markolf, K.L.:** The contribution of the anterior talofibular ligament to the ankle laxity. J Bone Joint Surg Am 65: 81~88, 1983.

16. **Kempson, G.E., Freeman, M.A., Tuk, M.A.:** Engineering considerations in the design of an ankle joint. Biomed Eng10: 166~180, 1975.

17. **Leardini, A.:** Geometry and mechanics of the human ankle complex and ankle prosthesis design. Clin Biomech16: 706~709, 2001.

18. **Leardini, A., O'Connor, J.J., Catani, F., Giannini, S.:** Ageometric model of the human ankle joint. J Biomech 32: 585~591, 1999.

19. **Leardini, A., O'Connor, J.J., Catani, F., Giannini, S.:** The role of the passive structures in the mobility and stability of the human ankle joint: a literature review. Foot Ankle Int 21: 602~615, 2000.

20. **Lewis, G.:** The ankle joint prosthetic replacement: clinical performance and research challenges. Foot Ankle Int 15: 471~476, 1994.

21. **Lindsjo, U., Danckwardt-Lilliestrom, G., Sahlstedt, B.:** Measurement of the motion range in the loaded ankle. Clin Orthop 199: 68~71, 1985.

22. **Lundberg, A.:** Kinematics of the ankle and foot. In vitro stereo photogrammetry. Acta Orthop Scand 60 (Suppl 233):1~24, 1989.

23. **Lundberg, A., Goldie, I., Kalin, B., Selvik, G.:** Kinematics of the ankle/foot complex, part 1: Plantarflexion and dorsiflexion. Foot Ankle 9: 194~200, 1989.

24. **Lundberg, A., Svensson, O.K., Nemeth, G.:** The axis of rotation of the ankle joint. J Bone Joint Surg Br 71: 94~99, 1989.

25. **Lundberg, A., Svennson, O.K., Nemeth, G., Selvik, G.:** The axis of rotation of the ankle joint. J Bone Joint Surg Br 71:94~99, 1989.

26. **Macko, V.W., Matthews, L.S., Zwirkoski, P.:** The joint contact area of the ankle. J Bone Joint Surg Br 73: 347~351, 1991.

27. **McCullough, C.J., Burge, P.D.:** Rotatory stability of the load-bearing ankle. An experimental study. J Bone Joint Surg Br 62: 460~464, 1980.

28. **Michelson, J.D., Hamel, A.J., Buczek, F.L., Sharkey, N.A.:** Kinematic behavior of the ankle following malleolar fracture repair in a high-fidelity cadaver model. J Bone Joint Surg Am 84: 2029~2038, 2002.

29. **Michelson, J.D., Helgemo, S.L.J.:** Kinematics of the axially loaded ankle. Foot Ankle Int 16: 577~582, 1995.

30. **Michelson, J.D., Schmidt, G.R., Mizel, M.S.:** Kinematics of a total arthroplasty of the ankle: comparison to normal ankle motion. Foot Ankle Int 21: 278~284, 2000.

31. **Milner, C.E., Soames, R.W.:** The medial collateral ligaments of the human ankle joint: anatomical variations. Foot Ankle Int 19: 289~292, 1998.

32. **Murray, M.P., Drought, A.B., Kory, R.C.:** Walking patterns of normal men. J Bone Joint Surg Am 46: 335~349, 1964.

33. **Rasmussen, O., Kroman-Andersen, C., Boe, S.:** Deltoid ligament: functional analysis of the medial collateral ligamentous apparatus of the ankle joint. Acta Orthop Scand 54: 36~44, 1983.

34. **Rasmussen, O., Tovberg-Jensen, I.:** Mobility of the ankle joint: recording of rotatory movements in the talocrural joint in vitro with and without the lateral collateral ligaments of the ankle. Acta Orthop Scand 53:155~160, 1982.

35. **Renstrom, P., Wertz, M., Incavo, S., Pope, M., Ostgaard, H.C., Arms, S., Haugh, L.:** Strain in the lateral ligaments of the ankle. Foot Ankle 9: 59~63, 1988.

36. **Roaas, A., Andersson, G.B.:** Normal range of motion of the hip, knee and ankle joints in male subjects, 30~40 years of age. Acta Orthop Scand 53: 205~208, 1982.

37. **Sammarco, G.J., Burstein, A.H., Frankel, V.H.:** Biomechanics of the ankle: a kinematic study. Ortho Clin North Am 4: 75~96, 1973.

38. **Sammarco, J.:** Biomechanics of the ankle: surface velocity and instant center of rotation in the sagittal plane. Am J Sports Med 5: 231~234, 1977.

39. **Sarrafian, S.K.:** Anatomy of foot and ankle, 2nd ed. Lippincott, Philadelphia, pp 239~240, 1994.

40. **Siegler, S., Chen, J., Schneck, C.D.:** The three-dimensional kinematics and flexibility characteristics of the human ankle and subtalar joint. J Biomech Eng 110: 364~373, 1988.

41. Sommer, C., Hintermann. B., Nigg, B.M., Bogert van den, A.J.: Influence of ankle ligaments on tibial rotation: an in vitro study. Foot Ankle Int 17: 79~84, 1996.

42. Stauffer, R.N., Chao, E.Y., Brewster, R.C.: Force and motion analysis of the normal, diseased, and prosthetic ankle joint. Clin Orthop 127: 189~196, 1977.

43. Stormont, D.M., Morrey, B.F., An, K.N., Cass, J.R.: Stability of the loaded ankle. Am J Sports Med 13: 295~300, 1985.

44. Tarr, R.R., Resnick, C.T., Wagner, K.S.: Changes in tibiotalar joint contact areas following experimentally induced tibial angular deformities. Clin Orthop 199: 72~80, 1985.

45. Tochigi, Y., Saltzman, C.L.: Contribution of articular surface geometry to ankle stabilization. J Bone Joint Surg Am 88: 2704~2713, 2006.

46. Valderrabano, V., Hintermann, B., Nigg, B.M., Stefanyshyn, D., Stergiou, P.: Kinematic changes after fusion and total replacement of the ankle, part 1: range of motion. Foot Ankle Int 24: 881~887, 2003.

47. Valderrabano, V., Hintermann, B., Nigg, B.M., Stefanyshyn, D., Stergiou, P.: Kinematic changes after fusion and total replacement of the ankle, part 2: movement transfer. Foot Ankle Int 24: 888~896, 2003.

48. Volz, R.G., Nisbet, J.K., Lee, R.W., McMurtry, M.G.: The mechanical stability of various noncemented tibial components. Clin Orthop 226: 38~42, 1988.

49. Ward, K.A., Soames, R.W.: Contact patterns at the tarsal joints. Clin Biomech 12: 496~501, 1997.

50. Weseley, M.S., Koval, R., Kleiger, B.: Roentgen measurement of ankle flexion-extension motion. Clin Orthop 65:167~174, 1969.

51. Wright, D.G., Desai, S.M., Henderson, W.H.: Action of the subtalar and ankle-joint complex during the stance phase of walking. J Bone Joint Surg Am 46: 361~382, 1964.

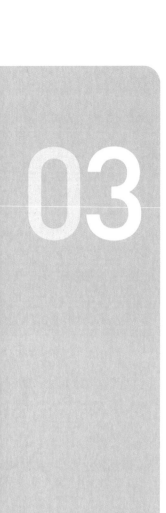

03 족관절 퇴행성 관절염의 분류

Classification of Ankle Osteoarthritis

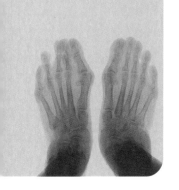

족관절염은 단순 방사선상에서 관절 간격과 골극 등을 기준으로 분류하는 방법과 발생 기전에 따라 분류하는 방법이 있다. 발생 기전에 의한 분류 중 외상성 관절염과 원발성 관절염 중에서 기존의 보고는 외상성 관절염이 훨씬 많다고[1] 하지만 저자의 경험으로는 원발성 관절염이 훨씬 많았다.

 # 단순 방사선상 분류

가. 기존의 단순 방사선상 분류

켈그렌-로렌스(Kellgren-Lawrence) 등급은 켈그렌과 로렌스가[2] 골극에 근거하여 관절염의 정도를 보고한 이후에 여러 관절에서 모두 이용할 수 있는 관절염 판단 방법으로, 골극에 의존한다는 단점이 있으나 퇴행성 관절염의 정도 판정에 보편적으로 사용한다. 골극과 슬관절의 퇴행성 관절염 사이에 높은 관계가 있다는 보고도 있으나 족관절에서 골극이 퇴행성 관절염의 중증도를 반영하는지에 대하여는 의문이 제기되고 있다.

퇴행성 관절염이란 연골이 손상되어 발생하는 것이므로 체중 부하를 한 상태에서 촬영한 방사선상에서 관절 간격을 측정하면 퇴행성 관절염의 정도를 정확히 반영할 수 있을 것이라고 가정할 수 있다. 그러나 Brandt 등이 방사선상과 관절경적인 소견의 상관관계를 연구한 바에 의하면 슬관절이나 고관절에서 방사선상과 관절경 소견 사이에 상관관계가 낮으므로 특히 초기 관절염에서는 방사선상의 관절 간격으로 분류하여도 켈그렌-로렌스 방법보다 상관관계가 더 높은 것은 아니라고 한다[3].

족관절에서 방사선상과 연골 손상에 관한 저자들의 연구에 의하면, 관절 간격의 협소, 거골 경사가 연골 손상과 관계가 있었다[4].

슬관절에서는 관절면이 굽어 있고, 대퇴골과 경골 사이에 반월상 연골판이 있으며, 내측 관절 간격과 외측 관절 간격이 다르다는 등의 이유로 관절 간격의 협소 정도와 연골 손상 정도가 다를 수 있으나, 족관절은 경골 천장과 거골 원개 사이의 관절 간격이 평행하므로 방사선상의 관절 간격 협소와 연골 손상 정도의 상관관계가 높을 것으로 생각된다. 그러나 족관절 내과와 거골 내측 관절면 사이의 내측 관절 간격만 좁아지는 경우가 있는데, 이 경우에는 방사선 촬영을 할 때 발목의 위치 등에 의하여 영향을 받아서 관절 간격이 퇴행성 관절염의 중증도를 나타내는 정확성이 낮아진다.

골극과 연골 손상과의 관계에 대한 연구에서 경골과 거골 측에 골극이 있고 경골 측 골극이 3mm 이상인 McDermott 3 등급인 환자 28명 중 12명에게서 종방향의 연골 손상을 관찰할 수 있었으나 퇴행성 관절염에서 나타나는 광범위한 연골 손상은 아니었으므로 골극이 퇴행성 관절염의 판단에 의미가 없다고 판단한다[5].

퇴행성 관절염의 등급을 매기는 목적은 연골의 상태를 파악하고 환자의 예후를 예측하며 중등도의 퇴행성 관절염에서 그 시기에 적합한 치료 방법을 선택하기 위해서이다. 그런데 족관절의 퇴행성 관절염은 심해지기 전에는 약물이나 신발 등으로 비수술적인 치료를 하다가, 말기가 되면 관절고정술이나 관절치환술을 할 수밖에 없다는 생각을 했기 때문에 최근까지 퇴행성 관절염의 등급에 대하여 별 관심이 없었다. 그러나 점차 중등도의 퇴행성 관절염에 대한 다양한 수술 방법이 보고되면서 족관절도 퇴행성 관절염의 시기를 구분하여 적절한 시기에 적절한 수술을 하여야 한다는 것을 알게 되었다. 그런데 기존의 족관절염의 분류가 퇴행성 관절염의 정도를 잘 반영하는지에 대한 보고가 없었다.

기존에 사용되는 분류로는 Kellgren–Lawrence[2], van Dijk 등[6], Takakura 등 그리고 Takakura의 분류를 변형한 분류[8,9] 등이 있다(표 3-1).

표 3-1 족관절염의 방사선적 분류

Grading systems	Description of grade/Stage
Kellgren-Lawrence, modified by Kijowski et al.[10]	(0) No radiographic findings of osteoarthritis (1) Minute osteophytes of doubtful clinical significance (2) Definite osteophytes with unimpaired joint space (3) Definite osteophyte with moderate joint space narrowing (4) Definite osteophtes with severe joint space narrowing and subchondral sclerosis
Takakura et al. revised by Tanaka el al.[8]	(1) No joint space narrowing but early sclerosis and osteophyrte formation (2) Narrowing of the joint space medially (3a) Obliteration of the joint space limited to the facet of medial malleolus with subchondral bone contact (3b) Obliteration of the joint space advanced to the roof of the talar dome with subchondral bone contact (4) Obliteration of the whole joint space with complete bone contact
van Dijk et al[6]	(0) Normal joint or subchondral sclerosis (I) Osteophytes without joint space narrowing (II) Joint space narrowing with or without osteophytes (III) (Sub)total disappearance or deformation of the joint space

켈그렌-로렌스 분류는 골극을 강조하고 다른 분류들은 관절 간격을 기준으로 분류하였다. van Dijk의 분류와 Takakura 분류의 차이점은 Takakura 분류가 내측 관절염에만 사용할 수 있는 방법이라는 것이다. Takakura 분류는 내측 관절염 중에서 관절 간격이 정상인 것과 관절 간격이 없어진 말기 관절염의 중간 등급을 내과와 거골 사이만 좁아진 경우(3a형)와 경골 천장과 거골 사이가 좁아진 것(3b형)으로 구분하였다.

저자들은 내측 관절염에 대하여는 van Dijk 분류보다 Takakura 분류가 좋다고 판단하는데, van Dijk 분류이거나 Takakura 분류이거나 내측 관절이 좁아진 2기에서는 다양한 정도의 연골 손상이 포함되므로 이들 분류로 연골 손상을 예측하기는 어렵다.

저자가 내측 관절 간격이 좁아진 2기에서 연골 손상을 좀 더 정확히 예측하기 위하여 경골 천장과 거골 사이의 경사각을 측정하여 2° 이상인 경우와 그 미만인 경우로 구분하였더니 예측도가 뚜렷이 증가하여 족관절 퇴행성 관절염의 분류에서 경골-거골 간에 경사가 있는가가 아주 중요하다는 것을 알게 되었다. 향후 분류에서 거골 경사라는 항목을 포함하면 분류 과정에서 연골 손상의 정도를 정확히 예측할 수 있을 것이다[4].

나. 거골의 전위 방향과 후족부의 선열에 따른 내반 관절염의 분류

일차성 족관절염은 관상면에서 내측이나 외측 족관절이 먼저 좁아지는 비대칭성 관절염(asymmetric osteoarthritis)과 내측과 외측이 전반적으로 동시에 좁아지는 전체 관절염(diffuse osteoarthritis 또는 whole joint osteoarthritis)으로 구분할 수 있다. 비대칭성 관절염이 진행하여 족관절 전체의 관절 간격이 좁아진 경우에는 비대칭성 관절염에서 시작한 관절염인지, 원래부터 전체 관절염이었는지 구별할 수 없는 경우도 있다.

비대칭성 관절염은 내반 관절염과 외반 관절염으로 구분하여 왔으나 내반 관절염이나 외반 관절염이라는 용어는 내반 변형이나 외반 변형은 발생하지 않고 거골이 내측이나 외측으로 전위되면서 발생한 관절염은 포함할 수 없다. 그러므로 저자들은 내측 관절염과 외측 관절염이라는 용어를 사용하는데, 내측 관절염에는 내측 전위된 관절염과 내반 관절염이 포함되고, 외측 관절염에는 외측 전위된 관절염과 외반 관절염이 포함된다. 내측 전위된 관절염과 내반 관절염을 구분하는 이유는 방사선상의 형태가 다르며, 족관절치환술을 할 때에도 중요한 의미가 있기 때문이다. 다음에는 저자들의 분류를 좀 더 자세히 기술하였는데 이 분류를 이해하여야 상당수의 관절치환술에 꼭 필요한 수술 방법을 이해하고 실행할 수 있다(그림 3-1). 기존의 모든 분류와 여기에 기술한 저자들의 분류도 거골이 관상면에서 전위 또는 회전되는 것을 기준으로 하지만, 향후 수평면에서의 회전 변형을 포함해야 더 정확한 분류가 될 것이라고 생각한다.

그림 3-1 내측 전위-외반형 관절염

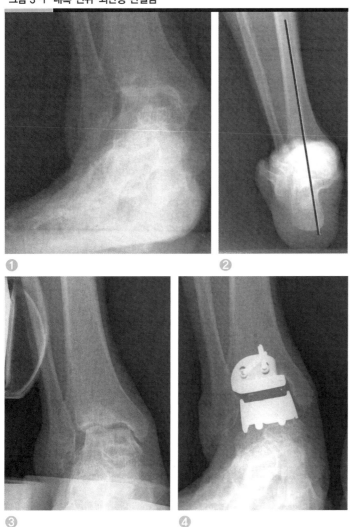

① 수술 전 전후면 방사선상에서 거골이 경골축에 대하여 내측으로 전위되어 있다. 내과
와 거골 사이의 간격이 전혀 없으나 외과와 거골 사이의 간격이 정상보다 넓은 것도 거골
이 내측으로 이동하여 있다는 증거이다. 경골 천장이 상방뿐만 아니라 내측으로도 침식된
다. ② 후족부 선열상에서 후족부 선열각은 경도의 외반이지만, 후족부 선열비가 적어서
체중 부하의 축에 대하여 종골이 상당히 외측에 위치한다는 것을 알 수 있다. ③ 외반 스
트레스상에서 거골의 외반 경사가 발생하는 것으로 보아 거골이 내측 전위되어 있지만
삼각인대는 단축되어 있지 않다는 것을 알 수 있다. ④ 관절치환술 후 체중 부하 방사선
상에서 수술 전과 마찬가지로 거골이 내측으로 전위되어 거골 대치물이 내측과와 닿으며,
내측 충돌 증상이나 내측과의 골절의 원인이 될 수 있다.

저자들은 내측 관절염을 거골이 내측으로 전위된 내측 관절염과 내측으로 전위되지 않고
거골 경사가 먼저 발생하는 내측 관절염으로 구분하고, 전자를 전위형(translation type)이라
하고, 후자를 경사형(tilt type)이라고 한다. 전위와 경사가 동시에 있는 경우에는 내측구
(medial gutter)의 간격이 경골 천장과 거골 원개 사이의 간격보다 좁은 경우에는 전위형, 같거
나 넓은 경우에는 경사형이라고 한다. 관상면에서 거골을 전위시키는 힘은 경골 천장의 경사

각도와 고관절에서 족관절 중심에 이르는 선과 족관절 중심에서 뒤꿈치가 바닥에 닿는 점을 잇는 선 사이의 관계에서 결정되는데, 전위형은 내측으로 전위시키는 힘이 가해져서 발생하는 것이고, 경사형은 거골을 회전시키려는 힘에 의하여 발생한다. 저자들의 연구에서 경골 천장의 관상면 선열은 전위형과 경사형 사이에 차이가 없었으며, 두 가지 모두 경도(2~3°)의 내반 변형, 즉 내측 원위 경골 각도가 87~88°이었다. 저자들의 분류상 후족부 선열이 각군간에 다른데, 전위형에서는 후족부의 선열이 다양한 형태를 보였다. 저자들은 후족부가 중립이거나 내반인 경우와 후족부가 외반된 경우를 구분하여, 전위형을 내측-내반형과 내측-외반형으로 구분하였다. 경사형은 모두 후족부가 내반되어 있었다(그림 3-2).

그림 3-2 족관절 내측 퇴행성 관절염에 대한 저자들의 분류

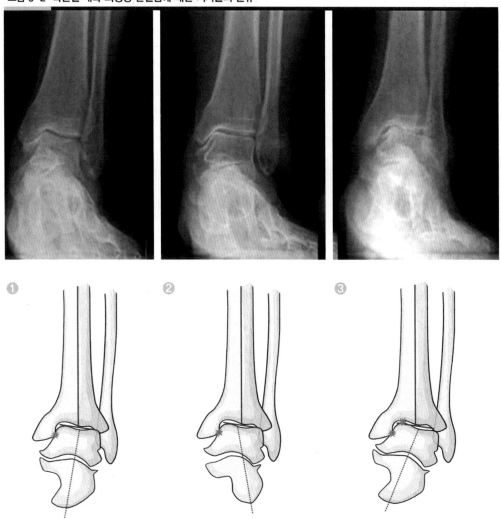

① 내측 전위-내반형. 거골이 경골축에 대하여 내측으로 전위되어 내과와 거골 사이의 간격이 경골 천장과 거골 사이의 간격보다 좁다. 후족부가 내반되어 있다. ② 내측 전위-외반형. 내측 전위-내반형과 같으나 후족부가 외반되어 있다. ③ 경사형. 내과와 거골 사이의 간격보다 경골 천장과 거골 사이의 간격이 좁으며, 내측 전위-내반형보다 후족부의 내반 경사가 크다.

그림 3-2는 이해를 돕기 위하여 대표적인 형태의 관절염을 나타낸 것이다. 그러나 내측 전위형도 진행하면 거골 경사가 발생하고, 내측 전위–내반형이더라도 후족부가 족관절의 내측 전위를 보상하기 위하여 외반되는 경향에 의하여 후족부가 내반이 아니고 중립위인 경우도 있다. 말기 관절염이 되면 원래 어떤 형태였는지 알기 어려운 경우들이 있는데, 이 분류 중에서도 특히 관절치환술에서 중요한 내측 전위–외반형인지 아닌지를 알아내는 것이 가장 중요하다(그림 3-3). 즉 원래 후족부가 외반되어 있는 상태에서 발생한 내측 관절염인지를 알아내는 것이 중요하다.

말기 관절염이 있는 쪽의 반대측에도 말기 관절염이 있는 경우에는 원래 어떤 형태이었는지 알기 어렵지만 반대측이 말기 관절염이 아닌 경우에는 반대측의 관절염이 내측 전위–외반형인 경우에, 말기 관절염이 있는 쪽도 내측 전위–외반형에서 진행한 것일 가능성이 높다.

그림 3-3 양측 말기 관절염이 되어서 내측 전위–내반형인지, 내측 전위–외반형인지 구분하기 어려운 예

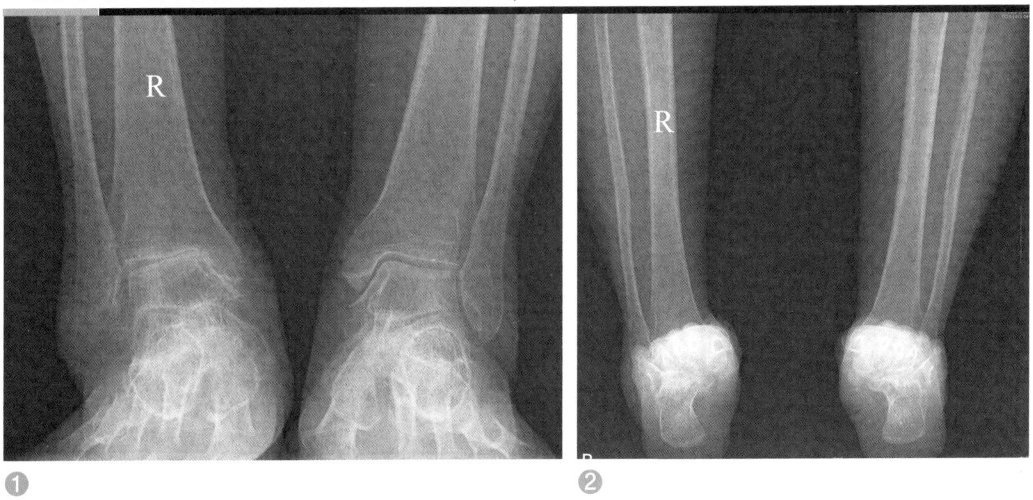

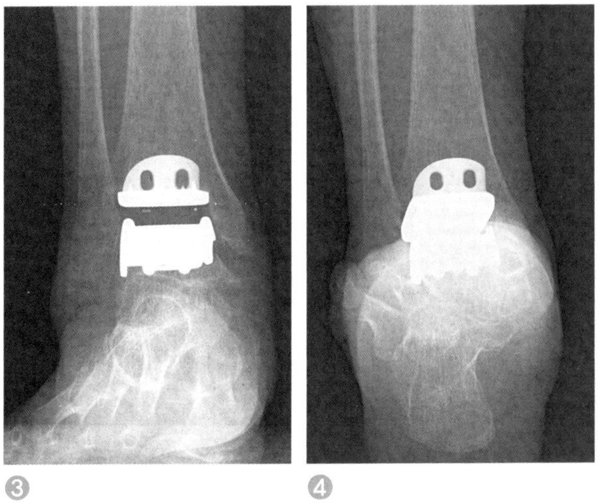

① 우측 족관절에는 말기 관절염이 있고, 좌측 족관절에는 내측구가 좁은 관절염이 있다. ② 수술 전 후족부 선열상에서 우측 후족부는 중립위이고, 좌측 후족부는 외반이 뚜렷하여, 우측도 후족부가 외반인 상태에서 시작된 관절염일 가능성이 높다. ③ 관절치환술 후 전후면 방사선상에서 내측 원위 경골각이 90°이다. ④ 후족부 선열상에서 후족부가 외반임을 알 수 있으며 반대측과 같은 형태라는 추측이 맞다는 것을 보여 주는 예이다.

그림 3-4 내측 전위-외반형 관절염에서 관절치환술 후에 발생한 내측과 골절

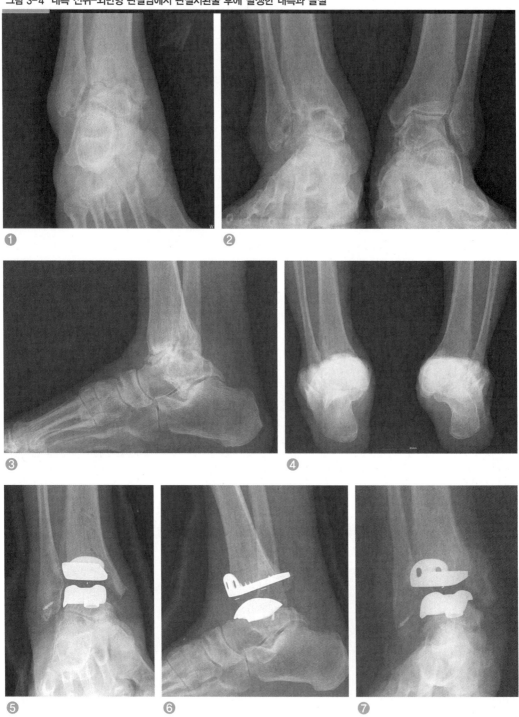

① 관절치환술 전 전후면 방사선상에 말기 관절염의 소견이 보이는데, 거골이 내측으로 전위되어 거골과 외측과 사이에 간격이 있는 것을 알 수 있다. ② 건측의 거골도 내측으로 전위된 것을 보여 준다. ③ 측면상에서 거골이 후방 전위되어 있다. ④ 환측은 후족부 선열이 정상이나 건측의 후족부 선열은 외반이므로 환측도 원래는 외반된 상태이었을 가능성이 있다. ⑤, ⑥ 관절치환술 후의 방사선 상 ⑦ 관절치환술 후 10개월의 방사선상인데, 내과위의 가골들로 미루어 보아 내과가 골절되어 저절로 치유된 것을 알 수 있다. 관절 치환술 후 내과 부위에 부종은 있었으나 통증은 호소하지 않았던 것으로 미루어 보아 거골이 내측 전위되면서 내측과에 지속적인 충 격이 가해져서 발생한 피로 골절이라고 판단되었다.

기존의 족관절 퇴행성 관절염의 분류에서 가장 등급이 높은 관절염은 전위의 방향에 관계없이 말기 관절염을 의미하며, 켈그렌-로렌스 분류의 4등급, Takakura 분류의 4등급, van Dijk 분류의 3등급이 이에 해당한다. 이와 같은 가장 높은 등급의 관절염은 말기 관절염이기 때문에 관절 보존 수술을 할 수 없고, 관절고정술이나 관절치환술을 해야 한다는 것을 의미한다. 그런데 기존의 이와 같은 분류 방법은 말기 관절염의 구조적인 차이에 따라서 관절치환술을 어떻게 해야 하는지, 어떤 점에 주의해서 관절치환술을 해야 하는지는 알 수 없다.

거골에 가해지는 힘의 방향에 따른 저자들의 족관절 퇴행성 관절염의 분류를 이해하면 말기 관절염으로 진행하게 된 역학적인 배경을 알 수 있으며, 이러한 역학적인 이해는 개개의 말기 관절염에 대한 관절치환술을 할 때 중요하다.

저자들의 분류를 잘 이해하여야 한다는 점을 강조하기 위하여 각 형태에 따른 족관절치환술의 문제점을 여기에서 간략히 언급하지만 자세한 수술 방법에 대해서는 '제9장 변형이 있는 발목의 인공관절' 편에서 자세히 기술하였다. 저자들의 분류에 따른 내측형 관절염에서는 거골이 내측 전위되면서 족관절 내과가 내측으로 침식되어 있다.

관절치환술의 개요는 내측 전위-내반형 관절염에서는 일반적인 관절치환술 방법으로 수술한다는 것이다. 내측 전위-외반형에서는 후족부의 외반을 교정하지 않으면 관절치환술 후에 거골이 내측으로 이동하여 거골의 내측과 족관절 내측과가 충돌하고, 비골과 종골 또는 거골과 종골 사이에서 외측 충돌 증상이 생긴다(그림 3-4).

경사형은 거골 경사를 발생시키는 회전 변형력을 교정하는 수술을 동시에 해야 할 가능성이 높다. 또한 경골 천장의 내측에 골침식이 국소 침식(scalloping)의 형태로 나타나고(그림 3-5),

그림 3-5 경골 천장의 내측 침식이 심한 예

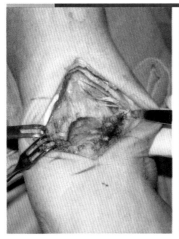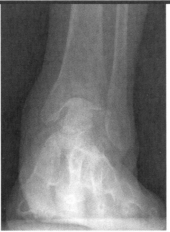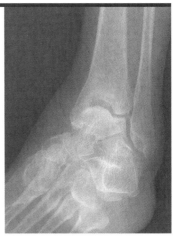

경사형 관절염에서 경골 천장의 내측이 심하게 침식된 수술장 사진과 방사선상. 이와 같이 경골 천장의 침식이 심한 경우에는 가장 높이 침식된 곳을 기준으로 경골 절삭을 하면 관절선이 지나치게 상승하며, 경비 인대 결합의 이개에 의한 관절 불안정증이 발생할 수 있다.

상방 침식이 몹시 심할 때 국소 침식된 부위의 가장 높은 점을 기준으로 절삭하면 경골이 너무 근위부에서 절삭되므로 국소 침식된 높이 중 가장 높은 부분보다 약간 낮은 부위에서 절삭해야 하며, 후족부의 내반 변형을 교정하기 위한 추가적인 수술이 필요할 가능성이 높다.

다. 외측 관절염의 분류

외측 관절염은 경비 관절 이개에 의하여 발생하는 외측 전위형과 편평족이나 후족부 외반에 의한 경사형으로 구분할 수 있다. 그러나 외측 관절염의 생역학적인 발생 기전에 대하여 아직 모르는 부분이 많으므로 향후에 새로운 분류에 의한 새로운 치료 방법이 개발될 가능성이 있다.

거골의 외측 전위가 뚜렷하지는 않더라도 경비 이개가 발생하여 거골이 외측으로 1mm만 전위되더라도 관절 연골에 가해지는 스트레스가 증가하여 관절염의 원인이 될 수 있을 것이다. 외측 전위형의 경우 경비 관절 이개를 정상화하기 위한 수술이 필요할 가능성이 있고, 후족부 외반에 의한 경사형 외측 관절염에서는 족부 수술이 필요할 가능성이 높다.

 ## 발생 기전에 따른 분류

가. 일차성 족관절염(Primary Ankle Arthritis)

1) 일차성 내반 족관절염

여기에서 일차성 관절염이라고 하는 것은 골절 등의 뚜렷한 선행 병변 없이 발생한 것을 말한다. 족관절 불안정증은 족관절염의 원인이기도 하지만[1] 족관절염에서 발생하는 거골 경사가 족관절 불안정증의 원인이기도 하므로 족관절 불안정증이 원인인지 결과인지 알 수 없는 경우가 많다. 또한 족관절 불안정증에 의하여 발생한 관절염과 족관절 불안정증에 의하여 발생하지는 않았으나 거골 경사에 의하여 족관절 불안정증이 있는 족관절염 사이에 관절치환술 방법과 예후의 차이가 있다고 보기 어려우므로 여기에서는 족관절 불안정증이 있는 족관절염을 모두 일차성 내반 족관절염의 설명에 포함하였다.

2) 일차성 외반 족관절염

앞에서 내측 관절염을 전위형과 경사형으로 구분한 것과 마찬가지로 외측 관절염도 외측 전위형과 경사형으로 구분할 수 있는데, 전위형은 외상성으로 경비 인대 결합의 이개 또는 비골의 부정 유합으로 발생하며, 경사형은 편평족과 연관되어 있을 가능성이 높다. 전위형은 이개를 정복해야 할 가능성이 높고, 경사형은 족부 변형을 교정하고, 삼각인대 재건술을 하여 외반 불안정증을 해결한 후에 관절치환술을 하기도 하지만, 삼각인대 재건술 등으로 외반 불안정증을 해결하기 어려운 경우에는 관절치환술이 불가능하다.

나. 후외상성 족관절염(Post-Traumatic Ankle Arthritis)

족관절염의 빈도에 관한 연구는 서양인을 대상으로 한 것들인데[1,11], 고관절이나 슬관절의 골관절염은 대부분 노년층에서 관절 연골의 퇴행성 변화에 의하여 발생하는 일차성 골관절염이지만 족관절에서는 일차성 골관절염은 많지 않고 청장년층에서 족관절의 골절 또는 인대 손상 이후에 발생하는 후외상성 골관절염이 더 흔하게 발생한다고 보고되어 있다.

Saltzmann 등의[11] 보고에 의하면 639명의 Kellgren-Lawrence 3등급 또는 4등급의 족관절염 환자 중 70%가 후외상성 골관절염이었으며 7.2%만 일차성 골관절염이었다.

후외상성 관절염의 가장 흔한 원인은 족관절 주위 골절로 약 67%였으며 그 다음 만성 족관절 불안정성으로 약 15%였다. 동양인에 대한 족관절염의 빈도에 대한 연구가 없으나 동양인은 경골 천장이 내반인 경우가 많으므로 서양인을 대상으로 한 기존의 보고보다는 일차성 관절염의 빈도가 높을 가능성이 있으며, 실제로 저자가 경험하는 말기 족관절염 환자의 80% 이상이 족관절 주변의 골절 병력이 없는 일차성 관절염 환자이다.

족관절에 비상합성이 있거나 관절 연골의 상당한 손상이 있는 경우에는 2년 이내에 관절의 퇴행성 변화가 나타난다고 한다. 특히 격자의 변화, 즉 경비 인대 결합의 손상, 비골 길이의 단축 또는 회전 변형, 그리고 인대 손상 등에 의한 관절의 불안정성 등도 관절 퇴행성 변화의 원인이 된다. 물론 관절면의 비상합성 또는 관절 불안정성이 명백히 있음에도 관절염 변화가 일어나지 않는 경우도 있다. 따라서 족관절의 후외상성 골관절염의 발병 기전은 더 복잡하며 고려해야 할 부분이 많고 앞으로 더 많은 연구가 필요할 것으로 보인다.

골절에 의하여 발생하는 후외상성 관절염은 젊은 연령층에서 발생하는 경우가 많은데, 수상 후 또는 내고정 수술 후 5년 이상 경과하여 관절 간격이 이미 심하게 좁아진 경우에도 관절을 해부학적으로 정복하여 정상적인 체중 부하를 회복하면 관절 간격이 회복되고 오랜 기간 관절을 사용하는 경우가 많다. 그러므로 젊은 환자에게서 후외상성 관절염이 발생한 경우에는 관절 간격이 소실되었다는 사실만으로 관절을 고정하거나 인공관절 수술을 하지 말고, 관절을 해부학적인 형태로 재건하여야 한다. 또한 관절을 재건할 수 없는 경우에라도 신연 관절 성형술을 신중히 고려해 보아야 할 것이다.

다. 류마티스성 족관절 관절염(Rheumatoid Arthritis of the Ankle)

활액막의 증식과 비후, 연골의 손상, 골미란에 의해 결국에는 관절의 파괴와 변형을 초래하는 류마티스성 관절염은 원인 미상의 전신성 만성 염증 질환이다. 주로 말초 관절을 대칭적으

그림 3-6 류마티스성 관절염에서 족관절 운동 범위가 감소한 환자의 사진

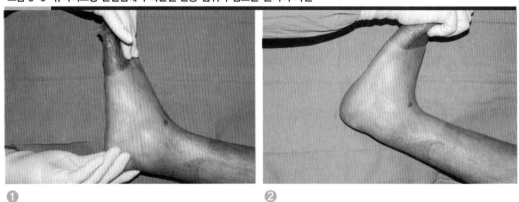

❶   ❷

족관절의 족저 굴곡(❶)과 족배 굴곡 운동 범위(❷)를 보여 준다. 관절 운동 범위가 심하게 제한된 것을 알 수 있다.

그림 3-7 전족부까지 침범되어 발 전체가 강직된 류마티스성 관절염 환자의 사진

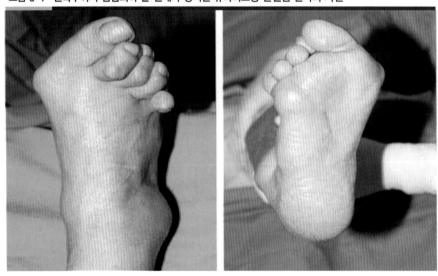

발의 모든 관절이 침범되어 족관절치환술과 전족부 수술을 동시에 하였다.

로 침범하는 만성 다발성 관절염으로, 한 번 관절이 파괴되면 정상으로 회복되지 않는다.

류마티스성 관절염은 비교적 발생 빈도가 높고, 젊은 연령층에도 발생한다. 족관절 이외의 발에 있는 거의 모든 관절을 침범하는 경우가 많기 때문에 발 전체의 유연성과 운동성이 감소한다(그림 3-6, 3-7).

임상 경과는 매우 다양하여 류마티스성 관절염 환자 중 족관절의 증상이 최초 증상인 경우가 5% 정도이며, 류마티스성 관절염 경과 중 족관절의 증상이 약 50%에서 나타날 수 있다. 연골 파괴 및 활액막의 비후로 인한 인대의 이완이 발생하고, 임상 소견으로는 활액막염, 점액낭염 및 류마토이드 결절을 보일 수 있으며, 자연적 관절 유합, 변형 등이 말기 관절염의 특징으로 나타난다. 또한 거골하 관절이나 거주상 관절이 침범되거나 후방 경골 건염이나 파열로 인하여 편평족과 후족부의 외반 변형 등이 동반될 수 있다.

수술 전에 관절 운동 범위가 작으므로 수술 후에도 운동 범위가 정상보다 작은 경우가 많지만, 족관절 이외의 여러 관절에 관절염과 변형이 있는 경우가 많으므로 환자의 운동 능력이 저하되어 있고, 수술 전 심한 통증이 상당히 호전되므로 류마티스성 관절염에 대한 인공관절 수술의 환자 만족도는 상당히 높다.

수술 후 수술 절개창의 치유가 지연되는 경우가 많으므로 수술적 치료의 시행 전 수술 1주 전에는 스테로이드와 methotrexate의 복용을 중단해야 하고, 수술 후 창상 치유가 상당히 진행된 후에 다시 투약을 시작하도록 해야 한다(그림 3-8).

그림 3-8 창상 처치가 지연되었던 류마티스성 관절염 환자의 사진

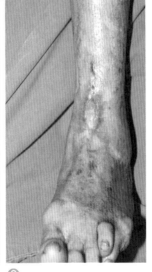

❶   ❷

methotrexate를 사용하면 ①처럼 악화되고 methotrexate를 끊으면 ②와 같이
호전되기를 반복하여 창상 치유에 6개월 이상 걸린 환자의 사진

관절치환술을 시행하더라도 질병 자체가 조절되는 것은 아니므로 수술 후 내과적인 관리에도 신경을 써야 한다. 지금까지의 여러 문헌에서 족관절 고정술이 권장되어 왔지만 류마티스성 관절염에서도 인공관절의 발전과 함께 최근 여러 발표에서는 좋은 결과를 보고하고 있으므로, 변형에 대한 충분한 이해가 있다면 류마티스성 족관절염에서도 관절치환술은 충분히 좋은 선택이 될 수 있다.

라. 전신성 관절염(Systemic Arthritis)

전신성 관절염에는 류마티스성 관절염을 포함한 활액막에 영향을 미치는 여러 가지 관절염이 포함된다.

1) 통풍

통풍은 요산이 효과적으로 체외로 배출되지 않아 체액 중에 포화된 요산 결정체가 원인이 되어 발생하는 관절 증후군이다. 슬관절 이하 관절, 특히 족부에 잘 발생하는 것으로 알려져 있으며, 빈도는 아주 낮은 편이지만 족관절에 침범되면 광범위한 연골 손상을 보여 말기 관절염으로 진행하는 경우가 있다.

통풍성 족관절염에서 관절치환술이 필요한 경우 급성 통풍성 관절염에 대한 치료를 먼저 시행한 후 수술적 치료를 시행하도록 한다.

통풍성 족관절염의 경우 수술 후 연부 조직의 관리도 중요한데, 발목 주위의 점액낭을 침범한 큰 tophus 종괴가 있는 경우 관절이 외부와 내통 가능성이 크므로 관절치환술을 하지 않는 것이 좋다.

2) 혈청 음성 척추 관절증

혈청 음성 척추 관절증은 일종의 자가 면역 질환에 의한 염증성 전신 질환이다. 이러한 혈청 음성 척추 관절증은 강직성 척추염이 대표적이고 건선성 관절염, 청소년기 척추 관절염 등 여러 질환이 포함되며 일부 분류가 불가능한 관절증도 포함하는 질환이다. 대부분 류마티스성 인자는 음성으로 HLA-B27 유전자와 밀접한 관련이 있다. 그러나 족관절의 말기 관절염을 유발시키는 경우는 드물다. 통증의 주된 원인이 부착부 건염일 가능성이 있으며, 다른 관절, 특히 척추 관절의 문제가 동시에 발생하거나 신경에도 문제가 있는 경우가 있으므로 수술을 선택하기 전에 세밀한 검진이 필요하다.

마. 무혈성 괴사

슬관절에서는 자발성 골괴사 병변(spontaneous osteonecrosis of the knee)이나 프레드니솔론 같은 약물에 의한 2차성 골괴사 병변 등이 소개되고 있으며, 이에 대한 치료로서 여러 가지 수술적 요법을 시도하고 있다. 거골은 작은 뼈이므로 거골에 무혈성 괴사가 발생하여 무혈성 괴사된 부분을 절제하고 나면 거골 대치물을 지탱할 뼈의 결손이 크므로 일반적으로 무혈성 괴사가 있는 경우는 수술의 금기증이다. 작은 부분에 무혈성 괴사가 발생한 경우에 관절치환술을 시도해 볼 수도 있으나 거골의 골 결손에 따라서 좁은 부분에 높은 하중이 가해지므로 실패할 가능성이 높을 것이다. 같은 의미에서 광범위한 낭종성 골연골 병변이 있는 경우에 관절치환술을 하는 것에 대하여 동의하기 어렵다.

최근 족관절염에서도 부분 치환술의 개념을 도입한 삽입물이 소개되고 있으나 아직 그 결과는 미지수라고 할 수 있다. 또한 우리나라에 아직 도입되지 않아 향후 경과를 지켜보는 것이 좋을 것으로 생각된다.

바. 신경병성 관절병증(Neuropathic Arthropathy)

발목의 신경병성 관절병증은 흔히 샤콧(Charcot) 관절이라 불리는데, 처음에는 3기 매독 환자의 관절에 분포하는 신경이 변화되어 생긴 질환이라고 소개되었다. 이는 신경병증이 동반된 비감염성의 관절 파괴 과정으로 정의할 수 있다. 오늘날 개발 도상국에서는 나병이 대표적인 원인으로 알려져 있으며 미국이나 우리나라 등을 포함한 서구화된 나라에서는 당뇨병이 제일 흔한 원인이다. 보통 질병의 경과는 3기로 나뉘는데, 불안정한 관절증에 대한 수술은 골편들이 서로 유합되고 안정성이 회복되는 Eichenholtz 3기가 될 때까지 연기하는 것이 일반적이다. 특히 1기에서는 부종과 골 약화로 인해 수술에 어려움이 많고 수술 합병증으로 감염 고정 소실 등의 위험성이 더 높으므로 수술을 미룰 것을 권한다.

신경병성 관절병증은 족관절치환술의 금기증이다. 슬관절에서는 스템(stem)이 있는 인공관절을 도전적으로 시행하여 본 사례가 있지만, 족관절은 뼈가 작고 삼차원적 변형에 취약하며 거골과 후족부 상태가 중요하게 작용하므로 신경병성 관절병증에서 관절치환술을 시행하는 것은 실패의 확률이 훨씬 높을 것으로 생각된다.

변형이 심한 신경병성 관절병증에서는 관절고정술을 시행하는 것조차 쉽지 않은 경우가 있으며, 또한 수술 후 골 유합에 걸리는 기간이 매우 길기 때문에, 장기간의 석고 붕대 고정이나 보조기를 이용한 추가적인 체중 부하 조절이 필요할 수 있다.

참고문헌
REFERENCES

1. Valderrabano, V., Horisberger, M., Russell, I., Dougall, H., Hintermann, B.: Etiology of ankle osteoarthritis. Clin Orthop Relat Res, 467: 1800~1806, 2009.

2. Kellgren, J.H., Lawrence, J.S.: Radiological assessment of osteo-arthrosis. Ann Rheum Dis, 16: 494~502, 1957.

3. Brandt. K.D., Fife, R.S., Braunstein, E.M., Katz, B.: Radiographic grading of the severity of knee osteoarthritis: Relation of the kellgren and lawrence grade to a grade based on joint space narrowing, and correlation with arthroscopic evidence of articular cartilage degeneration. Arthritis Rheum, 34: 1381~1386, 1991.

4. Moon, J.S., Shim, J.C., Suh, J.S., Lee, W.C.: Radiographic predictability of cartilage damage in medial ankle osteoarthritis. Clin Orthop Relat Res, 468: 2188~2197, 2010.

5. Moon, J.S., Lee, K., Lee, H.S., Lee, W.C.: Cartilage lesions in anterior bony impingement of the ankle. Arthroscopy, 26: 984~989, 2010.

6. van Dijk, C.N., Verhagen, R.A., Tol, J.L.: Arthroscopy for problems after ankle fracture. J Bone Joint Surg Br, 79: 280~284, 1997.

7. Takakura, Y., Tanaka, Y., Kumai, T., Tamai, S.: Low tibial osteotomy for osteoarthritis of the ankle. results of a new operation in 18 patients. J Bone Joint Surg Br, 77: 50~54, 1995.

8. Tanaka, Y., Takakura, Y., Hayashi, K., Taniguchi, A., Kumai, T., Sugimoto, K.: Low tibial osteotomy for varus-type osteoarthritis of the ankle. J Bone Joint Surg Br, 88: 909~913, 2006.

9. Pagenstert, G.I., Hintermann, B., Barg, A., Leumann, A., Valderrabano, V.: Realignment surgery as alternative treatment of varus and valgus ankle osteoarthritis. Clin Orthop Relat Res, 462: 156~168, 2007.

10. Kijowski, R., Blankenbaker, D., Stanton, P., Fine, J., De Smet, A.: Arthroscopic validation of radiographic grading scales of osteoarthritis of the tibiofemoral joint. AJR Am J Roentgenol, 187: 794~799, 2006.

11. Saltzman, C.L., Salamon, M.L., Blanchard, G.M., et al: Epidemiology of ankle arthritis: Report of a consecutive series of 639 patients from a tertiary orthopaedic center. Iowa Orthop J, 25: 44~46, 2005.

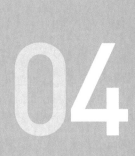

04 족관절치환술의 역사

History of Total Ankle Replacement Arthroplasty

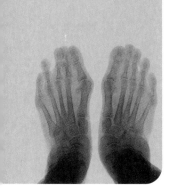

① 총론

족관절치환술의 역사는 길지 않으며, 지금도 발전이 진행 중이어서 아직 최적의 인공관절이 개발되었다고는 할 수 없다. 특히 인공관절 디자인과 수술 기구, 그리고 수술 기술 면에서 여전히 부족한 부분이 있다. 그러나 20년 전만 하더라도 족관절 말기 퇴행성 관절염에 대해서는 관절고정술(arthrodesis)을 해야 하고, 족관절치환술을 하면 안 된다고 생각하였으나 최근에는 족관절치환술의 결과가 향상되면서 족관절에서도 인공관절을 하는 것이 당연하게 받아들여지고 있다.

초기의 족관절치환술은 결과가 좋지 않아서, 치환술을 시행받은 예 중 많은 예가 족관절 유합술로 전환되었다. 1970년대에는 여러 의사에 의하여 만들어진 다양한 족관절 인공관절을 이용하여 여러 곳에서 족관절치환술이 시행되었으나 그 결과가 만족스럽지 못하여 1980년대부터 1990년대까지는 거의 사용되지 않았고, 말기 족관절염에 적합한 치료는 족관절 유합술이라는 것이 교과서적인 정설이었다. Kitaoka와 Patzer가[1] 160예에 대하여 평균 9년간 추시한 결과는 만족도가 19%에 불과하였으며 방사선상의 해리 소견도 22~75%에서 발견되었다. 그러나 지난 20여년간 새로 개발된 인공관절들을 이용한 족관절치환술의 결과가 상당히 호전되었다[2~5]. 물론 고관절이나 슬관절, 견관절 등 다른 관절에 대한 인공관절의 발전과 함께 진행된 결과이기는 하지만 그 임상 결과의 유효성에 대하여는 족관절치환술이 가장 뚜렷하게 발전하였다.

족관절치환술의 발전이 어려운 이유로는 다음과 같은 점들이 있다.

① 비교적 작은 크기의 관절
② 높은 모멘트
③ 높은 압박력
④ 잠재적인 부정 정렬 및 불안정성
⑤ 연부 조직의 구축이나 이완
⑥ 격자형의 해부학적 구조
⑦ 원위 경골 관절면의 변형
⑧ 거골이나 경비 관절의 변형
⑨ 보통 말기 관절염이 비교적 젊은 나이에 발생하고 환자들의 활동성이 높음
⑩ 해부학적 특성과 생역학적 특성에 어긋난 구성 요소의 형태

표 4-1 지금까지 알려진 족관절 인공관절 치환물의 종류

이름	개발자	유형	개발 연도
Lord	Lord	비구속형	1970
Smith	Smith	비구속형	1972
ICLH	Freeman 등	구속형	1972
St. Georg	Buchholz 등	부분 구속형	1973
Newton	Newton	비구속형	1973
Link HD		부분 구속형	1974
Schlein	Schlein	비구속형	1974
CONAXIAL	Beck, Steffee	구속형	1974
Giannastras, Sammarco	Giannastras, Sammarco	구속형	1975
Irvine	Waugh	비구속형	1975
TPR	Thompson 등	부분 구속형	1976
PCA	Scholz	구속형	1976
Mayo 1	Stauffer	구속형	1976
OREGON	Groth, Fagan	구속형	1977
Balgrist Schreiber	Zollinger, Dexel	구속형	1977
New Jersey LCS	Buechel, Pappas	3부분형	1978
Demottaz	Demottaz	구속형	1979
Wang	Wang	구속형	1980
TNK	Takakura	구속형	1980
STAR 1	Kofoed	부분 구속형	1981
Pipino/Calderale	Pipino, Calderale	구속형	1983
AGILITYTM	Alvine	부분 구속형	1984
Bath-Wessex	Bath, Wessex	비구속형	1984
Mayo 2	Keblish	부분 구속형	1989
Buechel-PappasTM	Buechel, Pappas	3부분형	1989
STAR 2	Kofoed	3부분형	1990
ESKA	Rudigier	3부분형	1990
AKILE	Chauveaux	3부분형	1995
Sammarco	Sammarco	3부분형	1996
SALTO®	Judet 등	3부분형	1998
Ramses	Mendolia 등	3부분형	1998
AES	Asencio 등	3부분형	1998
ALPHA-NORM	Tillmann	3부분형	1999
HINTEGRA®	Hintermann 등	3부분형	2000
Mobility	Rippstein 등	3부분형	2000
INBONE	Reiley 등	3부분형	2005
SALTO® Talaris	Judet 등	2부분형	2006
Eclipse	Plainsboro	3부분형	2008
Trabecular Metal Total Ankle(TMTA)	Saltzman 등	3부분형	2013

② 족관절치환술의 분류

가. 분류의 기준

족관절치환술은 다음 8가지 요소에 따라 구분한다.
① 치환하는 부분에 따른 구분
② 고정의 종류
③ 구성 요소의 숫자: 2부분형 또는 3부분형
④ 구속 여부: 구속형 또는 비구속형
⑤ 인서트의 형태
⑥ 대치물의 형태
⑦ 관절의 상합성: 상합성 또는 비상합성
⑧ 도달법의 종류: 전방 도달법 또는 측방 도달법

이 중에서 치환하는 부분에 따른 분류는 다음과 같다.
① 거골의 상면과 경골의 하면만을 치환하는 기구: Buechel-Pappas형, Mobility형, INBONE, Trabecular Metal Total Ankle(TMTA)
② 거골의 상면과 내측을 치환하는 기구: 일본의 TNK형
③ 거골의 내측과 외측의 일부 또는 전부를 치환하는 기구: STAR형(scandinavian total ankle replacement, Waldemar Link, Hamburg, Germany), Hintegra(Newdeal, Lyon, France), Salto
④ 상면과 내외측을 모두 치환하는 기구: Agility형(Depuy, Warsaw, IN)

나. 개발 시기별 구분

1) 1세대(시멘트형) 족관절치환술

족관절 인공관절을 종합적으로 분류하여 가장 초기의 인공관절을 1세대 족관절 인공관절이라고 하는데, 대부분 시멘트를 사용하여 대치물을 뼈에 고정하였다. 구속형이거나 비구속형

이며, 형태는 거골 대치물의 내측과 외측의 모양이 같은 원통형(cylindrical)이었다. 해부학적으로 거골은 내측면이 외측면보다 작아서 원뿔을 잘라 놓은 것 같은 모양인데, 원통형은 내측면과 외측면의 크기를 같게 만들어서 실제 거골의 모양과 다르다.

초기 인공관절의 문제점은 다음과 같다.

① 경골 대치물과 거골 대치물을 과도하게 구속하였거나 전혀 구속이 없다.

② 경골 대치물과 거골 대치물 사이가 비상합적이다.

③ 시멘트를 사용하여 고정한다.

④ 족관절 안정성의 중요성에 대한 인식이 부족했다.

구속형은 족관절을 경첩 관절로 만드는 것이다. 구속형 관절에서는 보행 시에 족관절에 발생하는 비틀림(torsion)이 일어날 수 없으므로 뼈와 시멘트 사이에 비틀림 스트레스가 가해진다. 비구속형에서는 경골 대치물과 거골 대치물 사이에서 정상 족관절보다 더 많은 운동이 일어나서 거골 대치물이 양측 과(malleolus)와 충돌하여 통증 및 해리를 일으키는 원인이 된다. 시멘트를 사용하기 위해서는 시멘트가 들어갈 공간만큼 뼈를 더 절삭하여야 한다. 특히 경골 쪽에서는 연골 하골에서부터 근위부로 조금만 절삭하여도 뼈가 금방 약해지는데 시멘트가 들어갈만큼 더 절삭하기 위하여 경골 천장에서 근위부로 더 절삭하였기 때문에 해리가 쉽게 발생하였다.

현재 사용하는 모든 대치물은 시멘트를 사용하지 않는데, 그 이유는 다음과 같다.

① 시멘트를 사용하는 경우보다 뼈를 덜 절제하여도 된다.

② 시멘트가 굳을 때 발생하는 열에 의한 골괴사를 피할 수 있다.

③ 해리되었을 때 시멘트 조각이 관절 면에 끼어서 마모를 일으킬 가능성이 없다.

과거에 족관절치환술의 결과가 좋지 않았던 것은 관절 안정성에 대한 개념이 부족하였던 것도 원인이다. 관절 안정성이 관절치환술의 예후에 중요하다는 것이 알려진 이후에도 관절 불안정성의 원인과 치료 대책에 대하여 잘 알지 못하여 내반 관절염은 내측 연부 조직이 구축되어 있고, 외측 연부 조직은 늘어져서 제대로 기능을 하지 못한다고 생각했다. 그래서 족관절의 내반 변형이 심할수록 내측 연부 조직을 유리하여야 할 가능성이 높으며, 외측 인대를 보강하기 위한 수술을 해야 한다고 생각했다. 그러나 관절 안정성은 관절 주변 연부 조직에 대한 수술만으로 얻어지는 것이 아니고, 발목이 골극과 골침식에 의하여 정상 해부학적인 구조에서 크게 변형된 것도 중요한 원인이라는 것이 점차 알려지고 있는데, 이에 대하여는 제7장과 8장에서 자세히 기술하였다.

2) 2세대 족관절치환술

가) 2세대 2부분형 족관절치환술

족관절 인공관절을 1세대 인공관절과 2세대 인공관절로 나누면 1세대 인공관절은 처음에 만들어서 사용했던 것들로서, 많은 문제점들과 짧은 수명으로 폐기된 것들이고, 2세대 인공관절은 1세대에서 발전하여 1세대 인공관절을 사용한 경우보다 더 나은 결과를 보이는 것들이라고 할 수 있다. 여기에 더하여 2세대 인공관절과는 완전히 새로운 개념으로 최근에 개발된 인공관절들이 있는데, 이에는 INBONE, Trabecular Metal Total Ankle(TMTA) 등이 있다. 그런데 비교적 최근에 개발된 새로운 인공관절들을 3세대 인공관절이라고 할만큼 결과가 다르고 발전된 인공관절이라고 할 수 있는가에 대하여는 아직 평가할 수 없는 단계이므로 1세대, 2세대라는 용어는 널리 사용되지만 아직 3세대 족관절 인공관절이라는 용어는 널리 사용되지 않고 있으며 새로운 인공관절들은 각각의 대치물 명칭을 그대로 사용하는 경향이다. 향후 10년 정도 경과하면 3세대 인공관절이라고 할만한 새롭고 발전된 인공관절이 있는지 그 결과가 분명해질 것이다.

2세대 인공관절은 1세대의 단점을 여러 가지 변형을 거쳐 보완한 것들로 1세대 인공관절에 비하여 대부분 양호한 결과가 보고되어 있다.

2부분형 인공관절에서 발목에서 발생하는 회전력을 해결하는 방식 중 한 가지는 경골 대치물을 거골 대치물보다 크게 만들어서 거골 대치물이 경골 대치물 안에서 회전 및 내전, 외전이 가능하도록 하는 것이다. 2부분으로 구성된 인공관절은 Agility형, TNK형, Salto® Talaris, INBONE 등이 있는데 경골 대치물에 폴리에틸렌이 한 덩어리로 붙어 있다. 2부분형 대치물 중 Agility형 인공관절은 경골 대치물과 거골 대치물이 비상합적이어서 경골 대치물이 붙어 있는 인서트와 거골 대치물 사이 중 국소에 스트레스가 집중될 가능성이 있다. Agility 인공관절 이외의 2부분형 인공관절은 경골 대치물과 거골 대치물이 상합적이어서 정상 족관절에서 발생하는 회전 운동이 발생할 수 없으므로 인서트의 마모가 증가하거나 뼈와 대치물 사이의 변형력이 증가할 가능성이 있다.

모든 관절면을 치환하는 Agility형에서는 경골 천장과 거골 원개 사이뿐만 아니라 내과 및 외과에도 금속과 폴리에틸렌이 들어갈 공간이 있어야 하므로 뼈를 많이 절제하여야 한다. 특히 서양인에 비하여 뼈가 작은 동양인의 경우 뼈를 많이 절제하여야 삽입이 가능한 큰 인공관절은 적응증이 적은데, Agility는 미국에서도 점차 사용량이 감소하여 거의 사용되지 않고 있다. 그러나 족관절치환술 후에 이미 뼈가 많이 침식되어 재치환술이 필요한 경우에는 이런 형태의 인공관절이 필요할 가능성도 있다.

나) 2세대 3부분형 족관절치환술

3부분형은 인서트가 경골 대치물 및 거골 대치물과 별도로 분리된 형태이다. 경골 대치물과 인서트 사이에서 회전이 일어나고, 굴곡과 신전은 인서트와 거골 대치물 사이에서 일어난다. STAR, Hintegra, Salto, Buechel-Pappas, Mobility형이 이에 해당한다. 현재 우리나라에서는 주로 3부분형이 사용되고 있다.

1. Kitaoka, H.B., Patzer, G.L., Ilstrup, D.M., Wallrichs, S.L.: Survivorship analysis of the mayo total ankle arthroplasty. J Bone Joint Surg Am, 76: 974~979, 1994.

2. Bonnin, M., Gaudot, F., Laurent, J.R., Ellis, S., Colombier, J.A., Judet, T.: The salto total ankle arthroplasty: Survivorship and analysis of failures at 7 to 11 years. Clin Orthop Relat Res, 469: 225~236, 2011.

3. Barg, A., Zwicky, L., Knupp, M., Henninger, H.B., Hintermann, B.: HINTEGRA total ankle replacement: Survivorship analysis in 684 patients. J Bone Joint Surg Am, 95: 1175~1183, 2013.

4. Mann, J.A., Mann, R.A., Horton, E.: STAR ankle: Long-term results. Foot Ankle Int, 32: S473~84, 2011.

5. Wood, P.L., Karski, M.T., Watmough, P.: Total ankle replacement: The results of 100 mobility total ankle replacements. J Bone Joint Surg Br, 92: 958~962, 2010.

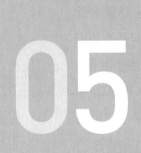

05 인공관절의 부분별 각론 및 종류

Components of Total Ankle and Introduction of Various Total Ankles

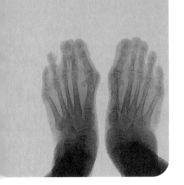

인공관절의 부분별 각론

가. 대치물 고정

현재의 모든 족관절치환술에서는 골 내성장(bony ingrowth)에 의한 대치물의 고정을 유도하고 있다. 즉 최근에는 거의 시멘트를 사용하지 않는데, 과거의 시멘트를 사용하는 고정 방법과 비교하여 다음과 같은 장점이 있다.

① 시멘트가 들어갈 공간이 필요하지 않으므로 골절삭을 줄일 수 있다.

② 시멘트가 고정하는 공간의 감소로 절삭면과 더 넓게 접촉하는 대치물을 사용할 수 있다.

③ 시멘트 입자가 뼈의 병변을 일으키거나, 시멘트 조각이 관절로 유출될 가능성이 없다. 그러므로 시멘트에 의한 골용해(osteolysis), 낭종 형성(bone cyst formation), 그리고 마모(wear)의 가능성이 없다.

④ 시멘트가 굳을 때 발생하는 열에 의한 조직 손상을 방지할 수 있다.

최근의 대치물은 뼈에 닿는 표면에 칼슘 하이드록시아파타이트 코팅을 하여 하이드록시아파타이트 내로 골 내성장이 일어나며, 이 '생물학적 고정'은 대치물 삽입 후 4주에서 12주 사이에 골시멘트 고정과 같은 강도에 도달하고[1), 수술 후 24개월까지 추가적인 골 내성장과 리모델링이 일어난다(그림 5-1의 ①).

이론적으로는 골 내성장과 리모델링이 일어나는 동안 전후 방향 및 횡방향의 전단력이 가해지지 않는 것이 좋다. 그러나 저자는 수술 후 생물학적 고정이 일어나는 4주 이전에 체중 부하를 허용하는데, 그 이유는 수술 시 물리적으로 견고한 고정이 된 경우에 조기 체중 부하를 하여 골-하이드록시아파타이트 표면에 전단력이 가해지더라도 임상적인 결과에는 큰 영향을 주지 않기 때문으로 생각한다. 그러나 골 내성장이 적절하게 되지 않아서 대치물과 뼈 사이에 섬유 내성장(fibrous ingrowth)이 일어나면(그림 5-1) 대치물의 안정성이 감소하여 전위와 해리가 발생할 수 있다.

최근의 족관절 대치물의 일부는 슬관절의 경골 대치물의 디자인과 같이 스템을 사용하는 방법이 적용되기도 한다. 이는 접촉 면적을 넓혀서 골 내성장(bony ingrowth)이 잘 일어날 수 있도록 도움을 주며, 물리적인 안정성을 준다는 장점이 있다. 그러나 족관절에서 이러한 스템

그림 5-1 뼈와 대치물의 고정

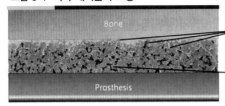

대치물 표면으로 내성장된 골주

다공성으로 코팅된 삽입물

❶ 안정적인 대치물 고정

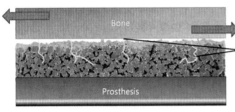

대치물-골 경계의 움직임

섬유 조직으로 대치된 골주

❷ 불안정한 대치물 고정

① 뼈와 하이드록시아파타이트 사이에서 정상적으로 골 내성장(bony ingrowth)이 발생한 모양. ② 반복적인 전단력이 작용하여 섬유 내성장(fibrous ingrowth)이 일어나서 대치물의 고정이 불안정한 모양.

을 사용하는 대치물들의 가장 큰 문제는 스템을 삽입하기 위하여 경골의 전방에 창(window)을 만들어야 한다는 것이다. 경골 전방에 창을 만들면 경골의 전체 하중 분산의 불균형 및 응력 집중 현상을 일으켜 골절의 발생 가능성이 있으며, 경골 원위부 해면골의 강도에 영향을 미칠 것으로 생각된다. 최근에 미국에서 사용하는 INBONE 인공관절은 창을 내지 않고 경골 측에 modular stem을 삽입하도록 되어 있다는 점이 특이하다.

나. 폴리에틸렌 삽입물(polyethylene insert)

좋은 폴리에틸렌은 제조하기 쉽고 값이 싸며, 쉽게 파손되지 않고, 내구성이 있으며, 생체 적합성이 좋아야 한다. 폴리에틸렌은 마모로 인한 합병증이 자주 보고되기 때문에 이를 줄이기 위한 연구가 활발하게 진행되고 있다.

폴리에틸렌 삽입물은 형태에 따라 다른 특성을 보인다. 슬관절 인공관절의 폴리에틸렌 삽입물을 디자인할 때 조사된 결과를 바탕으로 하면 접촉 스트레스 강도는 20~80MPa에서 임계 한도를 맞았다[2]. 그러나 이러한 임계 한도는 볼록하거나 오목하게 만들어진 폴리에틸렌의 모양에 따라 다르게 나타났는데, 최대 접촉 스트레스는 둥글고 넓적한 형태에서 55MPa로 최대 평균치를 기록했으나, 다른 형태의 대치물에서는 낮아졌다[3].

즉, 삽입물의 적합성을 증가시키면 폴리에틸렌의 최대 접촉 스트레스가 감소되지만, 이것은 뼈와 임플란트의 경계면 사이에서 작용하는 스트레스를 증가시키고, 이는 인공관절의 해리를 일으킨다. 반면 지속력은 폴리에틸렌의 두께가 두꺼워질수록 증가한다[4,5,6]. 고관절 인공관절 삽입물은 최소 4~6mm 정도의 두께가 되어야 하고, 슬관절 삽입물은 6~8mm 이상의 두께가 좋다고 알려져 있지만, 족관절에 대해서는 효과적인 두께가 알려져 있지 않다. 이는 족관절 인공관절이 대치물의 디자인 변형이 가장 다양하기 때문이며, 족관절의 움직임은 다른 관절보다 더욱 다양하게 나타나기 때문일 것으로 생각된다.

이론적으로는 두꺼운 폴리에틸렌 삽입물을 사용하면 안정성이 증가하고 삽입물이 탈구되는 경우가 드물지만, 뼈와 대치물의 경계면에 작용하는 힘이 증가하여 골용해가 발생할 수 있다(그림 5-2). 또한 원위 경골의 골량을 보존하는 것이 뼈와 대치물의 경계면에 작용하는 힘을 견디기 위해 중요하다고 알려져 있는데, 이는 원위부 골량이 적을수록 골강도가 줄어들기 때문이다[7]. 따라서 뼈를 덜 절삭하여 얇은 삽입물을 넣어야 뼈의 강도를 유지할 수 있다.

폴리에틸렌 삽입물의 형태는 다음과 같은 점들을 고려해야 한다.
① 스트레스 분산을 위하여 폴리에틸렌 삽입물이 경골 대치물과 거골 대치물 사이에서 넓은 접촉 면적을 유지해야 한다.
② 폴리에틸렌 삽입물이 대치물과 접촉하는 범위를 넘어가는 움직임을 보이는 경우에 탈구의 위험도가 증가하며, 마모가 증가할 수 있다.
③ 폴리에틸렌 삽입물의 움직임에 적절한 포획(capture) 메커니즘이 있어야 한다.

한편 유동성 베어링(mobile bearing)의 사용이 늘어나면서 교차 결합(cross-linking)을 시행

그림 5-2 삽입물의 두께 변화에 따라 뼈와 대치물 계면에 작용하는 힘의 변화

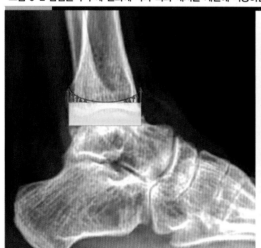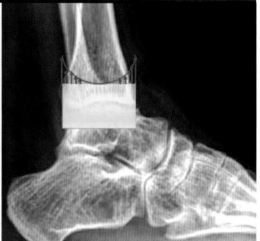

인서트가 두꺼울수록 뼈와 대치물의 경계면에 작용하는 힘이 크다.

한 폴리에틸렌의 사용이 늘어났다.

　진공 상태에서 살균에 필요한 감마선 조사량보다 조금 많은 감마선을 조사한 다음에 열처리(thermal stabilization)를 하면 폴리에틸렌의 교차 결합이 발생하고, 교차 결합에 의하여 폴리에틸렌이 좀 더 단단해져서 마모에 강하며, 산화에 의한 퇴화(oxidation degradation)가 적게 일어난다. 또한 피로 균열 전파(fatigue crack propagation)에 대한 저항과 최대 인장 강도(ultimate tensile strength)가 증가하고, 골절 인성(fracture toughness)도 증가한다.

　재질이 강하면 해리의 빈도가 증가할 가능성이 있지만, 마모가 감소한다는 장점이 있다. 현재 시판되는 인공관절에서도 교차 결합 폴리에틸렌을 사용하는 모델이 다수인데 이 폴리에틸렌의 결과는 좀 더 장기적인 추시가 필요하다.

다. 금속 재질

　금속의 특성은 금속을 구성하고 있는 성분과 구조에 의하여 결정되며 여기에 어떤 처리를 하느냐에 따라 강도와 내구성 등 물리적 특성과 인체 적합성 등이 달라진다.

　강도는 대치물을 제조하는 방식에 따라서도 달라지는데 정형외과에서 쓰이는 대부분의 대치물은 주조(cast: 틀에 넣어 만듦), 기계 가공(machining: 기계로 깎음) 및 단조(forging: 대장 작업으로 만들어 냄) 중의 한 방법으로 만들어 낸다. 주조로 만든 대치물은 금속 가루(grain)의 크기가 일정하지 않을 수 있어 강도가 낮을 수 있다.

　내구성은 피로 강도(fatigue strength) 및 부식(corrosion)과 관련이 있다. 피로 강도란 반복적으로 힘을 가했을 때 균열(crack)이 생기면서 금속이 부러지는 경우를 말하며 대개 10^7 횟수를 기준으로 한다. 피로 강도는 금속의 본성 및 가해지는 힘의 크기 및 방향 그리고 금속의 결함 등과 밀접한 관련이 있다.

　부식은 금속이 산화되면서 질이 떨어지는 현상(degradation oxidation)으로 전기 화학적 용해 현상(elctrochemical dissolution phenomenon)과 마모 또는 이 두 가지가 상승 작용(synergy)을 하여 일어나고 금속이 부러지면 부식이 급격히 촉진된다. 인체에 삽입되는 금속이 부식되면 강도가 낮아지고 부식으로 생성되는 물질이나 이온이 대치물 주위의 골 소실과 염증 반응 등을 일으킨다. 부식은 표면 전체가 부식되기도 하고 국소적인 부식이 일어나기도 한다.

　인체 적합성(biocompatibility)은 대치물에서 발생하는 이온이나 마모로 인하여 발생하는 입자 및 부식으로 인하여 생성되는 물질이 영향을 미치며, 이러한 물질이 혈류를 따라 전신에 퍼지면 전신 반응을 일으키거나 국소에 침착하여 골용해나 염증성 반응 또는 과민 반응을 유발한다.

족관절 인공관절에서 가장 널리 이용되는 금속은 코발트 크롬(cobalt chromium)과 티타늄 (titanium)이다. 코발트 크롬은 강도가 높고 부식에 저항이 강하다는 장점이 있으나 주조 (casting)를 하면 금속 가루(grain)가 큰 것도 발생하여 강도가 떨어지는 경향이 있다. 또 연성 (ductility)이 작고 마모에 대한 저항이 강한데 이는 제조할 때 깎거나 변형을 시키기가 어렵다 는 뜻이기도 하다. 이 금속은 다른 금속과 합금으로 제조되면, 여러 물리적 특성이 변화한다. 몰리브덴(Mo), 탄소, 니켈, 실리콘 및 철분 등을 첨가하여 강화시키기도 한다.

티타늄은 순수한 티타늄과 알루미늄-바나듐-티타늄(Ti-Al6-V4) 합금이 인체에 주로 쓰이 며 순수한 티타늄은 강도가 약하여 다공성 코팅을 할 때만 사용한다. 이 합금은 정형외과 영역 에서 가장 많이 쓰이는 금속으로 인체 적합성(biocompatibility)이 뛰어나고 강도 및 피로 강도 도 높다. 이 합금의 탄성 계수(elastic modulus)는 코발트 크롬의 약 1/2이므로, 대치물에서 뼈 로 가는 힘이 분산되는 데 도움을 주어 응력 차단(stress shielding)으로 인한 골흡수를 감소시 킬 수 있다.

라. 구성 요소의 설계(design)

발목 인공관절은 경골 대치물, 폴리에틸렌 삽입물, 거골 대치물로 구성되며, 초기에는 각각 의 구성 요소에 대한 설계 전 충분한 역학적 연구나 실험이 부족하여, 관절치환술 후 결과가 나쁜 원인이 되었다.

Falsig 등[8]은 인공관절에서 각각의 구성 요소에 작용하는 하중의 정도를 측정하였는데, 각 각의 구성 요소에 체중의 약 3배에 달하는 2100N의 편심성 부하가 작용하는 것으로 예측하였 다. 금속 재질로 된 경골 및 거골 대치물을 사용할 경우 폴리에틸렌 삽입물에는 $15N/mm^2$ 정도 의 부하가 가해졌으나, 폴리에틸렌 재질로 된 경골 및 거골 대치물을 사용한 경우 삽입물에 $20N/mm^2$의 부하가 가해졌다. 그러나 금속 재질의 대치물은 폴리에틸렌 재질의 대치물에 비하 여 피질골의 압축력에 대한 저항을 약 25% 감소시켰고, 전단력에 대한 저항 또한 감소했다. 정 리하자면, 경골 및 거골 대치물이 금속성 재질로 구성되고 폴리에틸렌 재질의 삽입물을 사용하 는 것이 삽입물의 부하 분담에는 유리하지만, 경골이나 거골의 압축력과 전단력에 대한 저항은 감소된다고 할 수 있다. 따라서 최근의 금속 재질은 점차 부하 분담을 높이고, 압축력과 전단력 에 대한 저항을 유지할 수 있는 형태와 재질로서 설계되고 있다.

구성 요소는 최근 2개의 구성 요소에서 3개의 구성 요소로 대치되어 왔다.

Valderrabano 등[9,10]은 STAR, Hintegra, Agility 인공관절을 대상으로 하여 발목의 운동 범 위와 인공관절의 움직임에 대한 시뮬레이션을 시행하였는데, 결과적으로 2개의 구성 요소로 이루어진 Agility의 경우 3개의 구성 요소로 구성된 인공관절보다 운동 범위가 작고, 운동의 부조화가 관찰되었다.

그러나 최근 2개의 구성 요소로 이루어진 Salto talaris가 미국에서 출시되면서 비교적 우수한 결과를 보이고 있으며, 짧은 추시 기간 동안에는 2부분형과 3부분형의 Salto 인공관절의 결과가 차이가 없다고 한다. 물론 이처럼 새로 변형된 2개의 구성 요소로 이루어진 인공관절들의 중장기 추시 결과에 대한 보고는 없지만 폴리에틸렌 삽입물과 대치물 결합 부위의 잠금 장치의 변화와 보다 치밀하게 세공된 폴리에틸렌 삽입물 및 대치물의 디자인에 의한 초기 안정성 등이 이전의 2개의 구성 요소로 이루어진 인공관절보다 개선된 점이라고 보고 있다.

이러한 최근의 변화들은 과거 임상 결과를 바탕으로 대치물들의 장단점을 개선해 온 결과이다. 본 장에서는 과거부터 현재까지 대표적인 인공관절의 임상 결과를 바탕으로 특징과 그 의미에 대하여 고찰하고자 한다.

마. 대치물의 초기 안정성의 관점에서 본 인공관절의 비교

1) 경골 대치물의 초기 안정성의 관점에서 본 인공관절의 비교

경골 대치물의 초기 안정성을 위하여 Hintegra형에서는 경골 대치물의 표면에서 상방으로 돌출된 피라미드형의 spike를 이용하고 있으며, Mobility형과 Salto형에서는 경골 내에 스템을 삽입하여 안정성을 확보하도록 되어 있다(그림 5-3).

Mobility형에서는 좀 더 큰 경골 스템을 이용하므로 큰 창(window)을 내게 되고, Salto형은 좁고 전후방으로 긴 keel을 이용하므로 작은 창(window)을 통하여 대치물을 삽입한다.

그림 5-3 경골 대치물을 고정하는 방법들

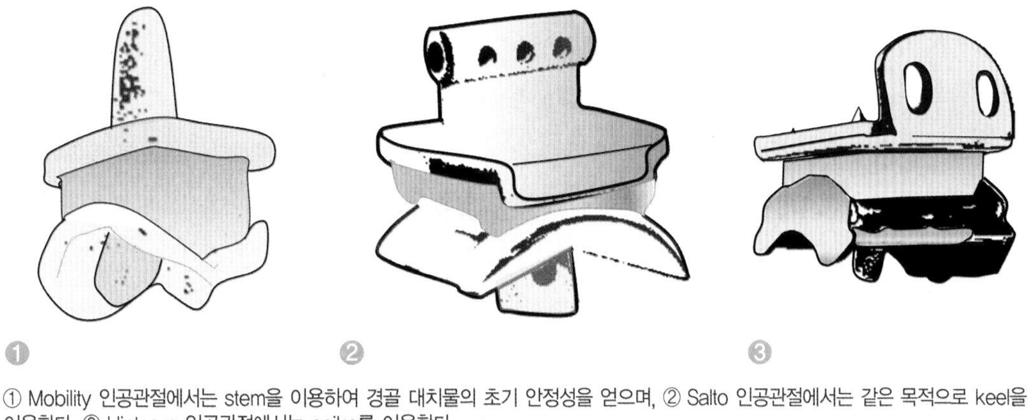

① Mobility 인공관절에서는 stem을 이용하여 경골 대치물의 초기 안정성을 얻으며, ② Salto 인공관절에서는 같은 목적으로 keel을 이용한다. ③ Hintegra 인공관절에서는 spike를 이용한다.

Hintegra형에서는 과거에 두 개의 나사를 전방에서 후방으로 삽입하여 경골 대치물을 고정하였으나 나사못 주변으로 나사못의 움직임에 의한 낭종성 병변이 발생하여 나사못을 사용하지 않게 되었으며, 그 대신 처음에 만들어진 대치물에 비하여 spike의 높이를 높게 하여 일차적 안정성을 얻게 되어 있다. 그래서 내측은 족관절 내과, 외측은 족관절 외과에 닿아서 안정성을 얻고, 경골 천장과의 직접적인 안정성은 spike에 의존하고 있다.

경골 골간단부에 큰 스템이 들어가는 Mobility형이나 Salto형이 더 강한 초기 안정성이 있을 것처럼 보이지만 스템이 들어가기 위해서는 경골 전면에 창을 내야 하는데, 당장 스템과 뼈 사이에 견고한 고정이 되는 것이 아니므로 초기 안정성이 강하다고 할 수 없으며, 오히려 수술 후 약 6주 이상 전체 체중 부하를 하기 어렵다.

Hintegra형은 spike만으로도 강한 초기 고정을 얻을 수 있다고 판단되어서 수술 후 환자가 할 수 있는 만큼의 체중 부하를 허용해도 된다.

2) 거골 대치물의 초기 안정성의 관점에서 본 인공관절의 비교

Hintegra 인공관절은 2개의 페그(peg)와 거골의 양측면을 감싸는 부분에 의하여 초기 안정성을 얻을 수 있어 거골 대치물을 삽입한 후에 상당히 안정적으로 고정되는 것을 느낄 수 있다. 거골 절삭을 마친 상태의 거골 표면과 거골 대치물의 하면을 비교해 보면 두 면이 일치하지 않는다는 것을 알 수 있는데, 거골 대치물의 하면과 거골 절삭면이 완전히 일치하지 않기 때문에 뼈와 거골 대치물 사이에 간격이 생기는 부분이 있을 가능성이 높다. 그러므로 거골 절삭 후에 전방의 모서리 부분을 상당히 부드럽게 보일 때까지 갈아낸 후에 페그를 삽입할 구멍을 뚫는 것이 좋다. 전방의 모서리 부분을 갈아낼 때 톱날을 이용하기도 하고, 론저 등의 기구로 뼈를 뜯어낼 수도 있으나 버(burr)를 사용하면 정교하고 부드러운 표면을 만들기 용이하다.

Salto 인공관절은 1개의 페그와 거골의 한쪽 면을 치환하면서 안정성을 얻는다. 1개의 페그가 상당히 크며(8~12mm) 가운데는 비어 있는 원통형인데 가장 작은 거골 대치물은 직경이 좁으므로 가운데가 비어 있지 않은 원통형이다. Hintegra와 비교하여 초기 안정성이 낮다. 특히 거골이 작은 경우에는 페그 홀(peg hole)이 너무 내측에 위치하므로 페그 홀과 내측 피질골 사이의 간격이 좁아서 페그의 고정력이 약할 가능성이 있다. 가장 작은 치수의 거골 대치물보다도 거골이 작은 경우가 있는데, 이 경우에는 페그 홀을 뚫고 외측 절삭을 거의 하지 못한 상태로 대치물을 삽입하게 되어서 초기 안정성이 상당히 낮다.

Mobility 인공관절은 두 개의 fin을 거골 체부에 삽입하여 초기 안정성을 얻는다. 거골 체부에 세로 방향의 두 개의 골을 파내야 한다. 거골의 폭이 좁은 경우에는 fin을 삽입하기 위하여 뼈를 파낸 골과 거골의 내측이나 외측 표면 사이의 간격이 가까워서, 거골 대치물을 삽입할 때 파낸 골의 폭보다 조금 더 넓은 거골 대치물 하면의 fin에 의하여 골의 내측이나 외측으로 골절이 발생할 가능성이 있다.

② 인공관절 소개

가. 1세대 인공관절들(First generation total ankle)

1) ICLH(Imperial College of London Hospital) 인공관절

ICLH 인공관절은 인서트 없이 경골 대치물과 거골 대치물의 두 가지 요소로 구성되어 있으며, 경골 대치물이 폴리에틸렌으로 되어 있는 구속형 인공관절이다[11, 12]. 골시멘트를 이용하여 대치물을 고정하였으며 수술 도중에 폴리에틸렌 경골 대치물을 적당한 크기로 잘라서 삽입하도록 구성되었다[13].

Freeman 등은[11] 역학 실험 결과 높은 수준의 마모를 보고하였고, Bolton Maggs 등은[14] 41예의 임상 결과 단지 13명만 호전된 결과를 보였는데, 이는 거골의 붕괴, 대치물 해리를 포함한 높은 합병증 발병률 때문이었다. 반면 Samuelson 등은[13] 70%의 환자에게서 만족할만한 결과를 얻었지만, 높은 합병증 발생 때문에 주의해야 하는 수술이라고 하였다.

2) Irvine 인공관절(그림 5-4)

Irvine 인공관절은 거골의 해부학적 구조에 맞추어서 면밀히 고안된 첫 관절 인공관절 중 하나이며 비구속형이고 시멘트를 사용하여 대치물을 고정하였다[15].

Evansk와 Waugh는[16] 1975년까지 25개의 Irvine 인공관절과 4개의 Smith 인공관절을 사용하여 29 예의 치환술을 시행하였다. 초기 9개월 동안은 모든 환자들에게서 수술 전에 비하여 운동 범위가 증가하고 통증이 완화되었으나 그 후에 비구속형 인공관절의 문제점으로 관절 주위 연부 조직에 과다한 힘이 가해지면서 실패한 예들이 발생하였다. Evansk와 Waugh는 이와 같이 나쁜 단기 추시 결과에도 불구하고 족관절치환술이 족관절유합술의 대안이 될 수 있다고 말하였다[16].

그림 5-4 Irvine 인공관절

그림 5-5 Richard Smith 인공관절

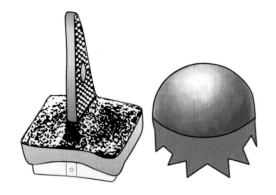

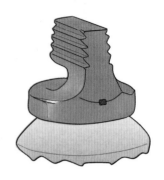

3) Richard Smith 인공관절(그림 5-5)

Richard Smith 인공관절 또한 비구속형의 인공관절이다.

4) Mayo 인공관절

Mayo 인공관절은 1970년대 Stauffer에 의해 고안되었다. 경골 대치물이 폴리에틸렌이고 골시멘트를 이용하여 고정하였다[17, 18]. Stauffer와 Segal은[17] 1974년에서 1977년 사이에 Mayo 인공관절로 107 예의 관절치환술을 시행하였다. 평균 23개월의 추시 기간 동안, 54%의 외상 후 발목 골관절염과 23%의 류마티스 관절염에서 53건의 합병증이 관찰되었다[18].

Kitaoka 등은[19] Mayo 클리닉에서 1974년에서 1988년 사이 시행한 204건의 수술 결과를 보고하였는데, 5년, 10년, 15년 생존율은 각각 79%, 65%, 61%였다.

Lachiewicz 등은[20] 1976년에서 1981년 사이에 시행한 15 예의 류마티스 환자에게 시행한 관절치환술(14 Mayo 인공관절, 1 Buchholz 인공관절)에 대해 보고하였다. 39개월간의 평균 추시 기간 동안, 모든 환자에게서 통증이 감소하고, 관절 운동 범위가 증가하였으나 뼈와 시멘트 경계면의 방사선 투과성과 대치물의 침강이 11 예에서 발생하였다[20].

이 인공관절의 단점은 폴리에틸렌의 마모가 많고, 이로 인한 골용해로 중장기 결과가 만족스럽지 못하다는 점이지만, 해부학적 형태에 바탕한 초기 안정성은 다음에 나오는 인공관절들에 영향을 주었다고 볼 수 있다.

5) 1세대 인공관절의 결과

1세대 인공관절은 대부분 1970년대에 사용되었으며, 경골 대치물은 폴리에틸렌으로 만들어졌고 오목한 형태였다. 거골 대치물은 코발트 크롬 합금으로 만들었고, 볼록한 형태로 구성되었다. 그리고 모든 대치물의 고정은 골시멘트를 사용하였다. 1세대 인공관절은 경골과 거골에서 모두 무균성 해리(aseptic loosening), 낭종을 동반한 광범위 골용해, 침강(subsidence), 그리고 대치물의 기계적인 실패 등의 합병증이 높은 비율로 발생하였다. 또 시멘트 고정을 하기 위해서 상당히 두껍게 뼈를 절삭하였다.

대부분의 1세대 인공관절의 설계에서 눈에 띄는 특징은 경골 대치물이 거골 측보다 중요하게 대치되었고 더 크게 작용시켰다는 것이다. 이러한 설계의 근거는 축 회전과 같은 대체된 발목의 물리적인 운동 범위가 활동적이라는 것이었다. 그러나 낮은 내인적 안정성 때문에 수술 후 조기에 대치물의 마모와 해리가 발생하였다.

1985년 Hamblen은[21] "현대 기술로 족관절을 대체할 수 있느냐?"는 물음에 대한 답은 명백하게 "아니다"라고 말했다. 이러한 보고들은 현재 족관절치환술의 결과가 좋지 않다는 선입견을 만들었을 것으로 생각된다. 그러나 1세대 인공관절이 실패한 원인을 분석한 결과 대치물 설계, 고정 방법의 변화(무시멘트 고정) 그리고 향상된 해부학적 접근을 통해서 점차적으로 족관절치환술의 결과가 향상되고 있다[22].

나. 2세대 인공관절들

여기에서는 현재 사용되고 있는 모든 인공관절을 소개하는데, 여기에는 2부분형과 3부분형이 모두 포함되어 있다. 우리나라에서 현재 사용 가능한 인공관절은 모두 3부분형이다.

1) 2세대 인공관절의 개요

2부분형 인공관절은 Agility와 같이 경골과 거골의 대치물이 비상합(incongruous)적이거나, 상합적이기는 하지만 Salto talaris 등과 같이 수평면에서의 회전 운동이 모두 인서트와 거골 사이에서 일어나는 형태이거나 국소에 스트레스가 집중될 가능성이 있다. 3부분형 인공관절은 상합적이고, 경골 대치물과 인서트 사이에서 회전 운동이 가능하므로 이론적으로는 국소에 스트레스가 집중되어 마모를 증대시킬 가능성이 낮다.

그러나 같은 형태이면서 2부분형과 3부분형의 인공관절이 있는 Salto형 인공관절에서는 2부분형과 3부분형 사이에 결과가 차이가 없다는 보고가 있다. 이는 관절치환술의 결과가 인공관절의 형태와 반드시 직결되지는 않는다는 증거이기도 하며, 2부분형과 3부분형 사이에 차이가 있는가에 대해서는 좀 더 장기간의 추시 결과가 필요하다고 생각한다.

인서트의 위쪽 면은 경골 대치물에 맞추어서 평평한 면이고, 아래쪽 면은 거골 대치물의 모양에 맞추어서 곡면을 이루고 있다. 그러므로 인서트와 경골 대치물 사이에서는 모든 방향으로 자유로운 운동이 가능하여 불안정하며, 인서트의 안정성은 인서트와 거골 대치물 사이의 형태에 따라서 결정된다. 즉 인서트가 거골 대치물 위에서 움직이면서도 거골 대치물에서 이탈하지 않도록 하기 위하여 거골 대치물의 중앙에 전후 방향으로 오목하게 홈을 파거나 거골 대치물 위에 궤도를 만든다.

STAR형 인공관절은 거골 대치물에 홈을 파는 대신에 볼록하게 올라온 능선을 만들고, 인서트의 바닥 면에 그 능선에 맞는 홈을 파서 안정성을 유지한다. 그 외의 대부분의 인공관절에서는 거골에 전후 방향의 홈을 파서 내측 및 외측 안정성이 있도록 하지만 Hintegra형에서는 인서트가 거골 대치물 위에 있는 궤도 위에 놓이며, 약간의 내반 또는 외반 불안정증에도 인서트가 궤도에서 이탈하기 쉬운 문제점이 있다.

홈 형태와 궤도 형태에는 각각 장단점이 있다. 홈 형태는 인서트와 거골 대치물 사이에 어느 정도의 내반 및 외반 불안정성이 있더라도 인서트가 경골 대치물과 거골 대치물 사이에서 아탈구되지 않는 장점이 있으나 가장자리 부하가 발생할 가능성이 있다. 궤도 형태는 아탈구되기 쉬운 단점이 있지만 아탈구되지 않는 경우에는 인서트와 거골 대치물 사이에서 불안정할 가능성이 낮으므로 가장자리 부하가 발생할 가능성이 낮아 아탈구만 되지 않는다면 장기적으로는 가장자리 부하에 의한 인서트의 편마모 등의 문제점이 적을 가능성이 있다.

정상 족관절에서는 경골 천장이 오목하고, 거골이 볼록하므로 구조적으로 전후 방향의 안정성이 있다. 그러므로 2부분형 인공관절에서 인서트와 거골 대치물 사이에는 전후방 안정성이 있고, 3부분형 인공관절에서는 경골 대치물과 인서트 사이에서 자유로운 회전 및 전후방 운동이 가능하므로 정상 관절보다 전후방 안정성이 낮다. 즉 2부분형 인공관절은 회전 운동이 인서트와 거골 대치물 사이에서 일어나므로 국소 부위에 스트레스가 크고, 편마모가 발생할 가능성이 있지만 전후방 안정성이 크다. 그리고 3부분형 인공관절은 경골 대치물과 인서트 사이의 자유로운 운동이 가능하다는 장점이 있는 반면에 인서트 아탈구의 위험성과 전후방 안정성이 낮다는 단점이 있다. 따라서 어느 것이 더 좋은 결과를 보일지는 장기적인 임상 결과를 보아야 할 것이다.

기존의 3부분형 인공관절의 이와 같은 문제점을 해결하려면 경골과 거골 측에 모두 해부학적인 형태의 대치물을 삽입하면 되지만 기존의 전방 도달법을 사용하는 인공관절 수술에서는 경골 측과 거골 측에 모두 해부학적인 곡면의 대치물을 삽입하는 것이 불가능하다. 그래서 측면 도달법을 사용하여 비골을 절골하고 경골과 거골에 해부학적인 형태의 대치물을 삽입하는 새로운 도달법과 인공관절이 개발되었으며(2013년 Trabecular Metal Total Ankle(TMTA)), 경골 대치물과 인서트 사이에서 전후방 움직임이 가능하면서도 족관절의 전후방 안정성이 크고 인서트 아탈구의 가능성이 아주 낮을 것으로 기대하고 있다. 그러나 아직 이 새로운 측면 도달법을 이용하는 인공관절의 임상 결과는 알려지지 않고 있다.

3부분 대치물에서는 내측과 외측의 뼈는 거의 절제하지 않으며 대치물의 두께가 인서트를 포함하여도 12~14mm 정도이므로 Agility형에 비하여 적게 절제한다. 족관절의 골절 후에 발생한 외상성 관절염에서는 관절 주변의 반흔 때문에 유연성이 적고, 운동 범위가 작으므로, 뼈를 많이 절제하여야 할 경우가 많고, 인대 손상에 의한 관절염이나 원발성 관절염 등에서는 이미 연골이 마모되고 인대가 늘어져 있어서 관절이 유연하므로 뼈를 5mm 정도만 절제하여도 충분히 관절치환이 가능한 경우가 많다.

2) Agility 인공관절

Agility 인공관절은 골시멘트를 사용하지 않는 새로운 세대의 인공관절의 시작이었다. 이 인공관절은 Alvine이 고안하였고, 1984년부터 거의 20년 동안 미국 내에서 가장 널리 사용되었다(그림 5-6)[23].

Agility 인공관절은 부분 구속형이고 티타늄 재질의 경골 대치물과 코발트 크롬 재질의 거골 대치물로 구성되어 있으며 경골 대치물에 폴리에틸렌이 붙어 있는 2부분형 인공관절이다. 대치물과 뼈의 골결합을 향상시키기 위하여 대치물들의 표면에 티타늄 구슬(bead)을 소결(sintering)하여 부착하였다.

Agility 인공관절을 삽입할 때는 경비골 인대 결합을 유합하여야 한다[24]. 경비 인대 결합 유합술은 경골 대치물이 비골에도 걸쳐지도록 하여 경골 대치물이 넓은 면적에 체중 부하를 받고, 경골과 비골에 부하를 분산시키려는 목적이다[25,26,27].

Previch 등은[28] 1984년과 1993년 사이에 시행한 100 예의 Agility 인공관절에 대하여 보고하였다. 100 예 중 86 예를 평균 4년 8개월 추시하였는데 5 예에서 인공관절을 제거하였다. 경비 인대 결합의 지연 유합 28 예, 불유합 9 예 등이 경골 대치물 주위의 방사선 투과성과 대치물의 위치 이동과 관련이 있었다. 수술 후에 대부분의 환자들은 상당한 통증 완화를 경험했고 그 결과에 만족하였다[28].

Knecht 등은[29] 132 예를 평균 9년 추시한 결과를 보고하였는데 14명의 환자가 관절유합술로 전환하였고, 90% 이상의 환자들이 결과에 만족하였다. 주변 관절의 퇴행성 변화가 약 25%에서 발생하였다고 하며, 이는 족관절유합술을 시행받은 환자들에게서 발생하는 빈도의 약 50%에 해당하였다[30,31]. 이러한 사실은 인공관절이 족관절의 범위를 유지하고 후족부와 중족부 관절의 퇴행성 변화를 예방한다는 주장을 뒷받침하는 것이다.

Lagaay와 Shuberth는[32] 2000년과 2006년 사이에 Agility 관절치환술을 시행한 124 예에서

그림 5-6 Agility 인공관절

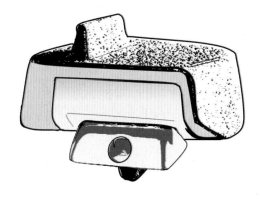

그림 5-7 STAR 인공관절

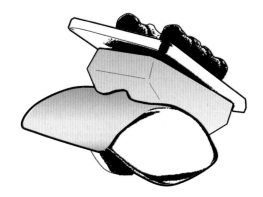

운동 범위와 기능적 결과를 분석하였는데 수술 후 운동 범위는 환자의 만족감과 연관성이 없었다[32].

Kopp 등도[33] 모든 환자들은 중대한 통증 완화를 경험하였고 97%의 환자들은 수술 결과에 만족하였다고 하였다. 결과적으로 Agility 인공관절은 미국에서 가장 널리 이용되었으며 가장 오랫동안 추시되었다고 할 수 있다[34, 35, 36].

처음 출시된 이후 Agility 인공관절은 몇 가지 수정을 거듭해 왔으며 현재 Agility LP total ankle system이 이용되고 있다[34]. 이와 같은 개선을 거쳐서 문헌상으로는 대부분 결과가 좋다고 보고되어 있으나 해리 침강 등의 다양한 합병증 때문에 현재는 점차 사용하지 않게 되었다. 우리나라에도 도입되었으나 수술 시 뼈를 많이 절제해야 하므로 뼈가 작은 사람이 많은 동양인에게는 사용하기 어려우며, 현재 사용하지 않고 있다.

3) STAR(Scandinavian Total Ankle Replacement) 인공관절(그림 5-7)

STAR는 덴마크의 Hakon Kofoed가 1978년 개발하였다. 초기에는 2부분형이고 시멘트를 사용하였으나, 최근에는 3부분형이고 시멘트를 사용하지 않도록 개선하였으며, 현재 널리 사용하는 인공관절 중에서 가장 추시 기간이 긴 인공관절이다.

거골 대치물이 원통형이어서 해부학적인 원뿔형과는 다르지만 장기 추시상에서 좋은 결과가 보고되어 있으므로 족관절치환술에서 대치물의 형태도 중요하지만 수술 기법도 중요한 요소일 것으로 판단된다.

Bunner 등은[37] 11년에서 15년까지의 긴 시간 동안 인공관절을 유지한 72 예의 결과를 보고하였다. 시간이 경과할수록 인공관절을 유지하는 비율이 낮아졌는데 수술 후 10년과 14년에 70.7%, 45.6%에서 인공관절을 유지하였다.

Wood와 Deakin은[38] 1993년과 2000년 사이에 200 예의 STAR 인공관절을 평균 46개월 추시한 결과를 보고하였다. 14명에게서 인공관절을 제거하고 유합술이나 재치환술을 하였다. 5년 동안 누적된 생착률은 92.7%(95% CI, 86.6%~98.8%)였다. 그 후에 같은 환자를 더 장기간 추시했는데 5, 10년간의 생착률은 93.3%(95% CI, 89.8%~96.8%), 80.3%(95% CI, 71.0%~89.6%)였다.

Mann 등은[39] STAR 인공관절치환술 후 10년에 90%의 누적 생착률이라는 결과를 보였다.

4) Salto 인공관절(그림 5-8)

Salto 인공관절은 1994년에서 1996년까지 Michel Bonnin에 의해서 발전되었다[30]. 경골 대치물을 경골에 고정하기 위하여 stem보다 좁은 keel을 사용하며, 거골 대치물은 거골의 해부학적인 형태에 맞도록 고안되었다. 거골 대치물의 후방이 전방보다 좁으며, 내측의 원호가 외측의 원호보다 작도록 되어 있어서 원뿔형인 거골의 모양에 맞도록 만들어졌다.

Bonnin 등은[40] 1997년에서 2000년 사이에 98 예의 Salto 관절치환술을 하였고, 93 예를 평균 2.9년 동안 추시하였다. 대부분의 환자는 통증이 없었고, AOFAS 점수(32.3~83.1)에 의해 평가했을 때 기능 향상을 보였다. 2 예에서 족관절유합술로 전환하였고, 95% 이상에서 68개월의 생존율을 보였다. 추가적인 수술을 필요로 하는 가장 흔한 부작용으로는 골낭종, 폴리에틸렌 삽입물의 골절 그리고 설명할 수 없는 통증이었다[41].

Bonnin 등은[42] 1997년부터 2005년까지 Salto 관절치환술을 시행한 145명의 환자들의 스포츠 활동 수준에 대해서도 발표했는데, 대부분의 경우에서 발목 기능이 정상(15.2%) 또는 거의 정상(60.7%)으로 보고되었다. 이들 대부분의 환자들은 몇몇 스포츠 활동에 참가하고 있었으나 격렬한 스포츠 활동은 거의 없었다[43].

그림 5-8 Salto 인공관절

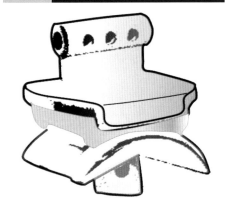

그림 5-9 Hintegra 인공관절

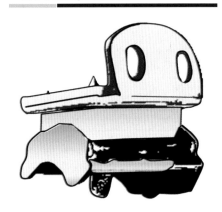

5) Hintegra 인공관절(그림 5-9)

Hintegra 인공관절은 3부분형이고, 부분 구속형이며, 2000년에 Hintermann, Dereymaeker, Viladot, Diebold에 의해 설계되었다. 뼈에 닿는 면은 티타늄과 하이드록시아파타이트로 다공성의 코팅으로 덮여 있다.

STAR형 인공관절과 형태 및 수술 기구가 유사하지만 대치물의 고정 방법과 거골 대치물의 형태가 다르다는 것이 차이점이다.

거골 대치물의 내측 및 외측 관절면의 원호 중 내측이 더 작도록 하여 거골의 해부학적인 모양에 가깝게 원뿔형(conical)으로 만들어서 관절 운동이 정상적인 운동과 비슷하도록 하였으며 6개의 다른 치수가 있다. 거골 대치물의 위쪽 면의 양측에 2.5mm 높이로 경계부를 만들어서 그 궤도를 따라서 폴리에틸렌이 움직이도록 되어 있다.

이와 같이 폴리에틸렌이 정해진 궤도 위를 움직이기 때문에 폴리에틸렌이 안정적이라고 하지만 폴리에틸렌이 일단 궤도를 벗어나면 다시 정복되기 어렵다. 우리나라는 내반 변형이 있는 일차성 관절염 환자가 다른 나라보다 많아서 Hintegra형의 인공관절을 사용하는 경우 폴리에틸렌의 아탈구가 조금 더 빈번한 편이다.

거골 대치물의 앞에 anterior shield가 있는데 거골 경부 위에 놓여서 추가적으로 하중을 분담하는 역할을 할 수도 있고 시상면에서의 부가적인 안정성에 기여하며, 거골 원개 위로 연부 조직이나 뼈가 자라 올라오는 것을 방지할 수 있는 역할을 기대하기도 한다(그림 5-10, 5-11).

거골 대치물은 외측보다는 내측 반지름이 작은 형태로 거골의 정상 해부학적 구조와 유사하게 설계되었다. 거골 대치물의 양쪽 가장자리에 2.5mm 높이의 테두리(rim)가 있어서 인서트가 거골 위에서 일정한 경로를 따라 움직이도록 되어 있다는 점이 다른 인공관절과의 차이점이다. 경골 대치물의 전방에 경골 전면에 닿도록 상방으로 올라간 금속판이 있으며, 거골 대치물의 전방에도 금속판이 연장되어 있어서 일차적인 뼈의 지지 면적을 넓혀, 경골 대치물과 거골 대치물 사이에 섬유 조직이 끼어들어가거나 반흔이 형성되는 것을 예방하였다[44].

STAR형과 Hintegra형은 거골 대치물의 앞쪽에서부터 가장 뒤까지 폭이 일정하므로 정상적인 거골에 비하여 후방이 넓다는 것이 문제점이고, 이로 인하여 거골 대치물과 족관절 후방의 뼈가 충돌할 가능성이 있다.

초기에는 경골 대치물과 거골 대치물의 고정에 나사못을 사용하였으나 나사못이 골용해의 원인이 되므로, 나사못을 사용하지 않게 되었다. 경골 대치물은 두께가 4mm이고 6개의 다른 치수로 제작되어 있다. 경골 전면의 피질골을 덮는 부분(anterior shield)이 있다는 것이 특징적이며 경골 대치물이 뼈와 접촉하는 면에서 상방으로 돌출되어 있는 피라미드 모양의 돌기

그림 5-10 Anterior shield가 거골 경부에서 들린 모양

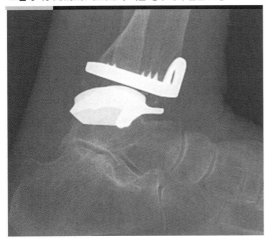

anterior shield가 거골에서 들려서 삽입되면 하중을 분담하는 역할을 하지 못한다.

그림 5-11 거골 대치물과 주상골의 충돌

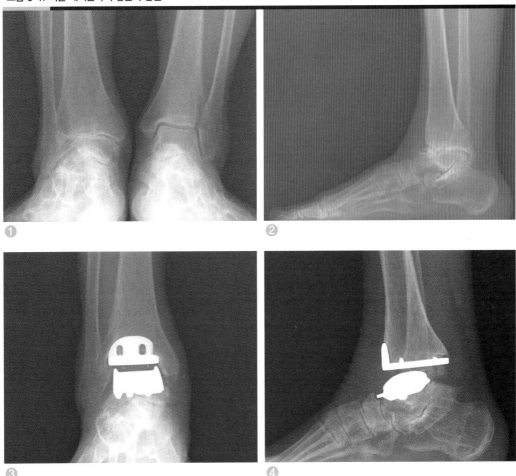

말기 관절염의 전후면상(①), 거골이 족저 굴곡되고 전후방 길이가 짧은 경우에(②) 거골 대치물이 바닥을 향하여 삽입되면 Hintegra의 anterior shield가 주상골과 충돌하여 증상을 일으킬 수 있다(③, ④). 거골 대치물이 지면과 평행하게 삽입되도록 하여야 하며, 주상골과 충돌하지 않는가를 주의해서 살펴야 한다.

(peak)에 의해 초기 고정을 한다. 돌기는 총 6개이며, 전방 3개는 높이가 6mm이고, 후방 3개는 높이가 3mm이다. 나사못을 사용하지 않게 되면서 돌기의 높이를 좀 높게 만들어 고정력을 크게 하였는데, 실제로 나사못을 사용하지 않더라도 초기 고정에 전혀 문제가 없다. 거골 고정은 거골의 내측면 및 외측면을 절삭하고 대치물이 거골을 덮어씌우므로 그 자체가 고정력이 있으며 거골 체부의 전방에 두 개의 홈을 파서 거골 대치물에 부착되어 있는 페그(peg)를 이용하여 고정하도록 한다.

처음 개발된 것을 1세대형이라고 하며, 조금씩 변형을 하여 현재 3세대형 대치물을 사용하고 있다. 1세대형에서는 한 층의 하이드록시아파타이트 피복을 하였고, 2세대형에서는 하이드록시아파타이트 피복을 두 층으로 하여 인공관절의 생존율이 현저히 향상되었다. 3세대형에서는 거골 대치물의 고정에 나사 대신 페그를 사용하였고 경골 대치물에도 나사못을 사용하지 않고, 피라미드형의 돌기를 높게 하여 초기 고정력을 향상시키고, 200μm의 티타늄 피복을 하여 생존율을 더욱 향상시켰다.

Barg 등은[45] 전후방 오프셋 비율을 측정하여 유동성 베어링의 위치를 평가해 Hintegra 족관절치환술을 시행받은 368 예의 발목을 분석했다. 평균 전후방 오프셋 비율은 0.0±0.06이며 이는 4.3년의 평균 추시 기간 동안 지속적으로 유지되었다. 이 연구는 폴리에틸렌 유동성 베어링이 경골의 장축과 매우 잘 정렬됨을 보여 준다.

Hintegra 관절치환술은 유럽에서 2000년부터, 한국과 캐나다에서 2004년부터, 페루와 파나마, 코스타리카에서 2005년부터 광범위하게 이용되었다[40, 45~48]. Hintegra 인공관절의 사용은 또한 핀란드[50], 스웨덴[42], 노르웨이[51], 뉴질랜드[52]의 국가적 관절치환술 등록체제(national arthroplasty registry)에도 기록됐다.

2004년 Hintermann 등은[53] Hintegra 인공관절로 관절치환술을 시행받은 122 예에 대하여 좋은 결과를 발표하였는데 8 예에서 재수술을 하였고, 이 중 4 예는 대치물의 해리, 1 예는 인서트 탈구, 3 예는 다른 이유 때문이었다. 평균 19개월 추시상 82%의 환자에게서 양호 이상의 결과를 얻었다.

Valderrabano 등은[54] 관절치환술 후의 스포츠 활동에 대해 연구하였는데, 하이킹, 자전거 타기, 수영 등이 관절치환술 후에 흔히 하는 운동이었다.

Barg 등은[55] 317 예의 Hintegra 인공관절을 이용한 관절치환술에서 거골 삽입물이 앞이나 뒤에 위치한 군들보다 정상적으로 위치한 환자에게서 임상적으로 더 양호한 결과를 보였다고 하였다.

결과적으로, Hintegra 관절치환술의 중간 기간 결과는 만족할 만하지만[55] 대부분이 Hintegra 인공관절 설계자에 의한 것이므로 설계자와 관계없는 다른 의사들의 장기적인 추시

그림 5-12 Mobility 인공관절　　　　　　　　　그림 5-13 TNK 인공관절

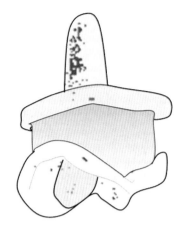

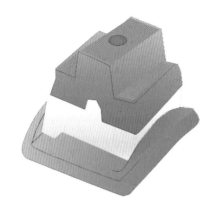

결과가 필요한 상태이다.

6) Mobility 인공관절(그림 5-12)

Mobility 인공관절은 Rippstein, Wood, 그리고 Coetzee에 의해 고안되었다. 3부분형 인공관절이며, 경골 대치물의 고정에 원뿔 모양의 경골 스템을 사용하는 것이 특징적이다(그림 5-13). 거골 대치물은 거골의 상면만을 치환하고, 내측 및 외측면은 치환하지 않으며, 초기 고정을 위하여 거골 체부에 두 개의 홈을 파고, fin을 삽입하여 고정한다. 뼈와 닿지 않는 표면은 다공성이고 티타늄 스프레이로 코팅되어 뼈와 결합되도록 한다[56].

Rippstein 등은[56] 240 예의 Mobility 인공관절을 이용한 관절치환술에서 평균 2.7년을 추시한 결과 수술 중 10건의 합병증(4.2%)과 수술 후 20건의 합병증(8.6%)이 있었고 18건의 2차 수술을 하였으며 전체적으로 다른 인공관절과 비교하여 비슷한 정도의 결과를 보였다고 하였다. 그러나 Mobility 인공관절을 이용한 중장기 추시 결과를 발표한 논문은 없다. 또한 2014년에 생산이 중단되었다.

7) TNK 인공관절(그림 5-13)

TNK 인공관절은 일본에서 1975년에 Takakura가 소개하였다. 처음에는 골시멘트를 이용하여 고정하는 형태였으나 나중에 세라믹을 사용하는 무시멘트형으로 개선하였다. 무시멘트형 대치물을 이용한 관절치환술에서 결과가 개선되었다[57].

TNK 인공관절은 일본 내에서만 사용이 가능하여 일본에서의 보고만 있을 뿐 다른 나라에서 사용한 경험이 없는 인공관절이다.

8) 기타 최근 발목 인공관절의 설계[58, 59]

이름 및 형태	특징
Ramses Total Ankle Replacement 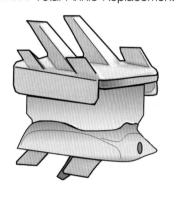	• 1987년에 제작되어 1989년에 처음으로 시술됨. • 3부분형, 부분 고정형 형태의 대치물로서 고밀도 유동성 베어링으로 구성되어 있음. • 초기에서 2000년 형태는 시멘트형이였으나 현재는 비시멘트형으로 대치됨.
AES Total Ankle Replacement 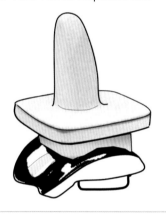	• Buechel-Pappas형을 개량한 것으로 modular stem으로 경골-내과 및 외과에 반치환술을 추가로 시행할 수 있도록 구성됨. • 최근 연구에서는 이 인공관절이 높은 수준의 골용해가 일어나는 것으로 보고되어 시장에서 퇴출됨. • 정확한 이유는 아직 규명되지 않았으나, 폴리에틸렌의 문제 및 하이드록시아파타이트 코팅이 불완전한 것으로 예측됨.
BOX Total Ankle Replacement 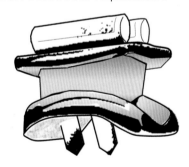	• 1990년에 개발되었으며 각각의 구성 요소는 해부학적 외형을 최대한 복원한 것으로 개발자가 소개하고 있음. • 3부분형 대치물로서 금속 대치물들은 각각 경골과 거골에 추가적인 고정이 되도록 설계되어 있음. • 인서트는 폴리에틸렌으로 되어 있으며 경골은 약간의 만곡을 갖도록 설계되어 있고, 대치물의 물리적인 안정성이 있음. • 하이드록시아파타이트 코팅이 일부분만 되어 있어 전단력에 약할 것으로 예상됨.

이름 및 형태	특징
ESKA Ankle Prosthesis 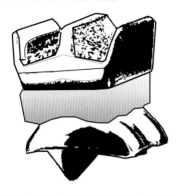	• 무시멘트형 2부분형 대치물로 1985~1989년에 개발됨. • 점차 디자인을 개량하여 대치물의 형태가 발전하고 있음. • 전단력에 강하고 골융합이 비교적 초기에 일어난다고 개발자에 의해 보고되고 있음. • 비교적 두꺼운 재질의 경골 대치물과 회전을 쉽게 허용하지 않는 대치물의 디자인을 갖고 있음.
German Ankle System 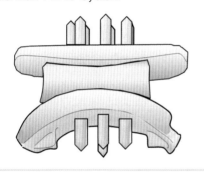	• 3부분형 대치물로 구성되어 있음. • 해부학적인 복원보다는 생역학적인 측면에서 발목의 움직임에 대하여 복원하려 노력하였음. • 운동축은 크게 3방향으로 족저-족배 굴곡, 내외 횡회전, 내번-외번을 허용하는 인공관절임.
Alphanorm Total Ankle Replacement 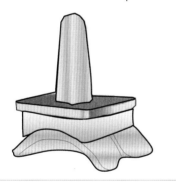	• 3부분형 대치물로 구성되어 있음. • Buechel-Pappas형의 계량형으로 비구속형으로 되어 있으며, 경골 대치물은 기존의 모델과 달리 경골축에 대하여 90°로 디자인함.
TARIC Total Ankle Replacement 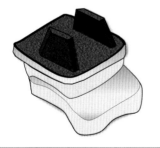	• 3부분형 대치물로 구성되어 있음. • 다른 특징보다도 금속 대치물을 티타늄으로 코팅한 후 추가적으로 하이드록시아파타이트 코팅을 시행함.

9) 최근 개발형

기존의 인공관절과 다른 개념으로 설계하고 수술하는 두 가지의 인공관절이 미국에서 사용되고 있으며 아직 우리나라에 도입되지 않았지만 앞으로 도입될 가능성이 있다. 초기 결과가 양호한 것으로 알려지고 있으며, 수술 시작 전에 외고정 장치로 족관절을 고정한 상태를 만들고, 단순한 기계적인 조작으로 누구나 일정한 결과를 낼 수 있도록 고안되었다는 점에서 두 가지가 비슷하다. 그러나 수술 도달법과 수술 방법은 전혀 다르다.

가) INBONE 인공관절

INBONE 인공관절은 인서트가 고정된 2부분형 인공관절이다(그림 5-14)[60, 61]. 이는 Reiley에 의해 설계되고 Mauldin에 의해 제작되었다[62]. 폴리에틸렌은 7~15mm의 다양한 크기이다. 이 인공관절 설계의 특징은 양측 모두 금속 구성물에 대한 모듈식 스템 체계라는 점이다. 경골 스템은 추가적인 modular segment를 더해 확장될 수 있다. 거골 구성물의 스템은 짧고 거골 체부에 한정된다. 하지만 거골하 관절고정술이 수행되고 더 안정성을 요하는 상황에서, 거골 스템은 거골하 관절을 지나서 확장할 수 있다.

지금까지 INBONE 족관절치환술을 시행받은 환자의 임상적, 영상 의학적 연구 문헌에는 제한적인 보고가 있었다[63]. 이 인공관절 설계팀은 240건 이상의 INBONE 관절치환술을 하여 보고하였다.

DeOrio는[63] INBONE 인공관절을 사용하는 수술 기술에 대해, 수반되는 하지 변형과 거골하 관절의 퇴행성 변화에 대한 그의 전략을 포함하여 기술했다. 그리고 INBONE 인공관절을 이용한 족관절치환술에서의 금기증을 언급했다. 여기에는 혈액 공급 부족, 피부 결손, 신경병증, 거골의 완전 무혈관성 괴사증을 지닌 환자들이 포함된다.

Devries 등은[64] Agility 족관절치환술로 실패한 다섯 환자에게서 재치환술을 할 때 INBONE 족관절치환술 이용에 대해 보고했다. 평균 추시 기간 1.4년 동안 3명의 환자는 이차적 수술을 요하였고, 그중 한 명은 경골 사지 절단술을, 한 명은 경-거-종골 관절유합술을 필요로 하였다.

나) TMTA(Trabecular Metal Total Ankle) 인공관절(그림 5-15)

TMTA 인공관절의 가장 큰 특징은 비골을 절골하고, 전거비 인대, 전방 경비 인대 등을 끊고 비골을 하방으로 당겨 내린 후에 족관절에 외측에서 도달한다는 점이다. 기존의 전방 도달법을 사용하면 경골을 해부학적인 오목한 모양으로 절삭할 수 없기 때문에 경골을 경골축에 대하여 90°로 절삭한다. 인서트의 평평한 상면이 경골 대치물과 접촉하며, 인서트의 하면이 오목

그림 5-14 INBONE 인공관절

그림 5-15 TMTA 인공관절

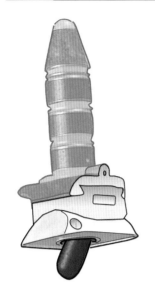

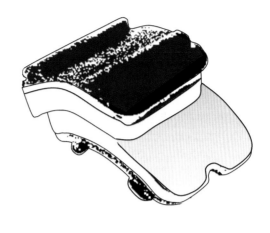

한 모양으로 되어 있어서 정상적인 경골 천장의 모양을 재현하도록 되어 있다. 그러므로 해부학적인 족관절과는 다른 형태의 족관절이 되고, 경골 대치물과 인서트 사이에서 전후방 운동이 발생할 수 있으므로 경골에 대하여 거골이 전방 또는 후방으로 전위될 가능성이 있다. TMTA 인공관절은 이 문제를 해결하였다는 것이 가장 큰 장점이다. 그러나 비골을 절골하고 도달하여야 하므로 도달 시간과 인공관절 삽입 후 마무리에 시간이 더 걸리며, 비골 유합 등의 문제점이 발생한다. 또한 내반 관절염에서 족관절 내측에 대한 수술이 필요한 경우에 내측에 별도의 절개를 하여야 한다.

TMTA 인공관절은 경골 대치물과 거골 대치물을 횡방향의 돌출부를 이용하여 고정하는데, 횡방향의 돌출부는 전후방 운동에 저항하는 방향이다. 현재 미국에서만 사용 가능하며, 시멘트를 사용하도록 허가를 받아서 대치물 최종 고정을 할 때 소량의 시멘트를 사용하지만 무시멘트 고정이 가능하도록 설계되어 있다.

관절치환술을 하기 전에 먼저 외고정 장치를 하여 거골과 경골이 평행한 상태로 만든 후에 시작한다. 외고정 장치를 하고서 뼈를 강하게 고정한 상태에서 절삭하므로 관절치환술 후에 외고정 장치를 제거하면, 원래의 변형이 있던 방향으로 변형되려는 힘이 계속 작용할 것이다. 그러나 경골과 거골 대치물이 해부학적인 모양대로 삽입되고, 인서트가 경골 대치물과 거골 대치물 사이의 갭을 완전히 채우고 있기 때문에 변형이 재발하지 않을 것이라고 예측하는 것이다. 그러나 지속적으로 가해지는 변형력을 인서트가 계속 버틸 수는 없기 때문에 심한 내반 변형이 많은 우리나라에서는 사용하기 어려운 점이 있다.

참고문헌
REFERENCES

1. **Cameron, H.U., Pilliar, R.M., Macnab, I.:** The rate of bone ingrowth into porous metal. J Biomed Mater Res 10: 295~302, 1976.

2. **Wright. T.M., Bartel, D.L.:** The problem of surface damage in polyethylene total knee components. Clin Orthop 205: 67~74, 1968.

3. **Ewald, F.C., Walker, P.S.:** The current status of total knee replacement. Rheum Dis Clin North Am 14: 579~590, 1988.

4. **Bartel, D.L., Bicknell, V.L., Wright, T.M.:** The effect of conformity, thickness, and material on stresses in ultra-high molecular weight components for total joint replacement. J Bone Joint Surg Am 68: 1041~1051, 1986.

5. **Bartel, D.L., Burstein, A.H., Toda, M.D., Edwards, D.L.:** The effect of conformity and plastic thickness on contact stresses in metal-backed plastic implants. J Biomech Eng 107: 193~199, 1985.

6. **Bartel, D.L., Rawlinson, J.J., Burstein, A.H., Ranawat, C.S., Flynn, W.F. Jr.:** Stresses in polyethylene components of contemporary total knee replacements. Clin Orthop 317: 76~82, 1995.

7. **Hvid, I., Rasmussen, O., Jensen, N.C., Nielsen, S.:** Trabecular bone strength profiles at the ankle joint. Clin Orthop 199: 306~312, 1985.

8. **Falsig, J., Hvid, I., Jensen, N.:** Finite element stress analysis of some ankle joint prostheses. Clin Biomech 1: 71~76, 1986.

9. **Valderrabano, V., Hintermann, B., Nigg, B.M., Stefanyshyn, D., Stergiou, P.:** Kinematic changes after fusion and total replacement of the ankle, part 1: range of motion. Foot Ankle Int 24: 881~887, 2003.

10. **Valderrabano, V., Hintermann, B., Walter, D.:** Scandinavian total ankle replacement: a 3.7-year average followup of 65 patients. Clin Orthop 424: 47~56, 2004.

11. **Freeman, M.A., Kempson, G.E., Tuke, M.A.:** Total replacement of the ankle with the ICLH prosthesis. Int Orthop 2: 237~331, 1979.

12. **Kempson, G.E., Freeman, M.A., Tuke, M.A.:** Engineering considerations in the design of an ankle joint. Biomed Eng 10: 166~171, 1975.

13. **Samuelson, K.M., Freeman, M.A., Tuke, M.A.:** Development and evolution of the ICLH ankle replacement. Foot Ankle 3: 32~36, 1982.

14. **Bolton-Maggs, B.G., Sudlow, R.A., Freeman, M.A.:** Total ankle arthroplasty. A long-term review of the London Hospital experience. J Bone Joint Surg Br 67: 785~790, 1985.

15. **Waugh, T.R., Evanski, P.M., McMaster, W.C.:** Irvine ankle arthroplasty. Prosthetic design and surgical technique. Clin Orthop Relat Res 114: 180~184, 1976.

16. **Evanski, P.H., Waugh, T.R.:** Management of arthritis of the ankle. An alternative of arthrodesis. Clin Orthop Relat Res 122: 110~115, 1977.

17. **Stauffer, R.N., Chao, E.Y., Brewster, R.C.:** Force and motion analysis of the normal, diseased, and prosthetic ankle joint. Clin Orthop Relat Res 127: 189~196, 1977.

18. **Stauffer, R.N., Segal, N.M.:** Total ankle arthroplasty: four years' experience. Clin Orthop Relat Res 160: 217~221, 1981.

19. **Kitaoka, H.B., Patzer, G.L., Ilstrup, D.M., Wallrichs, S.L.:** Survivorship analysis of the Mayo total ankle arthroplasty. J Bone Joint Surg Am 76: 974~979, 1994.

20. **Lachiewicz, P.F., Inglis, A.E., Ranawat, C.S.:** Total ankle replacement in rheumatoid arthritis. J Bone Joint Surg Am. 66: 340~343, 1984

21. **Hamblen, D.L.:** Can the ankle joint be replaced?. J Bone Joint Surg Br 67: 689~690, 1985.

22. **Saltzman, C.L.:** Perspective on total ankle replacement. Foot Ankle Clin 5: 761~775, 2000.

23. **Alvine, F.G.:** The Agility ankle replacement: the good and the bad. Foot Ankle Clin 7:737~753, 2002.

24. **Jung, H.G., Nicholson, J.J., Parks, B., Myerson, M.S.:** Radiographic and biomechanical support for fibular plating of the agility total ankle. Clin Orthop Relat Res424: 118~124, 2004.

25. **Scranton Jr, P.E., McMaster, J.G., Kelly, E.:** Dynamic fibular function: a new concept. Clin Orthop Relat Res 118: 76~81, 1976.

26. **Takebe, K., Nakagawa, A., Minami, H., et al:** Role of the fibula in weight-bearing. Clin Orthop Relat Res 184: 289~292, 1984.

27. **Wang, Q., Whittle, M., Cunningham, J., Kenwright, J.:** Fibula and its ligaments in

load transmission and ankle joint stability. Clin Orthop Relat Res 1996; 330: 261~270.

28. **Pyevich, M.T., Saltzman, C.L., Callaghan, J.J., Alvine, F.G.:** Total ankle arthroplasty: a unique design. Two to twelve-year follow-up. J Bone Joint Surg Am 80: 1410~1420, 1998.

29. **Knecht, S.I., Estin, M., Callaghan, J.J., et al:** The Agility total ankle arthroplasty. Seven to sixteen-year follow-up. J Bone Joint Surg Am 86-A: 1161~1171, 2004.

30. **Coester, L.M., Saltzman, C.L., Leupold, J., Pontarelli, W.:** Long-term results following ankle arthrodesis for post-traumatic arthritis. J Bone Joint Surg Am 83-A: 219~228, 2001.

31. **Fuchs, S., Sandmann, C., Skwara, A., Chylarecki, C.:** Quality of life 20 years after arthrodesis of the ankle. A study of adjacent joints. J Bone Joint Surg Br 85: 994~998, 2003.

32. **Lagaay, P.M., Schuberth, J.M.:** Analysis of ankle range of motion and functional outcome following total ankle arthoplasty. J Foot Ankle Surg 49: 147~151, 2010.

33. **Kopp, F.J., Patel, M.M., Deland, J.T., O'Malley, M.J.:** Total ankle arthroplasty with the Agility prosthesis: clinical and radiographic evaluation. Foot Ankle Int 27: 97~103, 2006.

34. **Cerrato, R., Myerson, M.S.:** Total ankle replacement: the Agility LP prosthesis. Foot Ankle Clin 13: 485~494, 2008.

35. **Guyer, A.J., Richardson, G.:** Current concepts review: total ankle arthroplasty. Foot Ankle Int 29: 256~264, 2008.

36. **Rippstein, P.F.:** Clinical experiences with three different designs of ankle prostheses. Foot Ankle Clin7: 817~831, 2002.

37. **Brunner, S., Barg, A., Knupp, M., et al:** The Scandinavian Total Ankle Replacement: long-term 11 to 15 year, survivorship analysis of the prosthesis in 72 consecutive patients. J Bone Joint Surg Am 95: 711~718, 2012.

38. **Wood, P.L., Deakin, S.:** Total ankle replacement. The results in 200 ankles. J Bone Joint Surg Br 85: 334~341, 2003.

39. **Mann, J.A., Mann, R.A., Horton, E.:** STAR ankle: Long-term results. Foot Ankle Int 32: 473~484, 2011.

40. **Bonnin, M., Judet, T., Colombier, J.A., et al:** Midterm results of the Salto Total Ankle Prosthesis. Clin Orthop Relat Res 424: 6~18, 2004.

41. **Bonnin, M., Gaudot, F., Laurent, J.R., et al:** The Salto total ankle arthroplasty: survivorship and analysis of failures at 7 to 11 years. Clin Orthop Relat Res 469: 225~236, 2011.

42. **Henricson, A., Skoog, A., Carlsson, A.:** The Swedish Ankle Arthroplasty Register: an analysis of 531 arthroplasties between 1993 and 2005. Acta Orthop 78: 569~574, 2007.

43. **Bonnin, M.P., Laurent, J.R., Casillas, M.:** Ankle function and sports activity after total ankle arthroplasty. Foot Ankle Int 30: 933~944, 2009.

44. **Hintermann, B., Barg, A.:** The Hintegra total ankle arthroplasty. In: Wiesel SW, ed. Operative techniques in orthopaedic surgery, Philadelphia: Lippincott Williams & Wilkins; 4022~4031, 2010.

45. **Barg, A., Elsner, A., Chuckpaiwong, B., Hintermann, B.:** Insert position in three-component total ankle replacement. Foot Ankle Int 31: 754~759, 2010.

46. **Besse, J.L., Brito, N., Lienhart, C.:** Clinical evaluation and radiographic assessment of bone lysis of the AES total ankle replacement. Foot Ankle Int30: 964~975, 2009.

47. **Goldberg, A.J., Sharp, R.J., Cooke, P.:** Ankle replacement: current practice of foot and ankle surgeons in the United Kingdom. Foot Ankle Int 30: 950~954, 2009.

48. **Gougoulias, N.E., Khanna, A., Maffulli, N.:** History and evolution in total ankle arthroplasty. Br Med Bull 89: 111~151, 2009.

49. **Kim, B.S., Choi, W.J., Kim, Y.S., Lee, J.W.:** Total ankle replacement in moderate to severe varus deformity of the ankle. J Bone Joint Surg Br 91: 1183~1190, 2009.

50. **Thermann, H., Gavriilidis, I., Longo, U.G., Maffulli, N.:** Total ankle arthroplasty and tibialis posterior tendon transfer for ankle osteoarthritis and drop foot deformity. Foot Ankle Surg 17: 203~206, 2011.

51. **Fevang, B.T., Lie, S.A., Havelin, L.I., et al:** 257 ankle arthroplasties performed in Norway between 1994 and 2005. Acta Orthop 78: 575~583, 2007.

52. **Hosman, A.H., Mason, R.B., Hobbs, T., Rothwell, A.G.:** A New Zealand national joint registry review of 202 total ankle replacements followed for up to 6 years. Acta

Orthop 78: 584~591, 2007.

53. **Hintermann, B., Valderrabano, V., Dereymaeker, G., Dick, W.:** The Hintegra ankle: rationale and short-term results of 122 consecutive ankles. Clin Orthop Relat Res 424: 57~68, 2004.

54. **Valderrabano, V., Pagenstert, G., Horisberger, M., et al:** Sports and recreation activity of ankle arthritis patients before and after total ankle replacement. Am J Sports Med 34: 993~999, 2006.

55. **Barg, A., Elsner, A., Anderson, A.E., Hintermann, B.:** The effect of three-component total ankle replacement malalignment on clinical outcome: pain relief and functional outcome in 317 consecutive patients. J Bone Joint Surg Am 93: 1969~1978, 2011.

56. **Rippstein, P.F., Huber, M., Coetzee, J.C., Naal, F.D.:** Total ankle replacement with use of a new three-component implant. J Bone Joint Surg Am 93: 1426~1435, 2011.

57. **Takakura, Y., Tanaka, Y., Sugimoto, K., et al:** Ankle arthroplasty. A comparative study of cemented metal and uncemented ceramic prostheses. Clin Orthop Relat Res 252: 209~216,1990.

58. **Cracchiolo 3rd, A., Deorio, J.K.:** Design features of current total ankle replacements: implants and instrumentation. J Am Acad Orthop Surg 16: 530~540, 2008.

59. **DeOrio, J.K., Easley, M.E.:** Total ankle arthroplasty. Instr Course Lect 57: 383~413, 2008.

60. **DeOrio, J.K.:** INBONE total ankle arthroplasty. Semin Arthro 21: 288~294, 2010.

61. **DeOrio, J.K.:** INBONE total ankle arthroplasty. In Seminars in Arthroplasty. 21(4): 288~294, 2010.

62. **Ellis, S., Deorio, J.K.:** The INBONE total ankle replacement. Oper Tech Orthop 20: 201~210, 2010.

63. **DeOrio, J.K.:** Peritalar symposium: total ankle replacements with malaligned ankles: osteotomies performed simultaneously with TAA. Foot Ankle Int33: 344~346, 2012.

64. **Devries, J.G., Berlet, G.C., Lee, T.H., et al:** Revision total ankle replacement: an early look at agility to INBONE. Foot Ankle Spec 4: 235~244, 2011.

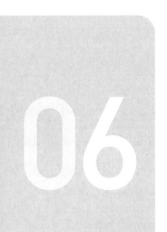

06

적응증 및 금기증
Indication and Contraindication

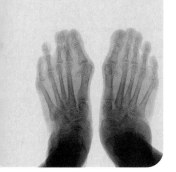

1 적응증 및 금기증

가. 적응증

일반적으로 족관절에는 1차성 관절염이 적고 대부분 2차성으로 발생한 말기 관절염이 관절치환술의 대상이라고 알려져 있다[1,2]. 외상성 관절염이 주된 대상이고 류마티스성 관절염이 그 다음으로 흔하며, 그 외에 혈우병성 관절염, 통풍성 관절염, 감염에 의한 관절염, 그리고 선천성 hemochromatosis에 의한 관절염들이 대상이다. 저자의 예에서는 골절 후에 발생한 외상성 관절염이 적고, 1차성 관절염이 훨씬 빈도가 높아서 일반적으로 보고된 것과는[1,2] 다르다.

이상적인 적응증은 60대 이상의 고령이고, 과체중이 아니고, 활동이 적고, 골다공증이 없고, 비흡연자이고, 동맥경화증과 같은 혈관 질환이 없고, 변형이 없으며, 운동 범위가 좋고, 족관절 주위의 피부가 정상적인 환자이다. 또한 면역 억제제를 사용하지 않고, 다른 전신적인 질환이 없으며, 인대가 정상적인 환자가 좋다. 양측에 관절염이 있거나 족관절뿐만 아니라 거골하 관절 등 주변 관절에도 관절염이 있어서 범족근 유합술 등의 광범위 유합술이 필요한 환자는 특히 족관절치환술이 필요할 것이다.

양측성 말기 관절염에 대하여 관절치환술을 할 때는 대부분 한쪽을 먼저 수술하여 수술한 쪽의 발목으로 자유로운 체중 부하가 가능할 때 반대쪽 수술을 한다. 인공관절의 종류에 따라 수술 후 즉시 체중 부하가 가능한 경우도 있으나 발목의 변형 교정을 위하여 발목 주변이나 발에 추가적인 수술을 동시에 하는 경우도 있으므로, 어느 정도 체중 부하가 가능한가를 판단하여 동시에 양측을 치환할지 말지를 결정해야 한다.

나. 금기증

1) 절대적 금기증

급성 또는 만성 감염 등과 같이 전신 기능 장애를 초래하며 수술 후 투약 및 회복이 어려운 환자, 거골의 무혈성 괴사, 신경 근육성 병변, 신경병성 관절병증(Charcot arthropathy), 과도한 전신 유연성(예 Marfan씨 병), 중증의 당뇨병성 말초신경병증, 중증의 관절 불안정증, 절골술로 교정할 수 없는 심한 변형, 금속에 대한 알레르기가 의심되는 경우 등이 금기증이다[3].

거골의 무혈성 괴사는 아주 작은 범위인 경우에는 절대적인 금기증이라고 할 수 없지만 무혈성 괴사의 범위가 클수록 대치물을 지지할 수 있는 뼈가 적으므로 절대적인 금기증이 될 것이다. 거골의 1/3이 무혈성 괴사된 경우가 절대적 금기증이라는 보고도 있으나 그보다 작은 무혈성 괴사라도 관절치환술의 좋은 적응증은 아니다.

2) 상대적 금기증

심한 골다공증, 중증의 말초신경증이 없는 당뇨병, 흡연, 과도한 육체적 활동을 하는 환자, 10° 이상의 내반이나 외반 변형이 이에 해당한다[3]. 저자의 증례 중에서는 10° 이상의 변형이 있는 경우가 약 50%이므로 저자는 관상면상의 변형이 몇 도인가를 기준으로 금기증이라고 할 수는 없다고 생각하며 이에 대하여는 '8장 변형이 있는 관절에 대한 관절치환술'에서 자세히 다루었다.

2 적응증의 부연 설명

가. 사회 경제적 여건

사회적 여건은 환자의 가족과 주위 환경 및 환자의 활동 정도로 나뉜다. 특히 우리나라에서 가족은 환자가 수술을 결정하는 데 중요한 영향을 미친다. 최근 들어 수술 후의 거처에 대한 고민이나 다른 가족에게 미치는 경제적인 부담도 비중이 큰 편이다.

환자가 아파서 거동이 불편할 정도라면 관절치환술을 해서 빨리 걸을 수 있게 하는 것이 바람직하다. 실제로 수술 후 경과를 보면 환자는 물론, 가족도 상당히 만족하는 경우가 많다.

따라서 수술 여부를 결정할 때에는 가족의 태도, 환자의 활동 정도, 사는 지역 및 환자 스스로가 자신의 생활 양식을 바꿀 수 있는 확실한 의지가 있는지를 살펴야 한다.

경제적 여건도 환자의 만족도에 상당한 영향을 미친다. 치료비를 지불할 능력이 없는 경우에는 아무리 수술을 권유하여도 수술을 받으려고 하지 않는다. 특히 노인의 경우 돈이 없으면 정신적인 불안감이 커져 경과가 별로 좋지 못한 경우도 있다. 가족들이 모은 돈으로 수술을 받는 환자의 경우 가족들의 눈치를 살피기도 하는데, 이는 본인뿐만 아니라 가족의 경제적 여건도 고려되어야 한다는 뜻이다. 또 경제적 여력이 적다는 것은 그만큼 환자가 수술 후 일을 해야 될 가능성이 높다는 것을 의미한다. 그러나 일을 하는 경우 인공관절의 수명을 단축시킬 수 있으므로 삼가는 것이 좋다. 따라서 관절치환술을 받으려면 치료비를 걱정 없이 지불할 능력이 있고, 수술 후에도 생활을 영위해 나갈 수 있는 여력이 있는 환자에게 바람직하다.

나. 환자의 의지와 정신적 상태

정신적 상태는 흔히 간과되기 쉽지만 매우 중요하다. 이는 관절치환술의 결과가 수술 후 재활 요법 및 의사의 지시에 대한 순응도와 밀접한 관계가 있기 때문이다.

정신 장애나 우울증이 있다고 생각되면 정신과 의사와 상의하여 약물로 어느 정도 조절이 가능한지를 알아본 후 수술을 결정하는 것이 좋다.

성격이 예민하거나 통증에 민감한 환자는 수술 결과에 불만을 갖는 경우가 많은데, 환자의 기대치 또한 수술을 결정하는 중요한 요소가 된다. 여러 관절이 아픈데도 발목만 수술하면 모든 문제가 해결되리라고 생각한다든지 수술한 관절이 정상처럼 되어 힘든 운동이나 노동이 가능할 것이라는 기대를 가지고 있으면 곤란하다. 또한 이미 여러 번의 수술을 했거나 심한 변형 및 운동 제한이 있을 경우에는 관절치환술을 하여도 결과가 나쁜 경우가 많으므로 수술 전 상담을 통해서 환자가 적절한 기대치를 갖게 한 이후에 수술을 하도록 하여야 한다.

다. 나이

나이는 관절치환술의 적응을 결정하는 데 매우 중요한 요소이다. 왜냐하면 시간이 지나면서 인공관절은 마모되고, 특히 환자가 젊으면 활동력이 강하여 인공관절의 수명에 큰 영향을 주기 때문이다.

젊은 나이에 수술할 경우 결국 재수술을 받아야 할 가능성이 높은데, 재수술은 처음 수술보다 어렵고, 또 예후도 1차 수술만큼은 좋지 않다. 따라서 관절치환술의 평균 생존율이 10년에 90% 초중반이라는 것을 감안해서 한 번의 인공관절 수술로 평생 쓸 수 있는 나이에 수술하는 것이 좋다. 최근에는 대치물 및 수술 기법의 발달로 수술 후 결과가 양호해지고 나이에 대한 적응의 범위가 점점 넓어지는 경향을 보이고 있다.

10대는 아직 뼈가 성장하는 시기이므로 어떤 경우라도 관절치환술의 적응이 되지 않는다. 또 20대에서 40대도 관절치환술의 적응이 되는 경우가 드물며, 말기 관절염에 대하여 관절치환술보다는 관절유합술을 하는 것이 일반적이다. 그러나 관절의 강직 및 아주 심한 2차성 골관절염 또는 류마티스 관절염이 있을 때는 적응이 될 수 있다. 젊은 환자의 말기 관절염에 대하여 유합술과 관절치환술 중 어떤 방법을 사용할지는 아직은 선택하기 어려운 점이 있다. 젊다고 무작정 참으라고만 할 수는 없으며 너무 통증이 심하여 다른 방법으로도 해결이 안 되거나 다발성 관절염으로 거동이 되지 않는다면 비록 젊더라도 환자가 심한 노동을 하지 않는다면 관절치환술을 권장할 만하다.

50대에도 통증 및 기능 저하가 심하지 않은 경우에는 비수술적 요법으로 치료하고, 과상부 절골술(supramalleolar osteotomy) 및 신연 관절 성형술(distraction arthroplasty) 등의 관절 보존 수술을 고려해 보아야 한다. 통증이 아주 심한 퇴행성 관절염 또는 류마티스 관절염에서는 관절치환술을 할 수 있다(그림 6-1).

환자가 고령이면 여러 가지 문제가 발생하기 쉽다. 나이는 실제 나이뿐만 아니라 신체적인 나이도 고려를 해야 한다. 나이가 많으면 수술 시 위험 부담이 크며 수술 후에도 전신 건강 및 근력의 약화로 인하여 경과가 좋지 못한 경우가 있다.

환자의 나이가 80세 이상이면 환자의 활동 정도와 전신 건강 상태를 고려하여 수술 여부를 결정하여야 한다. 이는 수술의 위험성뿐만 아니라 수술 후에도 정신력 및 신체적 상태가 급격히 나빠질 수 있으며 수술 후 근력의 약화로 오히려 수술을 하지 않은 것만 못한 경우도 있기 때문이다.

이러한 사항을 종합해 보면 관절치환술의 가장 적정한 나이는 65세 전후이다. 그 이유는 그 나이가 되면 일을 한다 해도 노동 강도가 약할 가능성이 높으며, 평균 80세까지 산다고 가정할 때 15년을 쓰게 되면 한 번의 수술로 문제를 해결할 수 있기 때문이다. 또 65세 정도이면 신체적 건강 상태가 비교적 양호하여 수술의 위험도 그리 크지 않다. 여기에 5세 정도를 가감하면 60~70세가 되는데 이 나이를 기준으로 발목의 상태에 따라서 수술을 결정하여야 할 것이다.

라. 비만(Obesity)

과다 체중이면 퇴행성 관절염이 발생할 빈도가 높을 것이다. 우리나라에서는 미국이나 유럽에 비해 아직 고도 비만 환자가 적지만 앞으로는 점점 늘어날 것으로 생각된다.

어느 정도까지를 비만으로 규정할 것인가에 대하여는 논란이 있을 수 있으나 체질량 지수(BMI)가 30 이상이거나 체중이 200파운드 또는 100kg 이상일 경우에는 관절치환술의 수술 및 예후에 영향을 줄 것이라고 생각한다. 그러나 비만이 관절치환술의 결과에 미치는 영향에 대한 보고를 보면 체질량 지수(BMI)가 30 이상인 환자의 6년 생존율이 93%라고 하여, 비만이 결과에 큰 영향을 미치지 않는다고 보고하였다[4]. 그런데 이 연구에는 대부분이 체질량 지수가 30~

그림 6-1 38세 류마티스성 관절염 환자에게 시행한 족관절치환술

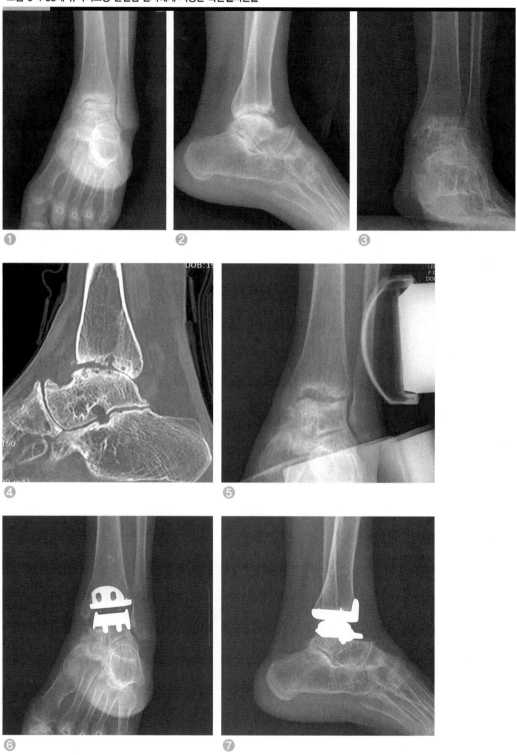

①~⑤ 수술 전 방사선상 및 CT, 특히 외반 스트레스상에서 경골 천장의 내측이 심하게 상방으로 침식된 것을 알 수 있다. 이미 Chaput tubercle 높이까지 침식되어서 수술을 늦추면 침식이 더욱 심해지고 관절선이 더욱 상승할 가능성이 있다. ⑥, ⑦ 나이는 적지만 주변 관절 운동이 심하게 제한된 류마티스성 환자여서 관절치환술을 하였다.

35인 경우이고 체질량 지수가 40 이상인 고도 비만 환자는 거의 없었기 때문에 고도 비만 환자에서도 비슷한 결과를 보일지는 미지수이다. 비만인 경우에는 창상 치유 등 수술 전후의 합병증이 많아지고 임상 결과가 떨어지며, 슬개 대퇴 관절의 문제, 마모 및 해리 등의 합병증으로 치환물의 생존율이 떨어지게 된다.

마. 전신 및 다른 부위의 건강 상태

1) 전신적인 건강 상태

환자의 전신 상태는 매우 중요하다. 왜냐하면 수술을 받은 후 많은 환자가 식욕 및 수면 부족으로 인하여 전신 상태가 더 악화되었기 때문이다. 이렇게 되면 창상 치유의 문제뿐만 아니라 욕창이 발생할 수도 있으며, 근력 약화와 무력감으로 인하여 재활 치료를 소홀히 하여 수술 후 결과가 좋지 않을 가능성이 매우 높다.

노인들은 고혈압, 당뇨 등의 전신적인 질병이 있는 경우가 많으며 그 외에도 심혈관계, 신장 및 내분비 계통의 이상이 있을 가능성이 높다. 고혈압, 당뇨 및 내분비 질환은 관절치환술의 금기라고 할 수는 없으며 수술 전에 조절해야 한다. 다만 심혈관계 및 신장의 질환은 환자가 큰 수술을 견딜 수 있는지가 관건이 되며 수술을 견딘다고 하더라도 수술 후 어느 정도의 활동성을 가질 것인가를 신중히 고려해야 한다.

Lingard 등과 Long 등은 환자의 설문을 통한 조사에서 수술 전 건강 상태가 좋을수록 수술 후 예후 및 만족도가 좋다고 하였다.

2) 신경 및 근육 계통의 상태

반대쪽의 하반신 마비가 있는 경우에는 수술하려고 하는 무릎의 통증 정도, 마비된 쪽 및 수술하려는 쪽의 근력, 그리고 목발 보행이 가능할지를 알아보아야 한다. 일반적으로는 근력이 4등급 이상은 되어야 관절치환술의 적응이 된다고 할 것이다.

3) 척추의 상태

무릎의 퇴행성 관절염을 앓고 있는 환자는 허리 통증과 척추의 병변도 있는 경우가 많다. 허리가 아프지 않다고 느끼더라도 다리가 더 아프기 때문에 허리 아픈 것이 가려져 있거나 무릎 통증이 사라지면 허리 통증이 나타날 수 있다.

척추의 병변으로 인하여 신경 증상이 나타나는 경우는 크게 둘로 나눌 수 있다.

첫째, 운동 신경에 이상이 있는 경우는 이로 인한 보행 등의 장애가 있을 수 있으므로 먼저 척추의 문제를 해결한 다음에 무릎의 수술을 하는 것이 좋다.

둘째, 감각 신경의 이상이나 방사통으로 인한 경우는 통증이 어느 정도이며 어느 쪽이 심한 가에 따라서 달라진다. 이런 경우는 대개 척추도 수술이 필요할 가능성이 많아서 일정 간격으로 큰 수술을 두 번 받아야 하므로 환자에게 신체적인 부담이 크기 때문에 우선순위를 고려해야 한다.

4) 슬관절 및 고관절 부위의 상태

고관절이나 슬관절의 병변이 있을 경우에도 어느 쪽이 더 아픈가에 따라서 우선순위가 정해질 수 있을 것이다. 다만 고관절이나 슬관절의 강직이나 운동 제한이 있는 경우 먼저 수술을 하는 것이 바람직하다. 이는 상위 관절의 강직으로 인하여 족관절의 역학이 달라지기 때문에 족관절치환술의 수명이 짧아질 수밖에 없으며, 또 수술 시 상위 관절의 변형으로 족관절의 정렬 및 인대의 균형을 잡기가 어렵기 때문이다.

건측의 하지가 절단되었을 경우 이차성 골관절염이 빨리 오게 되어 수술이 필요하기도 하다. 하퇴부 절단은 보행에 큰 지장을 주지는 않으나 대퇴부 절단은 보행 장애가 심하여 비틀거림(lurching)으로 족관절의 회전력 및 내외반력이 급격히 증가하여 마모나 해리가 빨리 오므로 신중을 기해야 한다.

5) 혈관의 상태

흔히 간과하기 쉽지만 하지 혈관의 상태도 매우 중요하다. 정맥류가 있거나 하지가 자꾸 붓는 경향이 있으면 수술 후에도 더 붓거나 혈전증을 일으키는 빈도가 높아진다. 특히 관절염 환자는 활동을 많이 하려고 하지 않기 때문에 수술 전에는 허혈성 증상이 잘 나타나지 않으므로 자세한 문진 및 검사를 하여 그 정도에 따라 수술 여부를 결정해야 한다. 동맥 경화 등으로 혈류 공급이 잘 되지 않을 경우 수술 후에 하지에 허혈성 통증을 유발하고 심할 경우 하지 괴사 등 심각한 위험을 초래할 수 있으므로 수술의 금기로 되어 있다.

6) 발목의 상태

발목의 상태가 수술 여부를 결정하는 가장 중요한 요소인 바 이는 증상, 기능, 질병의 종류 및 질병의 경중에 따라 달라진다. 방사선상 관절염의 정도와 통증은 반드시 일치하지 않으므로 방사선상 아무리 심한 관절염이라 하더라도 통증이 경미하면 수술을 보류하는 것이 좋다. 일차적으로 물리 치료, 활동의 제한 및 약물 투여를 시도해 보는 것이 바람직하다. 만약 활동의 제한으로 통증이 소실되거나 혹은 환자 자신이 활동의 제한을 하지 않으려고 한다면 이는 아직

관절치환술을 받을 때가 아니라는 것을 의미한다.

기능은 보행이 어느 정도 가능한가와 층계 오르내리기, 쪼그려 앉기 등 일상생활을 어느 정도 할 수 있는가 하는 점 등으로 판단한다. 보행이 거의 불가능하거나 한 블록(block), 즉 동네에 있는 가게도 못 갈 정도이면 수술을 받는 것이 좋다. 보행 시 지팡이를 필요로 할 정도이면 수술을 고려할 수 있다. 경미한 파행은 큰 문제가 되지 않으나 오리걸음으로 걷거나, 걸을 때 좌우로 많이 흔들리거나 앞으로 구부정하게 걷는다면 기능의 향상을 위해 수술을 하는 것이 좋다. 그 외에 조금만 서서 일을 해도 아프고 층계 오르내리기가 불가능할 정도이면 수술을 하는 것이 좋다.

참고문헌
REFERENCES

1. Valderrabano, V., Horisberger, M., Russell, I., Dougall, H., Hintermann, B.: Etiology of ankle osteoarthritis. Clin Orthop Relat Res, 467: 1800~1806, 2009.

2. Saltzman, C.L., Salamon, M.L., Blanchard, G.M., et al: Epidemiology of ankle arthritis: Report of a consecutive series of 639 patients from a tertiary orthopaedic center. Iowa Orthop J, 25: 44~46, 2005.

3. Coughlin, M.J., Saltzman, C.L., Anderson, R.B.: Mann's surgery of the foot and ankle. 1078~1162, 2014.

4. Barg, A., Knupp, M., Anderson, A.E., Hintermann, B.: Total ankle replacement in obese patients: Component stability, weight change, and functional outcome in 118 consecutive patients. Foot Ankle Int, 32: 925~932, 2011.

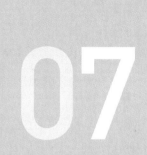

07 기본적인 족관절치환술

Basic Total Ankle Replacement Arthroplasty

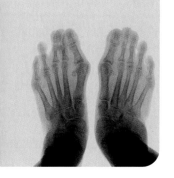

수술 전 상담 및 환자 교육

수술 전에 환자가 가장 궁금해하는 점은 인공관절의 수명이며, 그 밖에 수술 후 합병증, 수술 후 통증, 수술 후 기능 및 운동 정도, 족관절고정술과의 차이점 등에 대하여 관심이 많다. 환자들은 주로 관절치환술을 한 후에 인공관절을 얼마 동안 쓰다가 못쓰게 되는지를 궁금해하는데, 인공관절의 수명보다도 수술 후의 통증 때문에 관절치환술 후에 수술한 것을 후회하는 환자도 많으므로 수술 후의 기능 및 통증에 대하여 환자에게 잘 설명해야 한다.

가. 인공관절의 수명

"인공관절이 얼마나 갈 수 있느냐?", "인공관절을 하고 얼마나 지나면 다시 해야 하느냐?" 등이 수명에 관한 질문이다. 현재 사용하는 인공관절이 국내에 도입된 지 만 11년이 경과하였으며, 각각의 인공관절이 처음 개발되어 사용되기 시작한 것은 20년이 채 되지 않았으므로 수술 후 10년 이상 추시된 예가 많지 않다. 그러므로 15년이나 20년 후의 생존율이 얼마일지는 아직 모른다. 현재 보고되어 있는 생존율은 개발자나 경험 많은 술자에 의한 것과 국가 등록 체제에 의하여 보고된 것으로 구분할 수 있는데, 개발자나 경험 많은 술자에 의한 것은[1~3] 대개 5년 생존율이 90~95%, 10년 생존율이 84~90%로 보고되어 있으며, 국가 등록 체제에 의한 생존율은[4,5] 10년 생존율이 62~86%로 보고되어 있다.

수술하는 의사의 경험이 늘어나고 인공관절의 개선에 따라서 생존율이 더 높아진다고 하므로 앞으로는 더 나은 생존율이 보고될 가능성이 높다. 국가 등록 체제에 의한 생존율이 낮은 것은 여러 곳에서 다양한 인공관절을 사용한 결과를 종합한 것이므로 경험이 적고, 인공관절에 대한 이해가 부족한 의사들이 시행한 수술 결과들이 포함되어 있다는 데에서 그 원인을 찾을 수 있을 것이다.

어떤 보고에 의하든지, 고관절이나 슬관절치환술의 결과보다는 현저히 낮은 생존율이 보고되어 있으므로 환자와 수술 상담을 할 때는 이 점을 충분히 고려하여야 한다.

족관절치환술이 실패한 경우에는 재치환을 하거나 관절고정술을 하는데, 관절고정술을 하더라도 슬관절이나 고관절에 비하여 기능 장애가 적다. 이러한 점이 족관절치환술을 하는 의사의 부담을 덜어주기도 한다. 그러나 관절치환술을 하지 않고, 처음부터 관절 고정을 하면 족관

그림 7-1 관절치환술 실패 후에 경골-거골만 유합할 수 없어서 경골-거골-종골을 유합한 예

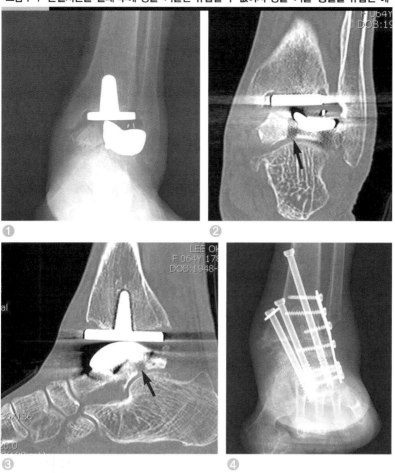

① 관절치환술 후 심한 내반 변형이 있고, ②, ③ 거골 대치물이 외측으로 침강되어 있으며, 거골에
골절선이 보인다(화살표). ④ 경골-거골을 유합할 수 없어서 경골-거골-종골 유합술을 하였다.

절치환술이 실패한 후에 관절 고정을 하는 것보다 고정 수술을 하기가 쉽고, 경골-거골간 관절
만 고정할 경우가 많은데 비하여, 관절치환술에 실패하여 고정 수술을 하는 경우에는 뼈 결손
이 많고, 경골-거골-종골간 고정술을 해야 할 경우도 많다는 점을 고려하면 "관절치환에 실패
하면 관절을 고정하면 된다."고 쉽게 판단할 일은 아니다(그림 7-1).

나. 수술 후 합병증

수술 후 합병증에 대해서는 10장에서 기술하였는데, 환자와 상담할 때 감염, 해리, 폴리에
틸렌의 탈구 등이 발생하면 재수술이 필요하다는 것을 알려주어야 한다. 특히 감염이 발생하면
감염을 치료하고 고정술을 해야 할 가능성이 높고, 진료비도 많이 들 수 있다는 점도 고려되어
야 한다.

다. 수술 후 급성기 통증

수술 후 급성기 통증이 두려워서 수술을 꺼리는 환자도 많은데, 저자는 수술 후에 관절 주위에 Ropivacaine, Ketorolac, epinephrine을 섞은 용액을 주입하여 통증 감소에 뚜렷한 효과를 얻고 있다. 이 방법을 쓴 후 대부분의 환자가 통증이 극심한 수술 당일에도 단순히 진통제나 환자 조절 진통(patient controlled analgesia, PCA)을 한 경우보다 큰 통증없이 지내고 있다.

라. 수술 후 기능 및 운동 정도

환자의 연령과 활동 정도가 관절치환술의 생존에 영향을 미치는 중요한 요인으로 알려져 있다[3,6]. 그러나 수술 시 환자의 연령이 관절치환술 생존율에 영향이 없다는 보고도 있다[7]. 일반적으로 젊은 환자, 그리고 격심한 활동을 많이 하는 환자의 관절치환술의 생존이 짧을 것이라고 예상하며, 격심한 운동을 삼가도록 하고 있다[8].

관절치환술 후에는 수술 전에 비하여 운동 능력이 많이 향상되어 하이킹, 자전거 타기, 골프, 수영 등의 운동을 하는 환자가 많은 편이며[9], 테니스, 스키, 달리기 등을 규칙적으로 하는 환자도 있다[10]. 우리나라에서는 농사일이나 과수원 일을 하는 환자들도 많은데, 의사가 관절을 아껴 쓰라고 권고하는 것이 좋을 것이다.

마. 관절고정술과의 차이점

관절고정술과 관절치환술의 가장 큰 차이점은 족관절이 움직이느냐 고정되어 있느냐에 있는데, 그런 면에서 관절치환술이 관절고정술보다 기능적으로 더 좋은 결과를 보인다[11~13]. 그러나 관절치환술 후에는 여러 가지 이유로 추가적인 수술이 필요할 가능성이 많기 때문에[13,14] 두 가지 수술의 차이점을 환자에게 잘 설명해야 한다.

관절고정술을 하고 나서 일단 고정이 되면 족관절의 통증은 없어지므로 관절고정술을 한 상태에서 환자가 기능적으로 불편하다든가, 주변 관절에서 발생하는 통증이 있더라도 관절을 고정했기 때문에 그 정도 불편한 것은 감수해야 한다고 말하면 환자가 의사에게 책임을 묻거나 불만을 호소할 가능성은 낮다.

관절치환술 후에 여러 가지 원인으로 다시 수술을 해야 할 경우라든가, 통증이 심하여 관절치환술을 한 것을 후회하는 환자를 경험하고 나면 관절치환술보다는 관절고정술을 선호하는 의사가 많은 것이 현실이다. 의사마다 수술 기술과 경험이 다르기 때문에 관절고정술을 할 것인가, 관절치환술을 할 것인가는 의사마다 판단이 다를 것이다.

저자의 경우에도 관절치환술의 경험이 늘어나면서 좀 더 적극적으로 관절고정술보다 관절치환술을 권하는 편이다.

수술실에서 수술 부위 준비

Draping은 마취 후 수술 시작 전 첫 단계이자 감염 예방의 중요한 과정이다. 이 과정에서는 수술장의 오염과 감염을 피하도록 최선으로 노력해야 한다. 골 절삭의 지침이 되는 무릎과 제1, 2 족지 등의 지표들을 쉽게 인식할 수 있도록 하여야 하며, 경우에 따라서는 고관절도 인식할 수 있도록 준비한다.

수술 중 방사선 영상을 확인할 수 있도록 C-arm을 사용이 용이한 위치에 준비한다. 지혈대는 필요한 부위에 시행하며 적절한 지혈대의 압력을 가하도록 한다. 저자의 경우 300~350mmHg의 압력이 관절치환술 시 절삭면의 출혈이나 연부 조직의 출혈을 최소화하는 적정 압력이라 생각한다. 수술 중 부적절한 지혈대의 사용은 구획 증후군이나 심부 정맥 혈전증 등을 유발할 수 있으므로 세심히 준비하도록 한다.

소독은 꼼꼼하게 시행되어야 한다. 특히 발가락 사이 공간도 충분히 소독해야 하며, 환측 하지의 노출 부위 전부를 베타딘을 이용하여 소독하는 것을 기본으로 한다. 족관절을 surgidrape로 방포할 수 있으나, 저자는 베타딘이 충분히 산화할 수 있도록 피부를 노출시키는 것을 선호한다. 수술대는 방수포를 이용하여 방습을 시행하고 그 위에 다시 소독포를 덮어주도록 한다.

수술 중 오염이 발생하는 경우 바로 재소독하고 소독포로 오염 부분을 덮을 수 있도록 충분한 소독포를 준비한다. 수술에 참가하는 모든 사람은 오염 방지 및 자신을 보호하기 위하여 두 겹의 장갑을 끼는 것을 원칙으로 하며, 관절치환술용 보호 장구를 착용하면 더 좋을 것이다.

앙와위 상태에서 발목은 외회전되므로 약간 건측으로 기울인 자세를 유지하여 준비하고, 필요한 경우 수술대를 기울여 술자가 수술하기 좋은 환경을 만들고 난 후 수술을 시행할 수 있도록 한다.

③ 대치물의 위치

가. 경골 대치물

1) 경골 대치물의 시상면 각도

족관절은 시상면에서 오목한 경골 천장과 볼록한 거골 원개에 의하여 해부학적으로 전후방 안정성이 있다. 족관절치환술에서는 경골 천장을 평평하게 절삭하고, 평평한 경골 대치물이 인서트의 윗면과 관절을 이루고 있으며, 인서트의 아랫면은 오목하게 하여 거골 대치물과 관절을 이루고 있다. 그러므로 인공관절은 시상면에서 해부학적인 족관절에 비하여 안정성이 낮아서 경골 천장을 시상면에서 적절히 절삭하여야 적절한 족관절의 안정성을 얻을 수 있다. 시상면의 절삭이 부적절하면 거골이 경골에 대하여 전방 또는 후방으로 전위될 가능성이 있기 때문이다.

족관절염에서 수술 전의 시상면 변형은 전방 전위가 흔하므로 수술 후에도 전방으로 전위될 가능성이 높다. 저자의 연구에서는 시상면에서 경골축과 경골 천장이 90°에 가깝게 절삭되어야 거골의 전방 전위를 방지하기에 유리하다. 즉 경골 천장의 앞부분이 뒷부분보다 높으면 높을수록 거골의 전방 전위가 발생하기 쉽다(그림 7-2).

그림 7-2 수술 전후에 모두 거골이 전방으로 전위된 환자의 사진

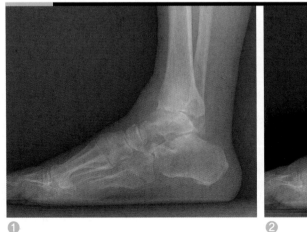 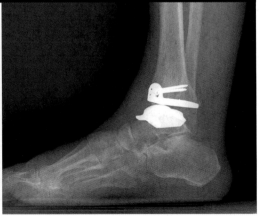
❶ ❷

① 수술 전 측면상에서 거골이 전방으로 전위되어 있다. ② 수술 후에 전방 원위 경골 각도가 80° 정도여서 경골 대치물의 전방이 후방보다 높으며, 거골 대치물이 경골 대치물의 전방으로 전위되어 있다.

그림 7-3 경골 대치물이 내반된 환자

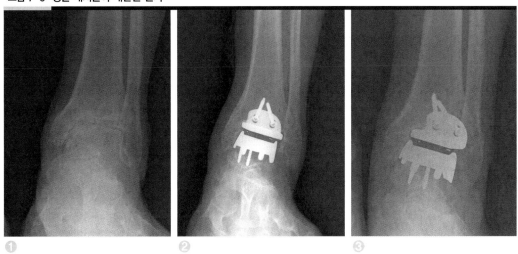

① 수술 전 방사선상에 경골 천장이 내반되어 있다. ② 경골 대치물이 12° 정도 내반으로 삽입되어 있고 외측과가 골절되어 치유되었다. ③ 수술 후 6년 방사선상. 내측 통증이 있고, 경골 천장의 내반 변형이 2° 증가하였다.

2) 경골 대치물의 관상면 위치 및 각도

경골 대치물의 관상면 각도는 정상 관절에서의 경골 천장 각도인 90°가 좋다. 3~4° 정도의 내반이나 외반은 괜찮다고 하지만[5] 내반되면 내측으로 체중 부하가 집중되어 내측 충돌에 의한 통증을 유발하기 쉬우며 장기적으로 가장자리 부하(edge loading)에 의한 대치물의 침강, 인서트의 편마모 등이 발생할 가능성이 있다(그림 7-3).

외반이 증가하면 역시 외측의 가장자리 부하가 가능하고 외측 충돌에 의한 증상이 발생할 가능성이 커진다. 후족부의 외반이 원인이 되어 발생한 외반 관절염에서는 경골 천장 각도와 관계없이 후족부의 외반을 교정하지 않는다면 거골의 외반 변형에 의하여 인공관절의 조기 실패를 초래한다. 외반 관절염의 관절치환술에 대하여는 '8장 변형된 족관절의 관절치환술' 중 외반 관절염 편에서 자세히 적어 놓았다.

나. 거골 대치물

1) 거골 대치물의 시상면 위치 및 각도

시상면에서 경골축과 경골 대치물 사이의 각도가 90°에 가깝게 경골 절삭을 하는 것이 거골을 경골축에 맞추는 데 가장 중요하지만, 거골 대치물이 원래 거골 원개의 해부학적인 위치보다 전방에 삽입되면 거골이 제 위치에 정복되더라도 거골이 전방으로 전위된 것과 마찬가지이다(그림 7-4).

그림 7-4 거골 대치물이 거골에 대하여 전방으로 삽입된 예

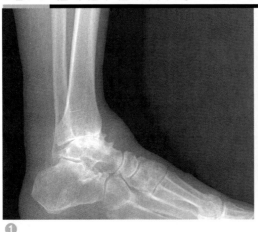 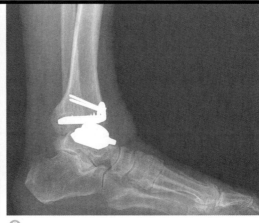

① 수술 전 방사선상에서 거골이 전방 전위되어 있다. ② 시상면에서 전방 원위 경골 각도가 82°로 작게 절삭되어 거골의 전방 아탈구가 정복되지 않는 원인이기도 하지만, 정상 거골 원개의 위치보다 거골 대치물이 전방에 삽입된 것도 아탈구를 더 악화시키는 원인이다. 거골 외측 돌기와 거골 원개와의 관계를 보면 거골 대치물이 전방으로 삽입되었다는 것을 알 수 있다.

그러므로 거골 대치물을 제 위치에 삽입하는 것이 중요하다. 즉 거골이 경골축에 대하여 해부학적인 위치에 자리 잡고, 거골 대치물이 거골에 대하여 해부학적인 위치에 자리 잡는 것이 가장 이상적이다. 그러나 거골 상면을 절삭하고 나면 거골 원개의 해부학적인 위치를 알 수 없으므로 거골 대치물이 정상 위치보다 전방에 놓일지 후방에 놓일지 알기 어렵다. 그러므로 시험 대치물을 장치한 상태에서 C-arm으로 확인해 가면서 거골 대치물의 위치를 정하기도 한다.

저자의 경험으로는 Hintegra형에서는 족관절 중립위에서 발을 후방으로 밀어서 관절 정복을 하였을 때 거골 절삭의 전방 경계면이 경골 전연보다 2~3mm 후방에 놓이는 것이 좋다. Hintegra형의 신형 수술 기구에서는 거골이 후방에 뾰족한 hook을 걸어서 그에 맞추어 절삭하면 거골 대치물이 거골에 대하여 바른 위치에 삽입되도록 하였다.

Mobility형에서는 거골의 정점을 확인하고 그곳을 기점으로 거골 설삭을 하브로 거골의 선후방 위치를 짐작해 가면서 수술할 수 있는 장점이 있다.

Salto형에서는 거골 절삭을 경골에 수직으로 하지 않고 25° 정도 후하방을 향하는 면을 따라서 절삭하는데, 이때 절삭면의 전방 경계는 거골 절삭의 두께에 따라 두껍게 절삭하면 적절한 위치보다 상당히 앞에 위치하고 얇게 절삭하면 상당히 뒤에 위치한다. Salto형에서는 수술 기구에 의하여 거골 절삭의 두께가 정해지지 않고, 발을 아래로 당겨 내리는 정도에 따라 첫 번째 거골 절삭면의 전방 경계가 앞일 수도 있고, 뒤일 수도 있다는 뜻이다.

Salto형에서 거골 대치물의 전후방 위치는 두 번째 절삭면에 의하여 결정된다. 두 번째 절삭면의 전후방 위치를 결정하기 위하여 전방 거골 경사면 가이드(anterior talar chamfer guide)

라는 기구를 이용하는데, 이것만으로는 두 번째 절삭면의 전후방 위치와 수평면에서의 방향을 결정하기가 어렵다. 거골 절삭 두께가 두꺼우면 거골의 첫 번째 절삭면이 상당히 전방에 위치하는데, 이 경우에 전방 거골 경사면 가이드를 이용하여 두 번째 절삭면을 후방으로 이동시키면서 적절한 거골 대치물의 전후방 위치를 찾아간다. 이때 후방으로 이동하려면 그만큼 처음에 절삭한 후방 절삭면과 나중에 절삭하는 전방 절삭면 사이의 경계 부위에 위치하여 거골 절삭면 중에서 가장 높이가 높은 부분의 높이가 점차 낮아진다. 즉 처음 거골 절삭이 많이 되면 후방 절삭면의 전방이 너무 앞에 위치하여 두 번째 절삭면을 점차적으로 후방으로 이동시켜가면서 적절한 위치에 거골 대치물이 놓이도록 하는데, 이 과정에서 거골 높이가 낮아지므로 처음 절삭할 때 거골을 최대한 원위부로 당겨 내려서 거골의 상부에서 후방 절삭면이 만들어지도록 주의해야 한다(그림 7-5).

그림 7-5 거골 대치물이 후방으로 삽입된 환자의 방사선상

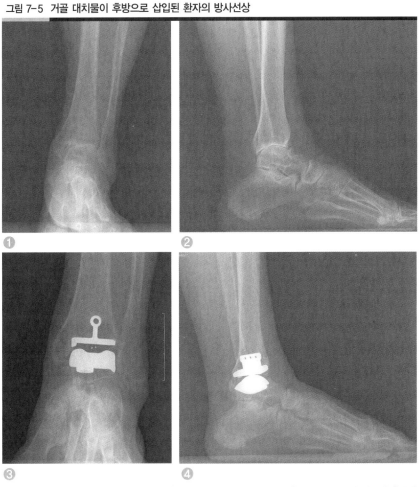

①, ② 수술 전 방사선상. ③ Salto 인공관절치환술 후 전후면 방사선상. ④ 거골 대치물이 거골의 후방에 삽입되어 발이 전체적으로 전방으로 전위된 환자의 방사선상.

그림 7-6 시상면상에서 거골 대치물의 삽입 각도

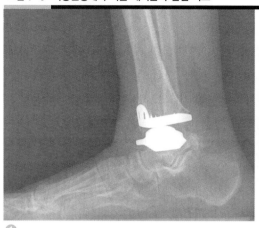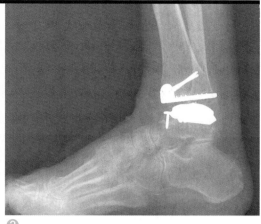

① ②

① 거골 대치물이 거골의 종축에 대하여 후방 회전되어 대치물의 전방이 거골 경부에서 들려 있으나 체중 부하 시 거골 대치물의 종축이 지면과 평행하다. ② 거골 대치물이 체중 부하 시 후방으로 회전되어 있으며, 체중 부하 시 지면과 평행하지 않다. 수술 전 체중 부하 측면 방사선상에서 거골의 종축이 지면과 이루는 각도를 고려하여 거골 대치물을 삽입해야 수술 후 체중 부하 시 거골 대치물이 지면과 평행하게 된다.

거골 대치물이 지면과 이루는 각도가 어떤 상태인 것이 기능과 인공관절의 수명에 좋은가에 대하여는 객관적인 증거가 없다. 그러나 거골 대치물의 종축이 지면에 대하여 경사가 클수록 체중 부하를 할 때 거골 대치물과 지면 사이에 미끄러지는 힘이 클 것이므로 지면과 평행하게 삽입하는 것이 좋을 것이다(그림 7-6).

그러나 수술을 할 때 족관절 중립위는 체중 부하를 하지 않은 상태이므로 거골을 절삭할 때 족관절 중립위에서 거골 절삭 가이드를 대고 절삭하더라도, 수술 후에 체중 부하를 한 상태에서 거골이 어떤 위치에 있을까를 정확하게 판단하기 어렵다. 그러므로 수술 시 발바닥을 밀어 올려서 체중 부하 상태를 가상하여 족관절이 중립위인 상태에서 절삭하는데, 발의 유연성이 큰 편평족에서는 이와 같이 하더라도 체중 부하를 하면 수술장에서 체중 부하 상태를 가상하여 판단한 것보다 거골이 더 족저 굴곡된다. 그래서 종아치가 정상인 관절에서 거골 절삭을 하고 인공관절을 삽입한 경우보다 거골 대치물이 더 바닥쪽을 향하여 앞으로 미끄러지는 것처럼 보이게 된다. 이와 같이 발의 종아치의 상태에 따라 체중 부하 시에 거골 대치물과 지면이 평행하지 않게 되는 현상을 피하기 위하여 요족인 경우에는 발목이 중립 위치보다 약간 더 배굴된 위치에서 거골 절삭을 하고, 편평족에서는 발목이 약간 족저 굴곡된 상태에서 절삭을 한다. 그러나 편평족이 심한 경우에는 이와 같은 방법으로 절삭하더라도 거골 대치물을 지면과 평행한 상태로 삽입하기 어렵다. 또한 심한 편평족에서는 관상면에서 거골을 강력하게 외반하고 수평면에서 거골을 내회전시키는 모멘트가 작용하는 경우가 많으므로 먼저 편평족을 교정한 후에 관절치환술을 하는 것이 바람직하다.

2) 거골 대치물의 관상면 위치 및 각도

거골 대치물은 원래의 해부학적인 위치에 해부학적인 각도로 삽입되는 것이 좋다. 거골 상면을 절삭할 때 거골 원개의 내외측이 균등하게 마모되어 있는 경우에는 절삭한 뼈의 두께가 내외측 모두 똑같다면 해부학적인 각도로 절삭되었다고 판단한다. 그러나 내측이나 외측 일부가 더 마모되어 있는 경우에는 거골 원개의 절삭이 해부학적인 각도로 되었는지 알기 어렵다.

Hintegra형에서는 경골 절삭 후에 경골 절삭 가이드가 경골에 부착된 상태에서 거골 절삭 가이드를 부착하고 최대한 거골 절삭 가이드를 원위부로 밀어 내려서 거골 절삭 가이드를 거골에 핀을 이용하여 고정한 후에 거골을 절삭한다. 이때 거골 절삭 가이드를 최대로 밀어 내리는 이유는 거골 절삭 가이드가 거골의 상면에 내외측이 균일하게 밀착되도록 하려는 것이다. 거골두가 거골 경부의 뼈나 연부 조직에 의하여 하방으로 밀어 내려도 거골 절삭 가이드가 거골 상면에 닿지 않을 수 있으므로 거골 경부와 거골두의 골극이나 돌출된 뼈, 두꺼운 섬유 조직을 미리 제거한 후에 거골 절삭 가이드를 부착하는 것이 좋다.

족관절에 고정된 내반 또는 외반 변형이 있는 경우에는 거골 절삭 가이드가 내측 또는 외측에서만 거골과 밀착하고 다른 한쪽은 거골과 밀착되지 않고 틈이 벌어진 경우가 있는데, 이런 상태로 거골 절삭을 하면 거골 상면의 일부만 절삭되므로 해부학적인 거골 위치에 맞게 대치물이 삽입될 수 없다. 그러므로 거골 절삭 가이드를 밀어 내리기 전에 발이 중립 위치로 교정 가능한지를 잘 판단하고 밀어 내려야 한다.

Mobility나 Salto에서는 두 개 이상의 핀을 삽입하고 그 핀을 따라서 거골을 절삭하는데, 핀 삽입 가이드를 따라서 핀을 삽입하더라도 핀들이 거골에 대하여 내반 또는 외반된 위치로 삽입되는 경우가 있다.

Mobility처럼 거골의 양 측면을 전혀 절삭하지 않는 인공관절의 거골 대치물은 거골의 해부학적인 위치에 대하여 약간 내반이나 외반으로 삽입되더라도 Hintegra형 인공관절에 비하여 알기 어려운 경우가 많은데, 내반 변형이 있는 관절에서는 거골의 내측이 외측보다 많이 절삭되어 거골이 내반된 채로 삽입되는 경우가 흔히 발생한다(그림 7-7).

거골 대치물이 내반이나 외반되어 삽입되면 후족부의 변형이 남아 있는 상태로 인공관절이 삽입되므로 후족부의 변형을 교정하기 위한 추가적인 수술이 필요할 가능성이 높아진다. 만약 거골 대치물이 내반으로 삽입되어 후족부의 내반이 심해진 경우에 후족부의 변형 고정을 위한 종골 외측 쐐기 절골술 등을 하면 족관절에서는 내반, 후족부에서는 외반되는 지그재그 변형이 발생한다. 후족부의 교정이 부족할 경우에는 족관절 내측에 과다한 부하가 지속적으로 작용하게 된다. Salto나 Mobility 인공관절에서는 수술 시 사용하는 핀이 직경 3mm로 상당히 두꺼우므로 핀을 삽입하였다가 제거한 홈에 대치물을 삽입하기 전에 골이식을 하는 것이 좋다.

그림 7-7 거골 대치물이 거골에 대하여 내반으로 삽입된 예

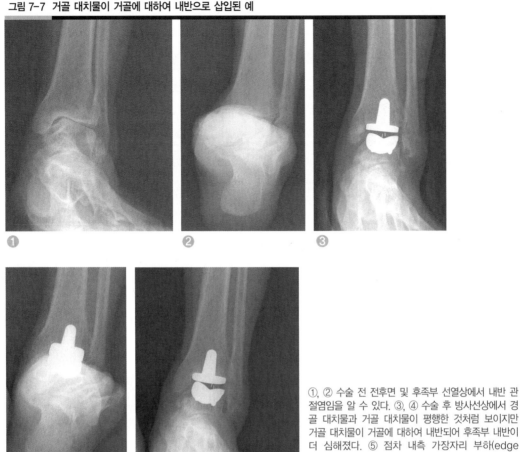

①, ② 수술 전 전후면 및 후족부 선열상에서 내반 관절염임을 알 수 있다. ③, ④ 수술 후 방사선상에서 경골 대치물과 거골 대치물이 평행한 것처럼 보이지만 거골 대치물이 거골에 대하여 내반되어 후족부 내반이 더 심해졌다. ⑤ 점차 내측 가장자리 부하(edge loading)가 증가하여 수술 후 1년의 방사선상에 거골 경사(talar tilt)가 발생하였다.

 관절치환 단계별 수술 방법

가. 절개선 및 도달법

1) 전방 도달법

족관절의 정중앙을 절개한다. 기존에 외상성 반흔 또는 다른 수술을 한 반흔이 있을 때는 이를 피하여 절개하거나 기존의 절개선을 이용하여야 하므로 약간 내측 또는 외측으로 절개선

이 치우치게 된다.

족저 굴곡한 상태에서 수술하기 때문에 수술 당시에 절개선이 상당히 길어 보이더라도 수술 후에 보면 절개선이 상당히 짧은 편이다. 관절치환술의 경험이 증가할수록 절개선이 점점 짧아지며 변형이 없는 관절에 대해서는 4~5cm 정도의 짧은 절개선으로도 관절치환술이 가능하게 된다. 근위부로는 경골의 cutting block이 놓일 수 있는 정도로 절개하고, 원위부는 거주상 관절이 보일 정도로 절개한다. 거주상 관절에서는 천비골 신경이 발등의 정중앙 부위를 지나가므로 피부 절개는 정중앙에 하더라도 피하 지방과 근막은 약간 내측으로 절개해 가면서 천비골 신경을 피한다.

피부와 피하 지방을 한 층으로 절개한 후 가장 먼저 노출되는 것이 신전건 지대와 신전건들이다. 장무지 신전건의 근막을 절개하고 깊이 박리해 들어간다. 어느 것이 전경골건이고 어느 것이 장무지 신전건인지 분명하지 않은 경우에는 피부 절개선과 마찬가지로 신전건 지대의 중앙을 절개하고 들어가면 된다. 장무지 신전건보다 전경골건이 더 넓고 중요하며, 수술 후 피부가 벌어지면 바로 전경골건이 노출되어 심각한 문제가 발생할 수 있으므로 전경골건보다는 조금 외측으로 장무지 신전건의 근막을 절개하고 들어가는 것이 안전하다.

장무지 신전건의 외측에 족배 동맥과 심비골 신경이 지나가므로 장무지 신전건의 내측으로 도달하는 것이 좋다고 하지만, 실상은 장무지 신전건의 바로 아래에 이런 신경 혈관이 있으므로 내측 또는 외측 어느 쪽으로 도달하든지 신경 혈관을 손상시키지 않도록 주의해야 한다. 저자는 장무지 신전건을 내측으로 당기고 족배 동맥과 심비골 신경은 외측으로 당긴다. 족배 동맥의 외측 분지와 심비골 신경의 분지가 단족지 신전근을 지배하는데 족배 동맥과 심비골 신경을 내측으로 당기면 단족지 신전근에 가는 혈관과 신경이 차단되기 때문이다.

단족지 신전근은 관절치환술 후 족관절 전방에 피부 괴사 등으로 연부 조직 결손이 생겼을 때 피판으로 이용할 수 있다고 하나[6] 저자는 이와 같은 피판이 필요할 정도로 연부 조직 결손이 생긴 예를 경험하지 못했다.

원위 경골 전방의 골막과 관절막 위에는 횡방향으로 주행하는 혈관들이 있으므로 전경골 동맥과 심비골 신경 이외의 횡방향으로 주행하는 혈관들을 지혈하면서 뼈와 관절에 도달한다. 필요한 경우에는 관절액에서 배양 검사를 하고 관절막을 조직 검사한다. 원래 이 대치물을 개발한 Hintermann은 self retractor를 이용하여 벌리도록 하고 있으나, 저자는 self retractor에 의한 연부 조직 손상을 방지하기 위하여 보통 사용하는 견인 기구를 사용하여 벌린 상태에서 수술하며, 내측을 수술할 때는 외측을 느슨하게 당기고, 외측을 수술할 때는 내측을 느슨하게 당기며, 견인 기구가 피부 한곳에 집중적으로 걸쳐 있지 않도록 주의한다(그림 7-8).

그림 7-8 전방 도달법을 단계별로 보여 주는 사진들

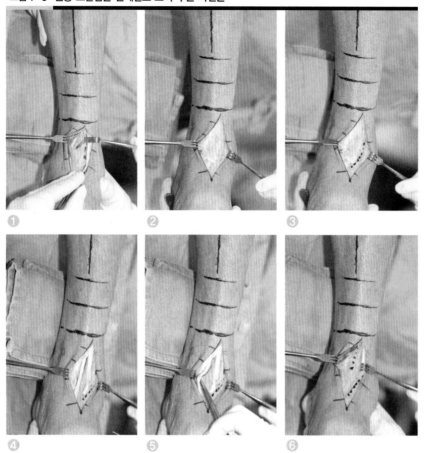

① 하퇴부의 중간 1/3 부위에서 경골 crest를 따라 선을 긋고 그 선에 90°인 선을 그린다. 족관절 선을 중심으로 내과와 외과의 중앙에 약 4~7cm를 종절개한다. 절개선은 경골 crest보다 약간 내반되게 한다. ② 천비골 신경이 노출된다(점선 표시). 절개선의 원위부가 천비골 신경을 지나가므로 절단하지 않도록 주의한다. ③ 천비골 신경을 외측으로 당기고, 심부근막과 신전건 지대를 피부 절개선과 같은 위치로 절개하면 바로 아래에 장무지 신전건이 나타난다. ④ 장무지 신전건의 근막을 절개하고 장무지 신전건을 내측으로 당긴다. ⑤ 장무지 신전건을 당기면 바로 아래에 심비골 신경과 족배 동맥이 나타난다(점선 표시). ⑥ 저자는 심비골 신경과 전경골 동맥을 외측으로 당기고 뼈와 관절에 도달하지만 이 신경과 혈관을 내측으로 당겨도 된다.

2) 측방 도달법

국내에 도입되어 있는 인공관절은 모두 전방 도달법을 이용하여 관절치환술을 하는 것이지만 Trabecular Metal Total Ankle(TMTA)은 측방 도달법을 이용한다[16]. 여기에서 측방 도달법의 개요를 적어 놓는 이유는 TMTA에 대한 이해를 돕기 위해서이다.

① 앙와위로 수술한다.

② 비골을 따라서 원위 비골을 전부 노출하기 위하여 20cm 절개한다.

③ 전거비 인대를 절개하고 수술이 끝날 때 봉합한다.

④ 원위 비골에 사선형 절골을 하는데 원위부가 족관절에서 10~15mm 근위부에 위치하도

록 한다.

⑤ 전경비 인대를 비골 측에서 절개한다.

⑥ 종비 인대와 후경비 인대는 원위 비골에서 박리하지 않고 부착시켜 둔다.

⑦ 전내측에 내측구를 노출하고 골극을 제거하기 위하여 별도의 절개를 한다.

⑧ 원위 비골을 원위부로 젖혀 내리고 외측에서 경골과 거골을 절삭하고 대치물을 삽입한다.

나. 경골 절삭

1) 경골 천장 절삭 시 선열 결정 방법

저자는 수술을 시작하기 전에 경골의 중간 1/3 부위에 경골 crest를 따라서 선을 긋고, 그 선에 90°가 되도록 경골 절삭 블록을 위치시킨다. 경골의 근위부와 원위부에서는 경골 crest를 긋기도 어렵지만 원위부로 가면 경골 crest가 약간 내측으로 휘어지기 때문에 경골 간부의 중간 1/3에 선을 긋는다. 경골 원위 1/3은 사람마다 휘어진 정도가 다르지만 경골 중간 1/3은 사람마다 차이가 없으며, 이것을 기준으로 수술하면 정확하게 경골 절삭을 할 수 있다.

시상면에서는 해부학적으로 경골 천장의 전방이 높고 후방은 낮으며 오목한 모양이다. 그러나 관절치환술은 경골을 평면으로 절삭하기 때문에 정상적인 해부학적 구조에 비하여 전후방 안정성이 낮다. 그 때문에 전방이 약간 들려지면 거골이 전방으로 빠져 나오려는 경향이 있으므로 경골축에 대하여 90°로 절삭한다. 대부분의 수술 기구가 약 5~7°의 전방 경사를 주도록 되어 있으므로 옆에서 보았을 때 기구의 안내봉(guide rod)과 경골 crest 사이의 간격이 동일하다면 약간의 전방 경사를 유지한 채로 경골 절삭이 된다. 또한 기구를 따라서 절삭을 하더라도 톱날이 후방의 딱딱한 뼈에 닿으면서 원위부로 약간 휘어지는 경향도 있으므로 5~7° 이상의 전방 경사가 발생할 가능성도 있다. 저자는 안내봉의 근위부를 경골에서 약간 들어 올려서 원위부보다 근위부에서 안내봉과 경골과의 간격을 약간 늘려 수술 기구가 원래 의도하는 5~7°의 전방 경사가 생기지 않도록 절삭한다(그림 7-9).

2) 경골 내측 절삭의 요점

경골 대치물은 평면이므로 수평면상에서 약간 회전되어 삽입되거나, 경골축에 대하여 내측으로 치우쳐 삽입되거나 외측으로 치우쳐서 삽입될 수도 있다. 어떻게 삽입하더라도 인서트와 접촉하는 면은 평면이므로 경골 대치물과 인서트 사이에서, 평면과 평면 사이에서의 운동인 수평면상의 회전 및 전후, 좌우 활주 운동이 가능하다.

그러나 경골 대치물이 회전되어 삽입된다는 것은 절삭 방향이 정상적인 족관절 격자의 방

그림 7-9 경골 안내봉과 경골 사이의 간격

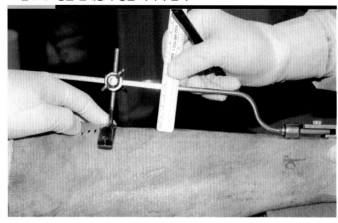

경골 안내봉의 근위부가 원위부에 비하여 피부에서 좀 더 멀게 안내봉의 높이를 조절한다.

향과 다르거나, 경골 대치물이 경골 절삭면을 다 피복하지 못했음을 의미한다. 해부학적인 격자보다 톱날이 내측을 향하도록 경골을 절삭하면 내과의 후방이 절삭되므로 수술 시 후방 경골건이나 경골 신경을 손상할 가능성이 있으며 족관절 내과의 골절 가능성도 높아진다(그림 7-10). 톱날이 외측을 향하도록 경골을 절삭하면 비골의 후방을 절삭하여 비골 골절의 가능성이 높아진다. 해부학적인 족관절 격자의 방향으로 절삭하더라도 경골 절삭면에 비하여 경골 대치물의 크기가 작은 경우에는 절삭면의 일부가 경골 대치물에 의하여 피복되지 못하므로 노출된 경골 절삭면이 낭종성 변화나 이소성 골화의 원인이 될 가능성이 있다.

경골 대치물이 인서트를 완전히 덮는 것이 좋으며, 인서트의 일부가 경골 대치물이 없는 부분에 위치하는 것을 오버행(overhang)이라고 하기도 하는데, 경골 대치물에 덮여 있지 않는 부분이 넓을수록 인서트의 좁은 부분에 체중 부하가 집중되므로 인서트 파손이나 편향 마모의 원인일 가능성이 있다.

Hintegra 경골 대치물은 다른 인공관절에 비하여 후방이 넓으므로 경골 천장의 후내측을 충분히 깎아 내지 않으면 삽입되지 않는다. 그래서 후내측을 충분히 깎아야 한다. 그러나 경골 천장의 후내측에는 후경골건이 있고 후경골건보다 약간 중앙쪽으로 경골 신경이 주행하므로 톱날에 의하여 신경 손상이 발생할 수 있다. 또한 후내측을 절삭하다 보면 내과 골절이 발생하기도 쉬운데, 이와 같은 내과 골절 및 신경 및 건손상을 방지하기 위하여 절삭하려는 족관절 격자의 내측 상면 코너에 강선을 삽입하고 그 강선보다 상방 및 내측으로 절삭하지 않도록 해야 족관절 내측과가 골절되는 것을 방지할 수 있다. 정상에서 거골의 내측연은 경골 천장에서 내과의 관절면으로 이행하는 곡선 부위가 끝나는 부분에 있으므로 내과의 일부분을 절삭하게 되며, 거골이 내측 전위된 관절염에서는 그보다도 2mm 정도 내측과를 더 절삭해야 거골이 내측으로 전위되면서 발생하는 내측 충돌 현상을 방지할 수 있다(그림 7-11).

그림 7-10 수술 중 발생한 내과 골절

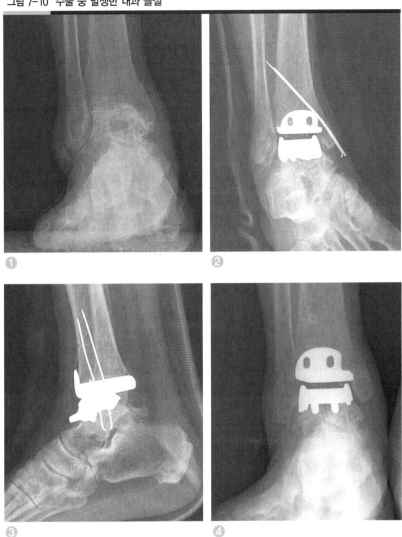

① 수술 전 방사선상. ②, ③ 수술 중 내과 골절이 발생하여 두 개의 1.6mm K-강선으로 고정하였다.
④ 내과 골절이 치유되었다.

그림 7-11 정상 족관절의 관상면 절단면

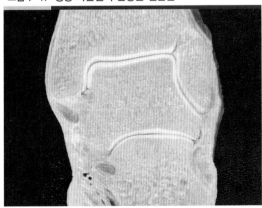

거골의 내측면을 근위부로 연장하면 경골 천장에서 내과로 이행
하는 부분의 내측에 도달한다. 그러므로 내과의 내측 관절면에
맞추어 경골 천장을 절삭해야 한다. 수술 전에 거골이 내측으로
전위되면서 내과가 침식된 경우에는 내과의 관절면보다 더 내측
까지 경골 천장을 절삭한다. 이 경우에 내과의 관절 연골이 손상
되지만 예후에는 관계가 없다.

내측과의 내측을 정상보다 더 절삭할 경우에는 내측과의 골절이 발생할 가능성이 증가하므로 예상 절삭면을 따라서 강선을 삽입하고 정상적인 족관절 격자의 방향을 고려하여 약간 후내측을 향하여 절삭한다.

이때 절골도 등을 이용하여 뼈를 깎아 나가면 내과의 골절이 발생할 위험이 있으므로 반드시 톱을 이용하여 내과를 깎아 내야 한다(그림 7-12). 그러나 깊은 후방까지 톱으로 절삭하는 것은 위험하므로 톱으로 내과의 앞선에서 약 3cm 깊이로 절골한 후 나머지는 얇은 절골도로 힘을 약하게 주면서 톡톡 쳐서 마저 절골한다. 일부 돌출된 부분이 있을 경우에는 작은 큐렛을 이용하여 긁어내어 원하는 족관절 격자를 만든다.

수술 전에 경골 천장이 상방으로 침식되어 관절선이 높아진 경우에는 내측 코너에서 내과의 뼈 두께가 아주 얇아지므로 필요하다면 내과의 원위단에서 상방 외측 방향으로 K-강선을 두 개 정도 삽입하여 골절이 발생하지 않도록 한 후에 절삭하는 것이 안전하다.

Barg와 Saltzman은[16] 내과 골절을 방지하기 위하여 경골 천장의 내측 어깨(shoulder)를 절삭하지 말고 보존해야 한다고 하였다. 그러나 저자가 경험하는 내측 관절염은 거골이 내측 전위되고, 내측과가 침식되어 이미 어깨 부분이 없어진 경우도 많고, 관절치환술 후에 거골이 내측 전위되면서 내과와 충돌할 가능성을 방지하고, 해부학적으로도 거골의 내측면이 어깨의 내측과 같은 선상에 위치하므로 경골 절삭을 할 때 어깨의 내측선까지 절삭하는 것이 옳다고 판단한다.

그림 7-12 경골 내측 절삭 방법

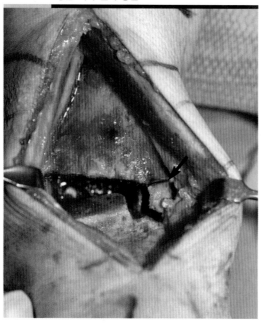

의도하는 경골 천장의 내측 경계부에 1.6mm 강선을 족관절 격자의 방향으로 삽입한 후(화살표) 그곳에서 수직 방향으로 내과의 내측을 얇은 톱날을 이용하여 깊이 절삭하면 내과 절삭 도중에 내과가 골절될 가능성이 낮아진다. 내과의 절삭면과 거골의 내측면 사이에 2mm 이상의 공간이 있어야 내과와 거골 사이의 충돌을 방지할 수 있다.

3) 경골 외측 절삭

경골 천장의 외측을 절삭할 때 톱날이 족관절 후방의 외측을 향하도록 하여 절삭하면 비골을 절골하는 경우도 있으므로 주의해야 한다. 장무지 굴곡건이 절단된 예를 경험한 의사도 있으나 수술 시 발가락이 배굴되어 장무지 굴곡건이 팽팽한 상태가 된 경우가 아니면 절단되지 않을 것이다. 인공관절의 종류에 따라 Salto형 인공관절에서는 경골 천장의 외측을 전부 절삭하지 않고 전외측을 일부 남기도록 하고 있으나, Hintegra형에서는 경골 천장 전체를 절삭하는 경우가 많으며 절삭면의 넓이가 넓다. 가능한 한 넓은 절삭면을 덮을 수 있는 경골 대치물이 대치물 표면의 단위 면적당 가해지는 힘을 분산시킬 수 있을 것이다. 또한 경골의 전방과 후방 피질골을 모두 덮을 수 있으므로 경골 대치물에 가해지는 체중 분산의 면에서는 Hintegra형이 우월하다고 할 수 있다.

경골 대치물의 안정성 면에서 전후방 피질골과 경골의 전면을 모두 피복하는 Hintegra형은 거골이나 거골 대치물이 해부학적으로 정상적인 위치보다 약간 전방에 위치하더라도 경골 대치물의 넓은 부위에 하중이 가해지므로 경골 대치물이 침강(subsidence)할 가능성이 적으나, Mobility형이나 Salto형에서는 거골이나 거골 대치물의 위치가 전방이면 경골 대치물의 전방에 스트레스가 집중되어 경골 대치물의 전방이 상방으로 침강되면서 시상면에서 전방이 들려 올라갈 가능성이 증가할 것이다.

4) 경골 절삭의 실제

경골 절삭을 하기 위하여 cutting block을 원위 경골에 대기 전에 경골의 전방, 내과 및 외과의 전방에 심하게 돌출된 골극을 절제하고 내측구와 외측구에 있는 골편을 절제한다. 뼈조각이 관절이 중립 위치로 정복되는 것을 방지하는 경우도 있으므로 우선 관절이 중립 위치로 잘 교정되는지를 관찰한다.

기존의 수술 방법은 이 시기에 관절을 중립위로 교정할 수 없으면 삼각인대 유리술을 시행했다. 그러나 저자는 삼각인대 유리술을 하지 않고 내반 변형을 교정한다. 이에 대하여는 '8장 변형된 족관절염의 관절치환술' 중 내반 관절염 단원에서 자세히 적어 놓았다. 여기에서 한 가지 강조할 점은 기존에는 내반 관절염에서는 삼각인대를 포함한 내측 연부 조직의 구축에 대한 관심은 높았으나 내반 관절염에서 삼각인대의 기능 부전에 의한 외반 불안정성에 대하여는 언급된 바가 없다는 것이다. 내반 관절염이기 때문에 거골이 격자 내에서 내반되려는 경향이 있지만, 삼각인대의 기능 부전이 있는 경우에는 거골을 원위부로 밀어 내릴 때 내반 불안정성에 의하여 외측이 벌어지지 않고 오히려 내측이 더 많이 벌어지는 경우도 있다는 점을 기억해야 한다.

퇴행성 관절염이 되면 거골 원개의 전방이 앞으로 연장되어서 수술 전 측면 방사선상에서 도 거골 원개가 평평한 형태를 보이는 경우가 많다.

수술 전 CT를 하면 이런 모양을 좀 더 쉽게 파악할 수 있다. 이 부분을 어느 정도 깎아 내야 정상적인 거골 원개의 모양을 만들 수 있을까를 수술 전에 미리 구상하여 거골 원개의 전방을 일부 절제한다. 이때 거골 원개가 상당히 경화되어서 론저를 이용하여 뼈를 조금씩 파내기 어려운 경우가 있는데, 이때는 피질골에 강선이나 드릴빗으로 몇 개의 구멍을 만들고 그 구멍 사이를 론저로 절제하는 것도 한 가지 방법이지만 공기톱을 이용하여 절삭하는 게 가장 편하다. 이 시기에 이와 같이 거골을 성형하지 않으면 경골을 절삭한 후에 거골 절삭을 위하여 거골 절삭 가이드(talar cutting guide)를 장치할 때 거골 원개까지 내려가지 않고 거골 원개보다 높은 위치에 놓여 거골 절삭이 불가능하므로 이 과정이 필수적이다(그림 7-13).

관절강 내에 작은 절골도나 골막 거상기(periosteal elevator)를 넣고 거골을 원위부로 눌러 내리면서 관절강 안을 봐서 경골 천장의 위치가 어디인지, 거골이 내측과 외측이 균등한 정도 로 원위부로 밀어 내려지는지 등을 관찰한다. 경골 천장의 전방에 골극이 크면 관절강 내를 볼 수 없을 경우가 있다. 이때는 경골 전방의 돌출된 골극 일부를 공기톱이나 절골도를 이용하여 절제하면 관절강 내를 잘 볼 수 있다(그림 7-14).

그러나 경골 전방의 골극을 절제하다가 경골 천장의 전방을 정상보다 더 절제하면 경골 천 장 전방의 뼈가 약해져서 경골 대치물의 고정이 약해진다. 특히 Hintegra에서는 경골 천장 전 방의 뼈가 바로 경골 대치물을 버텨 주어야 하므로 경골 전방의 뼈를 너무 높이 너무 깊이 절제

그림 7-13 거골 및 경골의 전방에 뼈가 증식되어 있는 환자의 방사선상

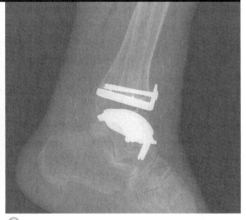

① 수술 전 측면 방사선상에서 경골의 전방으로 길게 돌출된 골극이 뚜렷이 보인다. ② 경골 전방의 골극을 충분히 절제하지 않고 경 골 대치물을 삽입하여, 경골 crest의 전방보다 경골 대치물이 상당히 앞에 위치하도록 삽입되었다. 경골의 전방이 앞으로 길게 돌출 된 경우에, 돌출된 부분을 충분히 절삭하지 않으면 Hintegra 경골 대치물을 이용할 경우에는 경골 대치물의 전방에 있는 금속판 (anterior shield)이 경골의 전방 피질골로부터 멀리 삽입되므로 수술 후 창상 봉합을 하기 어렵다.

그림 7-14 경골 전방과 거골 경부에 골극이 심하게 돌출된 사진

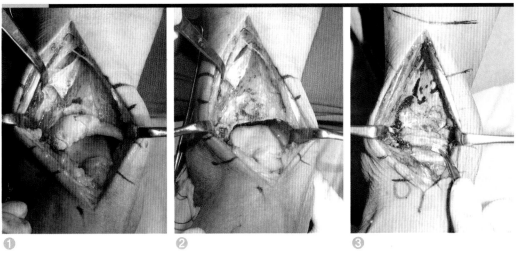

① 경골 천장 전방의 골극이 커서 경골 천장과 관절 내를 볼 수 없다. ② 전방의 골극을 절제하고 나서 경골 천장 및 내과의 침식 정도를 알 수 있다. ③ 거골 경부의 골극을 절제해야 거골 절삭을 하기 좋다.

하지 않도록 주의한다.

경골 절삭은 관상면과 시상면에서 경골에 90°가 되도록 한다. 경골 천장의 뼈가 딱딱할수록 경골 천장의 후방을 절삭할 때 톱날이 아래로 휘어져서 전방 원위 경골 각도가 90°보다 작아지는 경우가 흔하다.

저자는 필요한 경우에 mini C-arm을 이용하여 절삭면을 판단하는데, mini C-arm으로 보는 영상으로는 각도 판단이 정확하지 않다는 점을 항상 염두에 두어야 한다.

내반 관절염에서는 내측이 얇고 외측이 두껍게 절삭되는데, 뼈가 침식되어 관절선이 올라간 관절에서는 특히 경골 측 절삭을 최소화하도록 해야 한다(그림 7-15).

그림 7-15 경골 내측 절삭

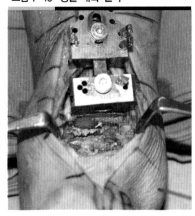

경골 천장 내측을 종잇장처럼 얇게 절삭한 사진

경골과 거골을 절삭한 후에 경골 대치물과 인서트 그리고 거골 대치물의 두께를 더한 공간만큼 경골 절삭면과 거골 절삭면 사이가 벌어져야 대치물을 무리없이 삽입할 수 있다. 관절 간격이 잘 벌어지지 않는 경우에는 경골 측을 좀 더 절삭할 계획을 세운다. 관절 간격이 많이 벌어지는 경우에는 경골 측을 최소한도로 절삭하여 경도가 강한 연골 하골을 가능한 한 보존하는 것이 좋지만, 관절 간격이 잘 벌어지지 않는 관절에서 경골을 조금 절삭하고 억지로 대치물을 넣으려면 잘 들어가지 않아서 여러 번 절삭해야 할 가능성이 있다.

경화된 연골 하골을 깎을 때는 쉽게 깎이지 않고 고열이 발생할 수 있으므로 차가운 생리식염수로 충분히 톱날을 식혀가면서 뼈를 끊어야 한다. 수평 절삭면을 따라 약 1cm 폭의 절골도를 넣어서 아래로 젖히면 경골 천장 부분이 분리되는데, 론저 등의 기구를 이용하여 뜯어낸다. 내측연의 일부가 덜 끊어진 채로 붙어 있으면 작은 절골도를 이용하여 후내측까지 쳐서 끊어낸다. 족관절 후방이 약 15~20° 내측을 향하고 있으므로 약간 후내측을 향하면서 후내측의 뼈를 깎아 내는데, 이 부분에서 후내측의 신경과 혈관이 손상되지 않도록 주의한다. 이 과정에서 Mobility형이나 Salto형은 경골 대치물의 후방 폭이 좁아서 후내측을 덜 절삭해도 되므로 수술 기술상 좀 더 쉽다. 후방의 뼈를 모두 제거하지 않더라도 수술을 진행할 수가 있으며 일부 남은 부분을 거골을 절삭한 후에 제거할 수도 있다. 여러 가지의 distractor를 이용하여 관절을 벌린 후에 후방의 뼈를 제거하는 경우도 많다. 이 상태에서 경골 대치물의 크기를 측정하는데, 나중에 조정이 가능하지만 대충의 크기를 알 수 있다.

다. 거골 절삭

1) Hintegra형 인공관절 거골 절삭의 특이점

Hintegra형의 거골 대치물은 거골의 내측면과 외측면을 대치하고, 전방과 후방의 폭이 같고, 내측과 외측 가장자리를 따라 2.5mm의 림(rim)이 있다. 해부학적으로 거골의 전방 폭이 후방 폭보다 5mm 이상 넓다. 거골의 후방을 기준으로 내측면과 외측면의 대치물 두께만큼은 절삭을 해야 하므로, 거골의 후방에서 최소 2mm를 절삭해야 거골 대치물 후방과 내과 또는 외과의 후방이 충돌하는 것을 방지할 수 있다. 그런데 거골 대치물 전방과 후방의 폭이 같으므로 후방에서 2mm를 절삭한다면 전방에서는 7mm 이상을 절삭해야 하며 좌우 각각 3.5mm는 절삭해야 한다.

Hintegra 수술 지침서에 보면 거골의 양 측면이 1~2mm 절삭되면 좋다고 되어 있으나 그렇게 하면 후방에서 충돌이 발생할 가능성이 높다. 특히 동양인에게 많은 내반 관절염은 전방 아탈구와 거골 전방에 광범위한 골극이 동반된 경우가 많은데, 이때 거골이 내측과 외측에서

1~2mm만 절삭하면 특히 후내측에서 거골 대치물과 내과의 후방 사이에 골성 충돌이 발생하기 쉽고, 이는 또한 수술 후 불안정성의 원인이 되기도 한다.

수술 경험이 적은 시기에는 수술 지침서에 적힌 대로 거골 절삭을 하며, 후방에 충돌이 가능한가를 세심하게 관찰하지 않을 가능성이 높은데, 이로 인해서 수술 후 원인을 알 수 없는 통증이 지속되는 경우가 있다. 즉 거골의 전방은 양 측면을 1~2mm 보다 더 절삭해야 후방 충돌을 방지할 수 있다.

후내측 충돌을 방지할 수 있는 다른 한 가지 방법은 거골의 양 측면을 1~2mm만 절삭하고 족관절 격자 내에서 거골의 움직임을 잘 보고서 후내측 충돌 또는 후외측 충돌이 발생할 경우에는 내과 또는 외과의 후방을 더 절삭하는 것이다. 그러나 족관절 내과의 후방에는 신경 손상의 가능성이 있고 족관절 내과 또는 외과 절삭을 더 할 때 내과 또는 외과의 골절 가능성이 있으므로 주의해야 한다.

2) Salto형 인공관절 거골 절삭의 특이점

Salto형 인공관절에서 거골을 절삭하는 방법은 다른 인공관절을 이용한 관절치환술과는 전혀 다르다(그림 7-16).

거골 원개는 시상면에서 보아서 둥근 원호의 일부라고 할 수 있는데 경골 천장을 경골축에 직각으로 절삭하고, 경골 절삭면에 평행하게 거골 원개의 상면을 절삭한 후에 거골 원개의 전방과 후방을 절삭하는 것이 일반적인 거골 절삭 방법이다. 그러나 Salto는 거골 원개를 두 면으로 절삭하기 때문에 전방 절삭면과 후방 절삭면 사이의 골능선(ridge)이 거골 원개의 가장 높은 점이다. 이 골능선과 경골 절삭면 사이가 관절 간격이 되는데, 이 골능선의 위치와 높이를 일정

그림 7-16 Salto형 인공관절에서 거골 절삭의 방법

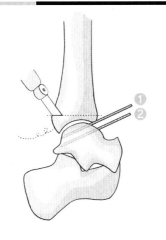

후방 절삭면을 결정하는 핀을 삽입한 상태를 도식화한 그림. 경골 절삭 후 족관절 중립위에서 발목을 아래로 당겨 내린 상태에서 후방 거골 원개 절삭 가이드(posterior talar dome resection guide)를 따라 후방 절삭면을 결정하는 핀을 박는데 발목을 당겨 내린 위치에 따라서 거골 절삭의 높이가 달라진다. 이 그림에서 ①, ② 두 가지로 핀이 삽입된 것을 볼 수 있다. 또한 절삭면이 지면과 평행한 면이 아니므로 적절한 경골-거골 간격을 판단하기 어렵다.

그림 7-17 Salto형 인공관절 수술 시에 너무 두껍게 절삭된 거골

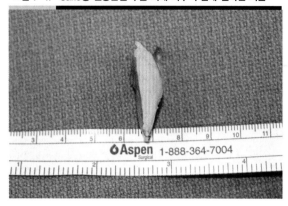

거골이 7mm 두께로 과도하게 절삭된 사진

하게 조절할 수 있는 방법이 없다. 다른 인공관절에서는 경골을 절삭한 후에 경골과 거골 사이를 팽팽하게 벌린 상태에서 거골 원개를 경골 절삭면과 평행으로 절삭하기 때문에 관절 간격의 판단이 용이하다.

Salto에서는 경골과 거골 사이를 강한 힘으로 팽팽하게 벌리는 것이 아니라 손으로 적당히 잡아 내린 상태에서 거골의 후방 절삭면을 결정하는 핀을 거골에 삽입하는데, 이 핀을 어디에 위치시켜야 하는지에 대한 지표가 없다. 손으로 발을 잡아당길 때 손의 힘과 발목 인대나 주변 연부 조직의 유연성에 의하여 거골이 경골로부터 팽팽하게 당겨지는 정도가 다르며, 손으로 발을 당겨 내리면서 거골의 관상면과 시상면에서 바른 위치로 당겨야 하는데, 만일 당겨 내리는 힘이 약하면 거골이 너무 두껍게 절삭될 수 있다(그림 7-17).

일단 후방 절삭면을 결정하는 핀을 삽입하고 후방 절삭을 하더라도 그 절삭의 정도가 적당한지 아닌지를 측정할 수 없다. 왜냐하면 족저 굴곡해야 후방 절삭면이 경골 절삭면과 평행하므로 족저 굴곡한 상태에서의 갭은 알 수 있으나 중립 위치에서의 갭은 알 수 없기 때문이다.

라. 대치물 크기 선택

경골 대치물이 두 가지 치수의 중간에 해당하면 조금 큰 쪽의 대치물을 삽입하는 것이 좋은 경우가 많다. 수술 전 거골의 내측 전위가 많아서 내과 안쪽이 침식되면 경골 절삭면의 좌우 폭이 넓어지므로 좌우 폭에 맞추면 경골 대치물이 후방으로 일부 돌출될 가능성이 있다. 또 경골 천장의 상방 침식이 심할 때에는 해부학적인 경골 천장의 높이보다 상당히 높은 곳에서 절삭해야 하는 경우가 있는데, 원래의 경골 천장에서 높아질수록 경골의 전후 길이가 짧아지므로 경골 대치물이 후방으로 돌출될 가능성이 높아진다. 방사선상 경골 대치물이 후방으로 2mm 이상 돌출되어 보이더라도 임상적으로 후방 경골근을 비롯한 연부 조직과 충돌하여 증상을 일으

그림 7-18 후방 돌출된 경골 대치물

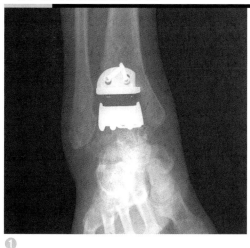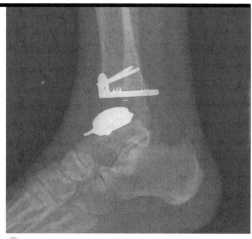

① 수술 전 상방 내측 침식이 심하여 경골 대치물이 상방에 삽입되었다. ② 상방으로 갈수록 전후 길이가 짧으므로 경골 대치물이 후방 돌출될 가능성이 높다.

킨 경험은 없으나 과도한 후방 돌출은 주변 연부 조직과 충돌하여 증상을 일으킬 가능성이 있다는 점을 고려해야 한다(그림 7-18).

경골 대치물은 거골 대치물과 같은 치수이거나 한 치수 큰 것을 사용한다. 경골 대치물이 작으면 인서트의 일부가 경골 대치물이 없는 곳 아래에 놓일 가능성이 있다. 경골 대치물의 크기는 전후 길이에 의하여 결정하는데, 때로는 이렇게 결정한 경골 대치물의 폭이 경골 천장의 절삭면보다 상당히 좁아서 대치물의 양측에 대치물에 덮히지 않는 절삭면이 노출되고, 경골 대치물이 좌우로 움직여 안정성이 감소하는 경우가 발생하기도 한다. 좌우 폭이 맞으면 후방으로 약간 돌출되는 경우가 있는데, 저자는 좌우 폭에 맞추기 위하여 후방으로 약간 돌출되더라도 한 번호 큰 경골 대치물을 선호한다.

거골 측 대치물 폭이 정상 거골보다 크면 내측이든 외측이든 충돌 증상을 유발할 가능성이 커지므로 정상 거골보다 큰 대치물을 사용하지 않도록 주의한다. 그러나 거골이 아주 작은 경우에는 가장 작은 대치물도 거골보다 큰 경우가 있으며, 이 경우에는 충돌을 방지하기 위하여 내과나 외과의 후방을 절삭해야 한다(그림 7-19).

Hintegra 거골 대치물은 전방과 후방의 폭이 동일해 전방에서는 정상 거골의 내외측 폭보다 같거나 좁더라도 후방은 정상 거골의 내외측 폭보다 넓을 가능성이 있는데 거골 대치물의 크기를 정할 때 거골 후방의 폭보다 2mm 작은 크기의 대치물을 선택하는 것이 중요하다. 이상의 방법으로 대치물을 선택하면 자연히 경골 측 대치물이 거골 측 대치물과 같거나 한 치수 큰 대치물을 삽입하게 된다.

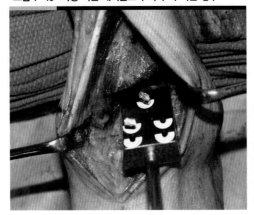

그림 7-19 가장 작은 대치물보다 뼈가 더 작은 경우

Hintrgra 인공관절의 거골 대치물 중에서 가장 작은 대치물보다 작은 거골을 보여 준다. 전혀 거골 절삭을 할 필요가 없었다. 이 경우에는 거골 대치물이 원래의 거골보다 내측 및 외측으로 돌출되므로 내과 및 외과의 관절면 측을 2mm 정도 절삭해야 한다. 거골의 상면만을 대치하는 Mobility와 같은 인공관절에서는 내측구나 외측구에서 충돌할 염려는 없으나 작은 거골 체부에 거골 대치물을 삽입하기 위하여 뼈를 파내야 하므로 고정이 약하고, 거골 체부의 단위 면적당 부하가 증가할 가능성이 있다.

거골 측에서 거골에 맞는 대치물을 사용하더라도 후내측 또는 후외측에서 내과 또는 외과의 후방과 충돌하는 경우가 있는데, 이 경우에는 내과와 외과의 후방을 절삭하여 충돌하지 않도록 해야 한다. 내과와 외과의 연골을 보존하면서 수술하는 것이 원래 이 기구를 만들 때의 의도였는지는 알 수 없으나 연골을 손상시키더라도 충돌 가능한 뼈를 충분히 절삭하는 것이 더 중요하다. 내과나 외과와 후방에서 충돌이 발생하면 거골이 족관절 격자 안으로 완전히 정복되지 못하므로 관절이 불안정한 원인이 된다.

마. 봉합

봉합이 어려운 경우가 많다. 헤모박(hemovac) 튜브 한 개를 삽입하고 헤모박을 장치한다. 저자는 수술 후에 감염이 발생하는 것을 방지하기 위하여 거골 대치물을 삽입하기 전에 수술 부위에 약 2000cc의 생리식염수로 세척하며, 거골 대치물을 넣은 후에 500cc, 그 후에도 추가적인 세척을 하며 보통 4000~5000cc의 세척을 하는데, 이는 일반적인 수술의 경우와 비교하여 지나치게 많은 양이라고 할 수도 있으나 감염되었을 경우의 문제점을 생각하여 과도할 정도로 세척을 한다. 또한 세척을 할 때 관절 내에 남아 있는 작은 뼛조각들이 모두 제거되어 수술 후 이소성 골화를 예방하는 방법이라고 판단된다.

관절이 깊지 않으므로 튜브의 구멍이 나있는 부분이 약 4~5cm가 남도록 끊으면 충분하다. 활막을 봉합한 후에 절개선 중에서 원위부의 신전건 지대를 봉합한다. 이 부분이 가장 강하여 봉합사를 힘껏 당겨 결찰할 수 있다. 나머지 부분은 심부근막이 약하여 강하게 봉합되지 않는 경우가 많다. 가능한 한 원래대로 심부근막과 신전건 지대를 2-0 흡수성 봉합사로 봉합한다. 다음에는 피하 조직을 2-0 흡수성 봉합사로 봉합하고 3-0 나일론으로 피부를 봉합한다. 특별한 경우가 아니라면 1시간 30분의 지혈대 시간이 경과하기 전에 심부 조직을 다 봉합하지만 경우에 따라 심부 조직을 봉합하기 전에 지혈대 시간이 되면 봉합이 더 어려워진다. 압박 드레싱을 하고 단하지 부목을 한다. 2일 후에 헤모박을 제거하고, 3일째 수술 상처를 드레싱하면서 단하지 석고를 한다. 석고를 하면 환자가 걸을 수 있는만큼 체중 부하를 허용한다. 4주에 석고를 제거하고 자유로운 활동을 허용한다.

바. Hintegra형 인공관절을 이용한 수술

Hintegra는 경골 대치물의 두께가 4mm, 거골 대치물의 두께가 3mm이며, 폴리에틸렌의 최소 두께가 5mm이므로 최소한 12mm의 공간이 있어야 한다. STAR형 인공관절을 개선한 형태이며 STAR형과의 차이점은 거골 대치물이 거골의 해부학적인 모양에 맞게 내측이 외측보다 짧은 형이라서 인대의 균형이 더 좋을 것이라고 예상할 수 있다.

초기에는 나사못을 추가로 삽입하였으나 대치물을 압박 고정(press-fit)하여 삽입하므로 나사못을 삽입하지 않더라도 별 문제가 없으며, 나사못 주위의 골용해 소견이 발생하는 경우가 있어서 최근에는 나사못을 사용하지 않는다.

절삭 후에 시험 대치물(trial)을 얹어서 잘 맞는지 보고 시험 대치물이 잘 안 들어가면 어느 부분의 뼈가 덜 깎여 있는가를 판단하여 필요한 부분을 조금 더 깎는다. 시험 대치물이 완전히 장치되면 거골 앞부분에 시험 대치물보다 올라와 있는 부분의 뼈를 론저와 톱날을 이용하여 제거한다.

1) 거골 절삭

거골 블록을 결합하여 거골 블록이 완전히 들어갔는지 확인한 후에 경골 블록에 삽입된 핀을 제거한다. 발목을 90° 위치로 유지하면서 거골 블록을 큰 큐렛이나 절골도 등을 이용하여 원위부로 밀어 내린다. 이때 내측이나 외측으로 치우치지 않아야 한다. 완전히 밀어 내린 상태에서 거골 블록을 통하여 거골에 좌우 각각 한 개씩의 핀을 삽입하여 고정한다. 이 상태에서 후족부의 선열이 바르고 변형이 없어야 한다. 경골 블록보다 근위부에 삽입한 두 개의 핀을 뽑아낸 후에 경골 절삭 기구를 모두 제거한다. 발을 족저 굴곡하여 거골 블록이 거골 원개 위에 잘 놓여 있는지 확인하는데, 이때 내외측이 균등하게 거골과 잘 접촉하는지를 살피고, 모기지혈겸자로 뼈를 만져서 확인한다. 그런데 때로는 거골 원개의 내측 또는 외측의 뼈가 마모되어서 거골 블록의 위치가 바르더라도 내측이나 외측에서 블록과 뼈가 닿지 않을 경우가 있다. 이 경우 판단이 어렵지만 마모되지 않은 거골 모양을 가상하여 거골 블록의 위치가 적당한가를 판단해야 한다. 거골 블록이 거골에 견고하게 고정되어 있는지 한번 흔들어서 확인해 보고, 거골 원개를 절삭한다.

거골 원개의 뼈가 아주 딱딱한 경우에는 톱날을 식혀 가면서 절삭한다. 다음에는 거골 대치물의 anterior shield가 놓일 위치를 표시하기 위하여 거골 원개보다 하방에 있는 홈을 통하여 거골에 자국을 만든다. 거골 블록을 제거하고 거골 절삭 블록을 장치하기 위하여 거골 앞쪽에 수직 절삭을 한다. 이 수직 절삭의 위치에 따라 거골 대치물의 전후방 위치와 수평면에서 내회전, 외회전 위치가 결정된다. 처음부터 너무 후방으로 절삭하지 않도록 한다.

발목을 중립위로 한 상태에서 절삭면에 대하여 수직선을 그었을 때 그 선이 제2 족지를 향하도록 하면 약간 외회전되어 정상적인 발목 격자의 위치에 맞는다. 수직 절삭은 얇은 톱날을 이용하는 것이 가장 정밀한 절삭면을 만드는 데 좋다. 원래 거골 대치물은 경골 절삭면의 전후 길이로 경골 대치물의 크기를 짐작한 후에 그보다 한 치수 작거나 같은 크기로 정하는 것이 원칙이지만 저자는 거골 대치물의 크기를 먼저 정하는 경우도 많다. 가장 작은 대치물보다 작은 거골도 있으며, 거골의 크기에 따라 거골 대치물의 크기가 정해지므로 경골 대치물의 크기에 따라 거골 대치물의 크기를 정할 이유가 없다. 그러나 거골에 맞는 거골 대치물 크기를 정하고, 경골 절삭면을 가능한 한 넓게 덮을 수 있는 경골 대치물 크기를 정하면 거의 대부분에서 경골 대치물이 거골 대치물보다 한 치수 크며, 내측 침식이 많은 경우에는 경골 대치물이 두 치수 큰 경우도 있고, 이보다 적은 예에서 경골 대치물과 거골 대치물이 같은 치수를 사용하게 된다.

Hintegra형에서는 거골 대치물의 앞에서부터 뒤에까지 폭이 일정하므로 거골의 폭이 가장 좁은 후방에서도 내외측에 거골 대치물이 들어갈만큼 1~2mm 절삭할 수 있는 크기를 선택해야 한다. 그러나 거골이 아주 작아서 가장 작은 대치물의 폭보다도 거골 후방의 폭이 좁은 경우에는 가장 작은 거골 대치물을 삽입해야 한다. 대치물의 후방과 내과 또는 외과의 후방이 충돌할 가능성이 높으므로 시험 대치물을 넣어 보고, 충돌이 가능한 내과 또는 외과의 후방 부분을 깎아 내야 한다. 완성된 수직 절삭면에 거골 절삭 블록을 장치하는데, 거골 절삭 블록을 대보고 거골 후방의 뼈가 어느 정도 깎여 나갈지를 판단하여, 너무 많이 깎여 나갈 것 같으면 거골 절삭 블록이 너무 전방에 위치하는 것이라고 판단하여 거골 전방을 좀 더 절삭한다.

거골 절삭에서 시상면에서 적절한 위치는 족관절 중립위에서 거골 전방 절삭면이 경골의 앞면보다 2~3mm 후방에 놓이는 것이 좋다. 그러나 수술 전에 거골이 전방으로 아탈구된 경우에는 전방으로 전위된 거골을 정복하기 위하여 족관절을 중립으로 하고 발을 후방으로 밀고 있는 상태에서 거골 전방 절삭을 해야 한다. 그러나 말기 퇴행성 관절염에서는 경골 전방에도 골극과 변형이 발생하여 해부학적인 경골 전방이 어디인지 알기 어려운 경우가 많으므로 경골 측의 골극을 절제한 후에 판단해야 한다.

상면과 전방 절삭면이 직각을 이루고 있는데, 이를 대치물의 안쪽 모양에 맞추기 위하여 상면과 전면 사이의 모서리 부분을 비스듬하게 해야 한다. 이때 톱과 론저를 이용하여 비스듬하게 다듬어 가기도 하지만 버(burr)를 사용하면 좀 더 평평한 면을 원하는대로 만들어 갈 수 있다. 이 모서리 부분을 비스듬하게 다듬는 과정은 어떤 틀에 맞추어서 다듬는 것이 아니므로 실제 대치물의 안쪽 면을 보고 그에 상응하는 면을 만들어야 한다. 일단 상면과 전면을 절삭한 후에는 시험틀을 거골과 경골 절삭면에 장치하고 방사선상으로 관상면과 시상면에서 적절한 위치에 대치물이 놓일 수 있는가를 확인해야 한다.

상면과 전방 절삭면을 비스듬하게 만든 후에는 거골 대치물의 초기 안정성을 증대시키기 위하여 두 개의 페그(peg)를 박기 위한 구멍(hole)을 만들어야 한다. 이때 페그 홀(peg hole)의 위치에 따라 거골 대치물의 전후방 위치 및 시상면에서의 회전이 변화하며, 관상면에서 거골 대치물이 내반 또는 외반될 가능성이 있다. 앞에서 페그 홀을 뚫기 전에 시험틀을 대고서 방사선상으로 적절하다고 판단하였더라도 페그 홀을 뚫으면서 거골 대치물이 시험틀과는 크게 다른 위치로 삽입될 수도 있으므로 경험이 적은 상태라면 페그 홀을 반쯤 뚫고서 다시 시험틀을 대보고 페그 홀을 적절한 위치에 뚫고 있는가를 주의 깊게 확인해야 한다.

2) 시험 정복

거골 시험 대치물(trial)이 장치된 상태에서 경골 시험 대치물을 넣는다. 이때 경골 시험 대치물이 잘 들어가지 않는다면 대부분은 후내측의 뼈가 덜 깎인 것이므로 작은 절골도와 큐렛 등을 이용하여 후내측의 뼈를 깎아 낸다. 경골 시험 대치물이 들어가지 않는다고 망치로 강하게 쳐서 밀어 넣으면 내과가 골절될 가능성이 있다. 경골 시험 대치물이 정확하게 들어간 후에 5mm 두께의 시험 인서트(trial insert)를 넣고서 발목을 움직여 가면서 안정성과 운동 범위 등을 검사한다. 5mm 인서트가 잘 들어가지 않을 때는 경골과 거골에 핀을 삽입하고 그 핀에 distractor를 이용하여 벌린 상태에서 집어 넣는다. distractor를 이용하여 벌려도 잘 들어가지 않는다면 경골 절삭이 부족한 것이므로 더 절삭해야 한다. 5mm 인서트를 넣어 보고 공간이 여유가 있으면 7mm 인서트를 넣는다. 9mm 인서트가 들어가는 경우는 예외적인 경우이므로 5mm나 7mm 두 가지 중 한 가지를 사용한다고 보면 맞는다.

방사선으로 각 대치물의 위치 및 크기를 확인하고, 관절 후방이나 다른 곳에 뼈가 많이 남아 있는지, 충돌의 원인이 될만한 골극이 있는지 등을 확인한다.

3) 대치물 삽입

시험 대치물을 제거하고, 거골 측에 페그 홀을 뚫는다. 실제 대치물의 안쪽 면은 여기까지 절삭해 온 것보다 전방이 좀 더 곡선이므로 거골의 전방을 약간 더 부드럽게 다듬는데, 덜 다듬으면 거골 대치물이 다 들어가지 않고, 너무 깎으면 거골 대치물과 뼈 사이에 약간의 틈이 생겨서 거골 대치물의 고정이 약화될 가능성이 있다. 경골 측과 거골 측의 절삭면 중에서 육안으로 보았을 때 아주 경화된 뼈가 있는 부분에 0.062인치 강선을 이용하여 여러 개의 구멍을 뚫어서 대치물과 뼈가 고정될 수 있도록 한다. 이때에도 찬물로 계속 흘려서 열손상을 받지 않도록 주의한다.

먼저 거골 대치물을 삽입하는데, 센 힘을 가하여 망치로 쳐 내린다. 거골 대치물을 완전히 삽입한 후에는 빼기 어렵고, 삽입 도중에 내반이나 외반될 수 있으므로 약한 힘으로 반 정도 깊이로 삽입한 후에 내반이나 외반되어 삽입되고 있는지를 확인한 후 강한 힘으로 완전히 깊이 삽입한다.

경골 측 대치물은 앞에서 뒤로 넣기 때문에 뒤가 뼈에서 벌어지는 경향이 있다. 과거에는 경골 측 대치물을 삽입할 때 impactor를 이용하여 쳐 넣기도 하였으나 경골 측 대치물의 앞쪽 부분에만 힘이 가해지고, 경골 측 대치물의 고정에 나사못을 사용하지 않게 되면서 전방의 pyramidal peak가 6mm 높이로 상당히 높기 때문에 전방에서 쳐서 넣어도 후방으로 잘 들어가지 않는다. 저자는 거골 대치물 삽입 후에 발뒤꿈치 또는 발을 잡고 발을 원위부로 당긴 상태에서 손으로 족관절 격자의 방향에 맞추어서 경골 대치물을 잡고 경골 대치물을 전방이 완전히 뼈에 밀착될 때까지 후방으로 밀어 넣고 시험 인서트를 삽입한 후에 발을 배굴하면서 경골 대치물의 pyramidal peak가 경골 천장의 뼈에 박혀 들어가도록 한다. 중립위까지 배굴된 상태에서 뒤꿈치 바닥을 쳐서 경골 대치물이 뼈 속에 좀 더 깊이 박혀 들어가도록 한다.

관절을 움직일 때 경골과 인서트 사이, 또는 거골과 인서트 사이가 전혀 벌어지지 않고 밀착되어서 움직이는 것이 좋다. 때로는 발을 족저 굴곡할 때 경골과 인서트 사이가 좀 벌어지는 경우도 있고, 관절이 불안정하여 인서트와 거골 사이가 벌어지면서 인서트가 아탈구되는 경향을 보이기도 한다.

Hintegra는 거골 대치물의 양쪽에 2.5mm 높이의 림(rim)이 있는데, 관절이 불안정하여 인서트가 탈구되면, 림의 외측 또는 림의 후외측으로 인서트가 탈구되므로 도수 정복을 해서는 정복되지 않는다. 원상태로 복구되기 어렵기 때문에 특히 더 안정성에 주의를 기울여야 한다. 관절이 불안정한 대부분의 경우에 더 두꺼운 인서트를 넣어 봐도 안정성이 복구되지는 않는다. 불안정한 관절에 대한 처치에 대해서는 별도의 항목으로 기술하였다.

다시 방사선상으로 관절의 위치, 충돌을 일으킬만한 골극, 후방 관절에 뼈가 남아 있는지 등을 확인한다.

⑤ 수술 후 조치

가. 수술 직후 처치

수술 당일부터 가능한 정도의 체중 부하를 허용한다. 수술 후 2일째에 헤모박을 제거한다. 수술 후 3일째에 석고 고정을 하고 가능한 정도의 자유로운 체중 부하를 허용하고 퇴원시킨다. 수술 상처에 부종이나 물집이 있으면 입원을 연장하기도 한다. 수술 후 3주에 봉합사를 제거한다. 수술 후 4주 경과 후에 석고를 제거하고 방사선 촬영을 하여 특별한 문제가 없다면 자유로운 체중 부하와 할 수 있는 모든 활동을 허용한다.

석고 고정을 하지 않고 부목이나 보조기 등을 이용하는 것도 조기에 간헐적인 발목 운동이 가능하다는 점에서 좋은 방법일 것이다. 그러나 저자의 경험으로는 발목의 운동 제한은 관절치환 수술의 문제점에 의한 통증이나 충돌 때문에 발생한다고 판단되며, 4주간 고정을 한 후에 운동을 시작해도 통증이 경미하고 충돌 증상이 없다면 수술장에서 얻은 최대 운동 범위를 회복한다. 그러므로 수술 후 상처의 치유와 보행 편의를 위하여 석고 고정을 하고 있다.

나. 퇴원 후 계획

환자는 수술 후 6주, 3개월, 6개월, 1년 및 그 이후는 1년에 한 번씩 정기 검진을 하게 한다. 환자의 상태를 파악하고 수술 후 평가를 위해서 관절의 운동 각도를 재고, 체중 부하 상태에서 발목의전후면, 측면 및 최대 족저 굴곡 및 최대 족배 굴곡 촬영을 한다.

수술 후 1년을 기점으로 매년 수술 후 평가를 해 두는 것이 좋다. 외래 진찰 시 짧은 시간 동안 이러한 것들을 빠짐없이 검사하기 위하여 일정한 형식을 만들어 자동적으로 체크가 되도록 하여야 한다.

정기 검진을 함에 있어서 가장 중요한 것은 역시 통증과 기능이라고 할 수 있다. 수술 후 3개월까지는 수술 후의 극심한 통증은 사라지지만 다소나마 통증을 느끼며, 몇몇 환자들은 1년이 지난 후에도 통증을 호소한다. 시간이 지나도 더 심해지거나 참을 수 없는 통증은 기간, 정도 및 원인을 파악하여 이에 대처하여야 한다. 저자의 경험상 환자들이 호소하는 불명확한 통증의 원인은 신경성 통증이나 창상부의 흉터와 관련된 통증, 우울증과 같은 심인성 통증이 있는 것으로 생각된다.

관절 운동의 제한이 있으면 그 정도가 얼마인지와 원인이 무엇인지를 추정해야 한다. 초기에 적은 양의 구축은 지나면 자연적으로 교정되는 경우가 많으며 이에 대하여는 특별한 조치를 취하지는 않는다. 관절 운동 치료를 지시하고 외래 방문을 자주 하게 하여 수시로 점검하여야 하며, 5° 이하의 족배 굴곡 및 10° 이하의 족저 굴곡이 이루어지는 경우에는 추가적인 시술을 고려해 보기도 한다. 이와 같이 운동 제한이 심한 경우는 대개 골절 후에 발생한 외상성 관절염이거나 류마티스성 관절염이다.

외래 방문 시 비교적 흔히 호소하는 증상 중의 하나가 소리가 난다는 것이다. 소리가 나는 이유는 부종, 연부 조직 간의 마찰 또는 섬유화, 대치물 사이의 부딪힘 등이 있으며, 통증이 없는 소리는 대부분 큰 이상이 없이 치료가 되므로 안심을 시키는 것이 좋다. 그러나 일부분에서 3부분으로 이루어진 대치물에서 폴리에틸렌 인서트가 불안정해서 소리가 날 수도 있으므로 주의해서 진찰해 보아야 한다.

 # 관절치환술의 학습 곡선

학습 곡선은 모든 새로운 수술에 영향을 미치며 족관절치환술도 마찬가지로 수술 경험이 수술 중 합병증과 결과에 큰 영향을 미쳐서 가파른 학습 곡선을 나타낸다. 수술 중에 다양한 합병증이 발생하며, 여기에는 내측과 혹은 외측과 골절과 건 손상(후방 경골건, 장무지 굴근, 장족무지 굴근), 신경 손상(심부/표재 비골 신경, 경골 신경)이 포함된다. 실제 관절치환술을 집도하기 전에 족관절치환술에 대한 이론적 배경을 충분히 연구하고, 사용하려고 하는 인공관절의 특성도 잘 알아야 성공적인 수술을 할 수 있다. 관절치환술의 경험이 증가하면서 합병증도 감소하는데, 일정한 경험 수준에 다다른 후에도 꾸준히 관절치환술을 하여야 좀 더 좋은 결과를 얻을 수 있다.

참고문헌
REFERENCES

1. **Mann, J.A., Mann, R.A., Horton, E.:** STAR ankle: Long-term results. Foot Ankle Int, 32: S473-84, 2011.

2. **Bonnin, M., Gaudot, F., Laurent, J.R., Ellis, S., Colombier, J.A., Judet, T.:** The salto total ankle arthroplasty: Survivorship and analysis of failures at 7 to 11 years. Clin Orthop Relat Res, 469: 225~236, 2011.

3. **Barg, A., Zwicky, L., Knupp, M., Henninger, H.B., Hintermann, B.:** HINTEGRA total ankle replacement: Survivorship analysis in 684 patients. J Bone Joint Surg Am, 95: 1175~1183, 2013.

4. **Henricson, A., Skoog, A., Carlsson, A.:** The swedish ankle arthroplasty register: An analysis of 531 arthroplasties between 1993 and 2005. Acta Orthop, 78: 569~574, 2007.

5. **Hosman, A.H., Mason, R.B., Hobbs, T., Rothwell, A.G.:** A new zealand national joint registry review of 202 total ankle replacements followed for up to 6 years. Acta Orthop, 78: 584~591, 2007.

6. **Henricson, A., Nilsson, J.A., Carlsson, A.:** 10-year survival of total ankle arthroplasties: A report on 780 cases from the swedish ankle register. Acta Orthop, 82: 655~659, 2011.

7. **Skytta, E.T., Koivu, H., Eskelinen, A., Ikavalko, M. Paavolainen, P. Remes, V.:** Total ankle replacement: A population-based study of 515 cases from the finnish arthroplasty register. Acta Orthop, 81: 114~118, 2010.

8. **Colombier, J.A., Judet, T., Bonnin, M., Gaudot, F.:** Techniques and pitfalls with the salto prosthesis: Our experience of the first 15 years. Foot Ankle Clin, 17: 587~605, 2012.

9. **Valderrabano, V., Pagenstert, G., Horisberger, M., Knupp, M. Hintermann, B.:** Sports and recreation activity of ankle arthritis patients before and after total ankle replacement. Am J Sports Med, 34: 993~999, 2006.

10. **Bonnin, M.P., Laurent, J.R., Casillas, M.:** Ankle function and sports activity after total ankle arthroplasty. Foot Ankle Int, 30: 933~944, 2009.

11. **Kwon, D.G., Chung, C.Y., Park, M.S., Sung, K.H., Kim, T.W., Lee, K.M.:** Arthroplasty versus arthrodesis for end-stage ankle arthritis: Decision analysis using markov model. Int Orthop, 35: 1647~1653, 2011.

12. **Nunley, J.A., Caputo, A.M., Easley, M.E., Cook, C.:** Intermediate to long-term outcomes of the STAR total ankle replacement: The patient perspective. J Bone Joint Surg Am, 94: 43~48, 2012.

13. **Saltzman, C.L., Mann, R.A., Ahrens, J.E., et al:** Prospective controlled trial of STAR total ankle replacement versus ankle fusion: Initial results. Foot Ankle Int, 30: 579~596, 2009.

14. **Haddad, S.L., Coetzee, J.C., Estok, R., Fahrbach, K., Banel, D., Nalysnyk, L.:** Intermediate and long-term outcomes of total ankle arthroplasty and ankle arthrodesis. A systematic review of the literature. J Bone Joint Surg Am, 89: 1899~1905, 2007.

15. **Wood, P.L., Prem, H., Sutton, C.:** Total ankle replacement: Medium-term results in 200 scandinavian total ankle replacements. J Bone Joint Surg Br, 90: 605~609, 2008.

16. **Coughlin, M.J., Saltzman, C.L., Anderson, R.B.:** Mann's surgery of the foot and ankle. 1078~1162, 2014.

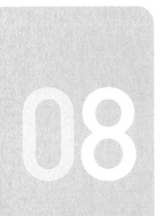

08 변형된 족관절염의 관절치환술

Total Ankle Arthroplasty for Ankle Arthritis with Deformity

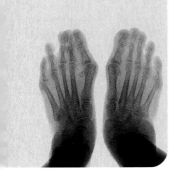

관상면에서 변형된 족관절에 대한 관절치환술

수술 후에 인공관절의 내측 및 외측의 체중 부하가 균형을 이룰 수 있게 하는 것이 관절치환술의 장기적 결과에 가장 중요한 요소 중의 한 가지이다.

2000년대 초기에는 10~15° 정도의 변형만 있어도 관절치환술의 금기증이라고 하였으나[1~3] 최근의 문헌들에서는 15° 이상의 변형이 있더라도 관절치환술의 적응증이라고 하였으며, 점차 금기증이라고 할만한 변형이 없어지는 경향이다[4~7].

이는 변형에 대한 이해와 수술 기법이 향상된 결과이다. 그러나 최근에 변형이 있는 경우에 관절치환술을 해도 좋은 결과를 얻을 수 있다는 보고들은 수술 경험이 많은 의사들에 의해 이루어진 것이다. 수술 경험이 적은 의사들은 변형이 적은 관절부터 관절치환술의 경험을 쌓아가는 것이 중요하다.

가. 내반 관절염에 대한 수술

1) 내반 관절염에 대한 수술 방법

대부분의 일차성 또는 족관절 불안정에 의하여 발생하는 관절염은 내반 관절염이므로 내반 변형이 있는 관절염에 대한 관절치환술을 먼저 기술한다. 여기에서는 내반 관절염에 대한 일반적인 수술 방법을 기술하고, '2) 내반 관절염의 형태별 수술 방법'에서 내측 관절염의 분류에 따른 수술 방법을 기술하였다.

내반 관절염에 대한 종래의 기본 개념은, 내측은 모든 연부 조직이 짧아진 채로 구축되어 있고, 외측은 늘어진 상태라는 것이다. 과거 20년간 내반 관절염에 대하여 안정적인 관절치환술을 하는 방법은 팽팽하고 짧아진 내측 연부 조직을 늘리고, 외측 연부 조직은 짧게 하거나 기능을 하지 못하는 인대 조직을 보강하기 위하여 건 이식을 하거나 비해부학적인 경로를 이용한 강력한 인대 재건 수술 등이었다[4,6].

저자는 연부 조직보다는 뼈 구조의 정상화가 관절 안정성에 가장 중요하다고 판단하여 내측 및 외측 연부 조직 수술보다 내측과 및 외측과, 그리고 관절 높이를 원래의 해부학적인 형태로 만들어야 한다고 생각한다.

가) 내측 수술

① 기존의 내측 수술

기존에는 내반 관절염에서 내측의 연부 조직은 삼각인대가 우선적으로 팽팽하다고 생각하여 삼각인대를 유리하였고, 그래도 내측이 팽팽하다고 생각되는 경우에는 후경골건을 연장하였다. Ryssman과 Myerson[8]이 2012년에 처음으로 삼각인대가 짧아지지 않은 내반 관절염도 있다는 의견을 제시하였고, 저자들도 2011년부터 내반 관절염에 대하여 대부분 삼각인대 유리술을 하지 않고 관절치환술을 하고 있다.

삼각인대를 유리하는 방법에 대하여 내과의 삼각인대 부착부에서 유리하는 방법, 삼각인대의 중간 부위에서 유리하는 방법, 거골 측에서 유리하는 방법 등이 제시되어 있으나[7,8] 삼각인대의 중간에서 삼각인대를 절개하거나 거골 측에서 절개하는 방법은 삼각인대에 반흔을 만들고, 심부 삼각인대를 통하여 거골 체부로 향하는 혈류를 차단하는 문제가 생길 가능성이 있다. 삼각인대의 반흔 형성과 혈류 차단 문제가 없도록 내과를 절골하여 하방으로 전위시키는 방법이 좋다고 하는 의사들도[9] 있으나, 삼각인대 절개에 비하여 수술이 복잡하고 절골 부위에서 골편의 전위나 불유합의 가능성 등 새로운 문제가 생길 가능성이 있어서 저자는 좋은 방법이 아니라고 판단한다.

② 저자의 방법(삼각인대를 절개하지 않는 방법)

㉠ 내과의 외측 성형술(Outside Reshaping of the Medial Malleolus)(그림 8-1)

저자는 골극에 의하여 내과의 하방과 전방으로 자라나서 돌출된 뼈를 충분히 절제하면 내측 연부 조직이 길어지는 효과를 얻을 수 있다고 생각한다. 이와 같이 골극을 절제하고 정상보다 하방 내측으로 커진 내과를 원래 형태로 만들어 주는 내과 성형술을 할 때, 절제할 부분의

그림 8-1 내과의 외측 성형술을 도식화한 그림

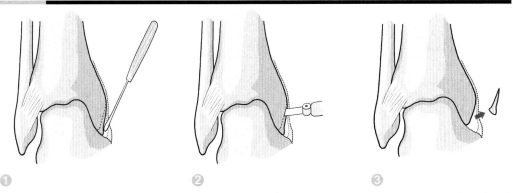

내과의 표면에서 내과를 절제할 부분에 부착되어 있는 삼각인대를 박리한 후에(①) 골극과 내과의 증식된 뼈를 절제하는 것을 보여준다.(②, ③)

그림 8-2 내측과의 외측 성형술을 한 환자의 방사선상

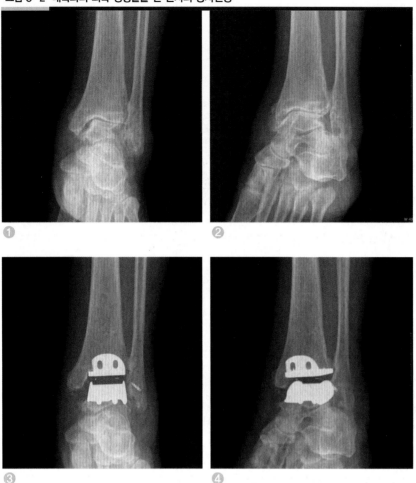

①, ② 내측과의 외측과 하방에 증식된 뼈가 많은 환자의 방사선상. 경골 천장의 내측에도 상방 골침식이 뚜렷하다. ③, ④ 내측과의 하방과 외측에서 증식된 뼈를 절제하고 외측과 위에 별도 절개하여 골극을 절제하였다.

내과에 붙어 있는 삼각인대와 골막의 복합체를 내과로부터 들어 올리게 되는데, 삼각인대를 절개하는 것이 아니므로 기존의 삼각인대 유리술보다는 반흔이 작게 형성될 것이다. 또한 과도한 삼각인대 유리에 의한 외반 불안정증이 발생할 가능성도 없다(그림 8-2).

ⓛ 내과의 내측 성형술(Inside Reshaping of the Medial Malleolus)

내반 변형이 있는 관절에서 거골을 중립 위치로 교정하면 내측 연부 조직이 팽팽하기 때문에 거골의 내측이 내과와 충돌하여 거골이 완전히 정복되지 않는다. 이때 거골과 충돌하는 내과의 내측 뼈를 절삭하면 거골이 약간 내측으로 이동할 공간이 생기면서 거골이 경골 천장의 절삭면과 평행한 위치로 정복된다. 특히 거골이 내측으로 전위되는 족관절염에서는 거골이 내측으로 전위되더라도 충돌하지 않을 정도로 내과의 내측을 충분히 절삭해야 한다(그림 8-3, 8-4).

그림 8-3 내과 내측 및 외측 성형술을 하는 수술장 사진

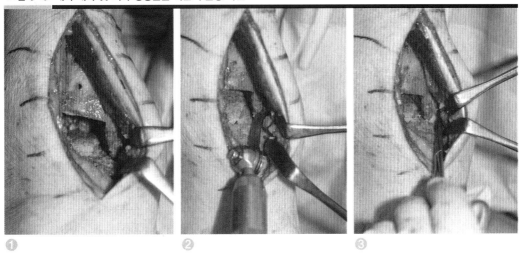

① 내과의 하방과 외측 표면을 노출하는 모습. ② 내과의 하방과 외측에서 절제하려는 부분만큼 삼각인대를 박리한 후에 내과의 하방 약 8mm를 절제하고 있다. ③ 절제한 뼈를 제거하는 모습

그림 8-4 내과 내측 및 외측 성형술을 한 환자의 방사선상 및 CT

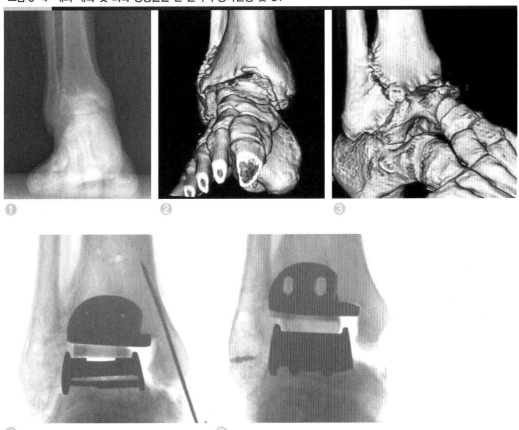

① 수술 전 방사선상. ②, ③ 수술 전 CT에서 관절 주변에 광범위한 골극 형성과 거골이 경골 천장을 침식하고 내측 상방으로 전위된 것을 알 수 있다. ④ 내측과의 골절을 방지하기 위해 내과에 강선을 삽입하였다. ⑤ 내과의 내측을 거골 대치물이 충돌하지 않을 정도로 절삭하고, 내과의 하방, 외측을 성형한 것을 볼 수 있다.

이때 이미 거골이 내측 전위되면서 내과의 내측을 상당히 침식한 경우에는 내과 골절의 위험이 크므로 내과에 강선을 삽입하고 내과의 내측을 절삭해야 한다. 거골을 경골 천장과 평행한 중립위로 교정한 상태에서 거골 내측면과 내과 사이에 2mm의 공간이 있을 때까지 내과의 내측을 절삭해야 한다. 수술 후 내측 충돌이 남아 있으면 그로 인한 통증이 발생하므로, 내과의 관절면이 절삭되어 관절 연골이 다 없어지더라도 내측 충돌이 생기지 않을 정도로 내과의 내측을 충분히 절삭해야 한다. 내과가 얇을수록 골절이 발생하기 쉬우므로 내과에 절삭하려는 면을 근위부로 연장하여 경골 천장의 절삭면과 만나는 부위에 1.6mm 강선 두 개를 삽입하고, 좁은 톱날이 있는 공기톱을 이용하여 내과의 후방까지 깨끗하게 절삭해야 하며, 절골도와 망치를 이용하면 내과 골절이 발생하기 쉽다.

ⓒ 해부학적인 족관절 격자 모양 회복(Restoration of Anatomical Shape)

내과의 하방 및 내측 골극과 비후된 뼈를 절제하는 것은 내측 연부 조직의 팽팽함을 감소시키는 효과를 얻기 위해서인데, 그 밖에 정상적인 내과와 외과의 관계를 회복시키려는 것도 내과 외측 성형술의 목적이다(그림 8-5).

정상에서 경골 중심축과 내과와 외과의 끝을 연결한 선이 이루는 내측 각도가 평균 82.7±3.7°(범위, 74~94°)이며10), 한쪽 관절이 정상인 경우에는 정상 측 관절에서 경골축과 내과와 외과의 끝을 이은 선이 이루는 각도를 재면 환측의 정상 모양을 알 수 있다. 거골의 중심은 내과와 외과의 원위단을 잇는 선 위에 있는데, 내과나 외과가 하방으로 길게 연장되어 있으면 정상적인 발목 운동이 일어나지 않을 것이다. 저자들은 내과와 외과, 거골의 관계가 정상 관절 모양

그림 8-5 해부학적인 족관절 격자 모양의 회복

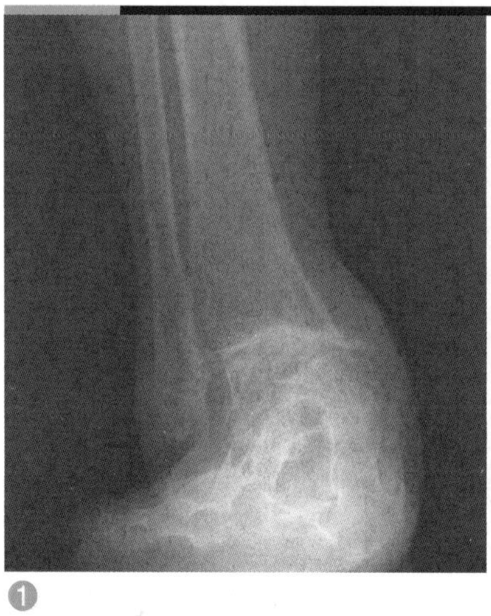

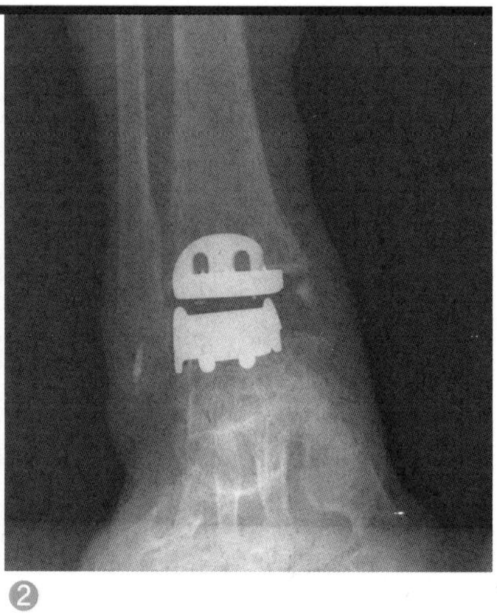

① 내측 침식이 심하고, 외측과의 하방으로 뼈가 자라난 환자의 방사선상. ② 격자 모양을 정상에 가깝게 만들기 위하여 외과의 원위단을 7mm 정도 절제하여 해부학적인 족관절 격자의 모양을 재현하려고 하였다.

으로 회복되어야 족관절 격자 내에서 거골이 안정적이면서 정상적인 운동이 일어나고, 임상 증상 및 운동 범위가 좋을 것이라고 생각하여 하방으로 길게 자라난 내과를 정상 해부학적인 모양에 가깝게 잘라낸다. 외과도 마찬가지 개념으로 외과가 원위부로 길게 비후된 경우에는 거골과의 관계를 고려하여 적당한 비율로 절제한다.

나) 외측 수술
① 기존에 알려진 외측 수술

내반 관절염에서는 외측 연부 조직을 강력한 방법으로 재건해야 한다는 것이 최근까지 변하지 않는 주장들이다. 그러나 2010년에 Coetzee와[4] 2012년에 Ryssman과 Myerson이[8] 외측구에 형성된 골극에 의한 골성 충돌이 외측 불안정증에 중요하다는 개념을 도입하였다. 이는 종래의 외측 인대를 강하게 해서 외측 불안정성을 제거해야 한다는 개념과는 전혀 다른 새로운 개념으로서 인대만으로 해결할 수 없는 요소가 있다는 것을 강조한 말이다.

이 개념의 중요성은 비골과 거골 사이에 골성 충돌이 있으면 거골이 족관절 격자 내의 정상적인 위치로 완전히 정복될 수 없으므로 연부 조직을 강하게 재건하더라도 관절 불안정성이 남을 가능성이 높다는 것을 분명하게 지적하였다는 데에 있다. 그러나 이와 같이 골성 충돌의 중요성에 대하여 강조한 두 논문[4,8] 모두 외측 인대가 역시 중요하기 때문에 강력한 방법으로 재건해야 한다고 하였으며, Coetzee는 변형 브로스트롬 방법으로는 충분하지 않기 때문에 단비골건의 1/2을 이용한 재건술을 해야 한다고 하였고, Myerson도 Chrisman-Snook 방법으로 외측 인대를 재건해야 한다고 하였다[8].

이와 같은 인대 재건술과는 별도로 장비골건 이전술을 하기도 하는데, 이는 제1중족골을 족저 굴곡시키는 힘을 감소시키고, 외번 근력을 강화하려는 목적으로 시행한다. 장비골건은 제1중족골의 기저부에 부착하여 제1중족골을 족저 굴곡하고, 제1중족골의 족저 굴곡은 후족부를 내반시키는 힘으로 작용하므로 장비골건 이전술은 후족부의 내반을 감소시키기 위한 목적이 있는 것이다. 그러나 장비골건이 단비골건보다 두꺼우므로 두꺼운 힘줄을 얇은 힘줄에 이전하기가 어려운 기술적 문제가 있으므로 일부는 단비골건에 봉합하고 일부는 입방골이나 제5중족골 기저부에 봉합하기도 한다.

저자는 장비골건 이전술을 할 때 족부가 배굴 외전된 상태에서 장비골건을 봉합하면 외번건으로서의 역할보다도 건고정술로 작용한다고 판단한다. 또한 정상적인 족저 굴곡과 내번 운동을 제한하며, 장비골건을 뼈에 고정하는 과정에서 반흔이 형성되어 통증과 운동 제한의 원인이 되므로 저자는 장비골건 이전술을 하지 않는다.

② 저자의 방법(외측 인대를 보강하지 않고 내반 안정성을 얻는 방법)

㉠ 외측 골성 충돌 제거

저자는 외측 인대 불안정보다는 외측 골성 충돌에 의하여 족관절 격자 내에 거골이 안정적으로 정복되지 못하는 것이 내반 관절염에서 불안정성이 해소되지 않는 가장 중요한 원인이라고 생각한다. 즉 외측 골성 충돌이 인대보다 더 중요한 요소이므로 필요하다면 언제든지 외측에 별도의 절개를 해서라도, 외측 골성 충돌을 충분히 절제해야 한다. 외측과 위에 별도의 외측절개를 하고 골극을 절제하려면 외측 인대를 외과에서 박리해야 하는데, 외측과 위에서 전거비인대와 종비 인대 기시부를 박리해 올리고 거골 측과 비골 측에서 골성 충돌을 충분히 절제한다(그림 8-6).

거골과 비골 사이의 골성 충돌은 골극만 원인인 것이 아니고 거골의 형태가 문제인 경우도 있으므로 족관절을 배굴할 때 거골이 외측과 안으로 충분히 들어가는 것을 확인해야 한다. 족관절이 배굴될 때 거골이 외회전하면서 내과 아래로 미끄러지듯이 거골이 족관절 격자 내에 안

그림 8-6 외측 별도 절개를 통한 외측 골충돌 절제

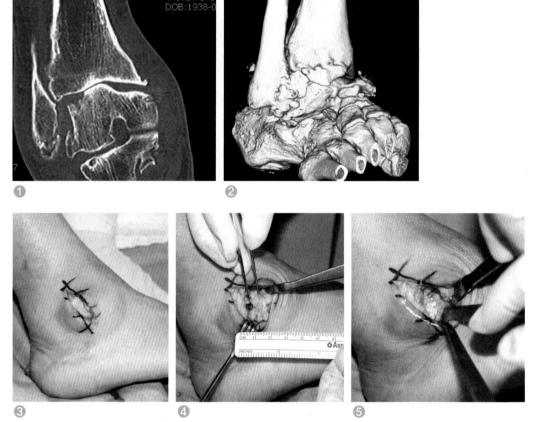

①, ② 수술 전 CT상에서 내측과의 침식이 심하고 외과와 거골 사이에 골극이 형성되어 있음을 알 수 있다. ③ 외측과 위에 별도 절개를 하였다. ④, ⑤ 절제한 뼈들을 제거하는 모습.

정적으로 정복되는 것이 정상 족관절인데, 거골의 외측 돌기가 외측으로 비후되어 있거나 골극이 있으면 안정적인 정복이 되지 않는다. 골성 충돌을 완전히 절제한 후에 외측 연부 조직을 봉합하는데, 골극이나 뼈를 너무 많이 절제하여, 외과에서 박리해 올린 외측 인대-골막-반흔 복합체를 봉합하기 어려운 경우도 있다. 이 경우에는 외측과에 2.8mm 앵커를 삽입하고, 인대-골막-반흔 복합체를 봉합한다.

외측 인대 봉합을 하지 않은 상태에서도 족관절의 운동이 안정적이고 불안정이 생기지 않도록 해부학적인 뼈 구조를 회복해야 한다. 외측 인대 봉합은 정상적인 인대 장력을 유지하도록 중립위에서 봉합한다. 이때 족관절을 과도하게 외번, 외회전한 위치에서 외측 인대를 봉합하면 당장은 외측 안정성이 더 좋은 것처럼 보일지 모르지만 발목 운동을 할 때 봉합 부위가 늘어질 가능성이 있으므로 저자는 중립위에서 외측 인대-골막-반흔 복합체를 봉합한다. 즉 외측 인대를 당기거나 보강하여 외측 안정성을 얻는 것이 아니고, 족관절의 뼈 구조를 해부학적으로 만들어서 안정적인 관절 운동을 하도록 하며, 인대는 중립위에서 봉합한다.

다) 상방 및 내측 골침식이 심한 관절에 대한 수술

① 관절선을 전반적으로 상승시키는 방법

내반 관절염이건 외반 관절염이건 골침식이 오래 진행된 경우에는 경골 천장이 절삭 전에 이미 상당히 근위부로 이동해 있는 상태이다. 이에 대응하는 방법은 최소한의 경골 절삭을 하고 두꺼운 경골 대치물을 사용하거나, 두꺼운 인서트를 삽입하는 것이다. Hintegra에는 두꺼운 경골 대치물이 있지만 Salto 등 다른 3부분형 인공관절에는 두꺼운 경골 대치물이 없다. 저자는 두꺼운 경골 대치물을 사용하면 경골과 경골 대치물 사이에 더 큰 변형력이 작용할 것으로 판단하여 두꺼운 경골 대치물은 거의 사용하지 않는데, 두꺼운 경골 대치물을 사용한 장기 추시 결과가 거의 없으므로 장기적으로 어떤 영향을 미칠지에 대해서는 알려진 바가 없다.

저자는 내과와 외과의 원위부를 절제하여 거골과 내과 및 외과의 관계가 정상적이 되도록 하여 주변 연부 조직의 장력이 증가하지 않으면서도 정상적인 발목이 될 수 있게 한다. 이로 인한 문제점은 전체적으로 족관절 관절선이 상승하므로 다리가 단축된다는 것과 경골 대치물이 후방으로 돌출될 가능성이 있다는 것이다. 경골 절삭면의 전후 길이는 근위부일수록 짧아지지만 경골 절삭면의 좌우 폭은 거골의 크기에 맞추어 절삭해야 하므로 같은 크기의 경골 대치물을 사용하더라도 경골 절삭면의 후방으로 경골 대치물이 돌출될 가능성이 있다. 경골 대치물이 후방으로 돌출되면 족관절의 후내측을 지나가는 후경골건에 충돌하여 증상을 일으킬 가능성이 있는데, 이 경우에 2~3mm 돌출되는 것은 임상적 문제를 일으키지 않지만 더 많이 돌출될 경우에도 증상을 일으키지 않을지에 대해서는 알려진 바가 없다.

그림 8-7 상방 침식이 심한 환자의 비골 단축

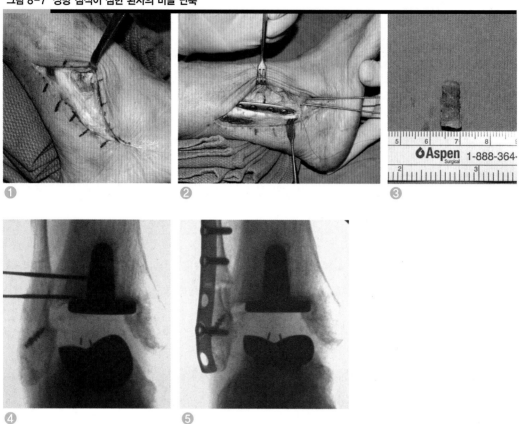

① 비골 위에 종절개하였다. ② 비골 단축 후 금속판으로 고정한 사진. ③ 비골 단축할 때 절제한 뼈. ④, ⑤ 수술장 사진에서 비골 단축할 부위에 강선을 삽입하고 방사선상으로 부위를 확인하고 있다. 너무 원위부에서 절제하면 경비 인대의 비골측 부착부가 없어지고, 고정이 어렵다. 더 근위부에서 단축하면 경비 인대 결합을 모두 박리해야 단축할 수 있다. 이 부위에서 절제할 때에도 전후 경비 인대를 손상하지 않도록 주의해야 한다.

상방 침식이 1cm 이상인 경우에는 비골을 단축하여 관절선이 상승하게 한다(그림 8-7, 8-8, 8-9). 내측과와 외측과를 단축하여 내과의 하단에서 외과의 하단을 잇는 선을 정상 관절과 비슷하게 만들면 정상 관절의 운동을 재현하기 좋으며, 비골을 단축하면 외측과에 부착된 외측 인대를 포함한 모든 연부 조직을 팽팽하게 하는 효과가 있으므로 관절의 안정성을 회복할 수 있다. 비골을 단축할 때에는 경비 인대 결합이 손상되는데, 족관절면에서 근위부로 약 1.5cm 구간에는 전경비 인대가 있으므로 가능하면 이 부위를 손상하지 않도록 특히 주의해야 한다.

② 관절선을 일부 상승시키고, 일부는 골이식하는 방법

경골 천장의 내측이나 외측 일부만 상방으로 침식된 경우에는 가장 근위부로 침식된 높이에 맞추어 경골 절삭을 하지 않고, 침식된 높이의 중간 정도에서 경골 절삭을 하는 방법이 있다(그림 8-10).

그림 8-8 상방 침식이 심하여 내측과와 외측과를 단축한 환자의 방사선상

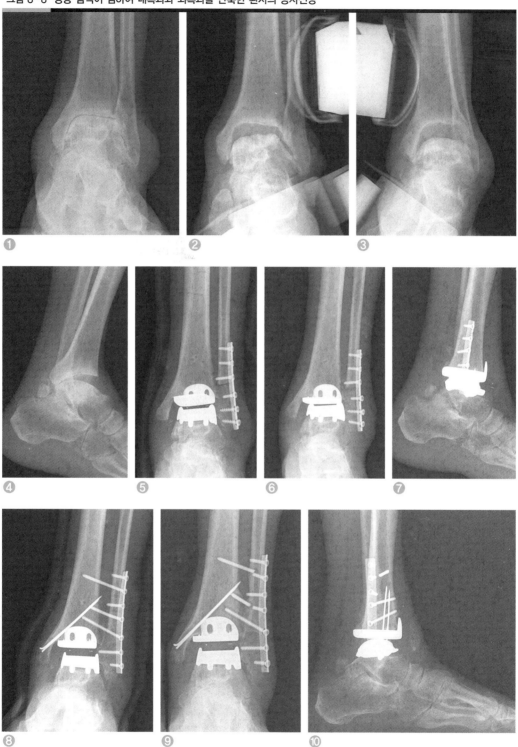

①~④ 수술 전 전후면 및 측면 방사선상과 내반 및 외반 스트레스상. 여러 방향의 관절 불안정성이 있다. ⑤ 비골 단축을 하여 관절 치환술을 하였다. ⑥, ⑦ 관절치환술 후 7주에 인서트가 전방으로 탈구되었다. ⑧~⑩ 경비 인대 결합의 이개가 관절 불안정의 원인이 어서, 경비 인대 결합을 고정한 후에 관절이 안정적이 되었다. 수술 중에 내과의 골절을 방지하기 위하여 강선 고정을 하였으며, 더 두꺼운 인서트를 삽입하였다.

그림 8-9 비골을 단축한 예

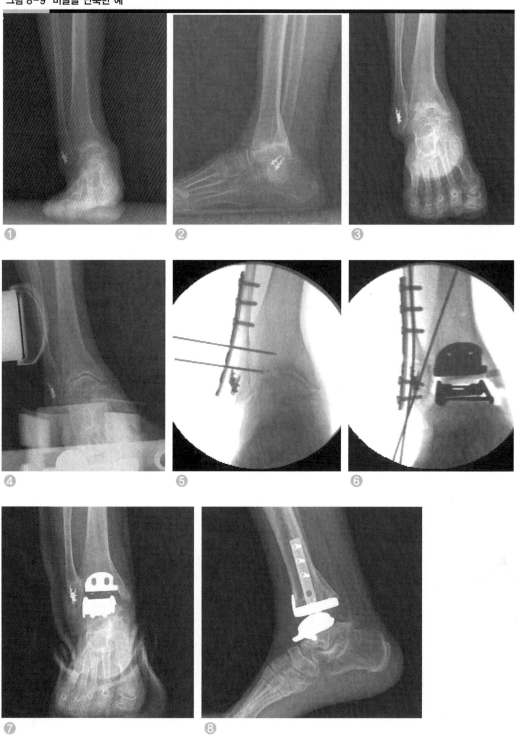

①~④ 수술 전 체중 부하 전후면 및 측면 방사선상과 비체중 부하 전후면상 및 외반 스트레스상. ⑤, ⑥ 전경비 인대의 손상을 피하기 위해 전경비 인대의 부착부보다 근위부에서 약 8mm 단축하였다. ⑦, ⑧ 수술 후 방사선상.

그림 8-10 경골 천장의 일부가 심하게 침식된 경우

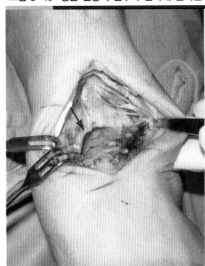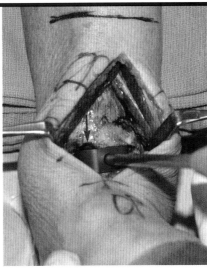

내측 전방만 침식된 경우에는 침식된 곳 중 가장 높은 곳보다 낮은 위치에서 경골 천장을 절삭하고 일부 빈 공간이 남는 것을 보여 주는 사진

내측이나 외측 일부만 절삭된 경우에 CT 영상을 잘 분석하면 대개는 내측이나 외측의 전방 또는 후방 부분만 일부 근위부로 심하게 침식되어 있고, 나머지는 침식이 심하지 않은 경우가 많다. 이때에는 심하게 침식되어 올라간 부위에 맞추어 절삭하지 않고 침식이 덜 된 나머지 부분의 높이에 맞추어 절삭하고 경골 대치물을 삽입한 후에 경골 대치물과 뼈 사이에 생성되는 결손 부위에 절삭 시에 제거한 뼈를 이식하는 방법으로 수술할 수 있다.

라) 내반 관절염에 대한 족부 수술

내반 관절염은 족부 변형을 동반하는 경우가 많은데, 이는 후족부의 내반 변형, 전족부의 회외 변형을 말한다. 그러므로 족부 변형을 교정하기 위하여 종골의 외측 쐐기 및 외측 전위 절골술, 제1중족골의 배부 폐쇄성 쐐기 절골술 등을 하는 경우가 있다[11]. 그러나 족관절에서 내반 변형에 대한 교정이 부족한 것을 족부에서 교정하려고 하면 안 된다.

마비성 내반 변형에서는 족부 변형이 족관절 내측 관절염의 원인이므로 족부 교정 수술이 필요하지만, 원발성 관절염에서는 족관절의 절삭이 적절한 경우에 족부에 추가적인 수술을 해야 하는 경우가 적다. 특히 경골 천장이 내반 절삭되거나 거골 절삭 시에 거골을 충분히 족관절 격자 내에 중립위로 정복하지 못하여 거골 상면의 내측이 더 절삭된 경우에는 후족부 내반 변형이 더 뚜렷해지므로 족부에서 교정을 해야 하는 경우가 발생한다.

경골 천장이 내반 절삭되면 방사선상에서 경골-경골 천장 각도에 의하여 쉽게 내반 정도를 알 수 있으나 거골이 내반된 채로 절삭된 경우에는 방사선상에서 내반 정도를 알기 어렵다. 그러나 거골이 내반된 채로 삽입된 것을 족부에서 교정하려면 추가적인 수술 절개 및 수술 시간이 필요하고, 경골에서 후족부에 이르는 선열이 정상화된다고 하더라도 경골과 거골 사이, 그리고 거골과 종골 사이에서 비정상적인 힘이 가해지므로 경골 천장을 중립으로 절삭하고, 거골도 중립으로 절삭하는 것이 더 좋을 것이다.

고정된 내반 변형이 심한 경우에는 발에 추가적인 수술이 필요한데, 이때에는 대부분 족관절 내외측에 골극 형성이 심하므로 이에 의한 골성 충돌을 충분히 제거하여 거골이 족관절 격자에서 중립위로 정복되도록 해야 한다.

2) 내반 관절염의 형태별 수술 방법
가) 기존의 내반 관절염의 형태별 수술 방법

기존에는 내반 관절염을 상합형(congruous type)과 비상합형(incongruous type)으로 나누어서 수술 방법을 하였다. 여기에서 상합형과 비상합형이란 거골 경사의 정도에 따라 Mann 등이 임의로 구분한 것이며, 거골 경사가 10° 이상인 것을 비상합형, 10° 미만인 것을 상합형이라고 하였다. 10°를 기준으로 한 근거는 없으며, 예를 들어 8°의 거골 경사가 있는 관절은 사실은 경골 천장과 거골 원개가 비상합형이지만 임의로 상합형이라고 구분한 것이다.

상합형이면서 내반이 있다면 경골 천장의 내반이 내반 관절염의 주된 원인이고, 비상합형이면서 내반이 있다면 경골 천장의 변형보다는 거골 경사가 주된 원인이라는 의미로 이해하면 되며, 상합형과 비상합형으로 구분하기보다는 경골 천장 내반이 심한 내반 관절염과 경골 천장 내반이 심하지 않은 내반 관절염으로 구분하는 것과 마찬가지이다. 그러므로 상합형 내반 관절염에서는 경골 천장의 내반 정도에 따라 내반이 10° 이상이라면 과상부 절골술을 해서 경골 천장을 교정하기를 권하는 것이다. 그리고 비상합형 내반 관절염에서는 경골 천장 내반이 심하지 않으므로 과상부 절골술을 하지 않고, 경골 절삭을 할 때 경골 천장의 내측보다 외측을 좀 더 절삭하면 된다는 의미가 있다. 또한 거골 경사 때문에 내외측의 연부 조직 균형을 맞추기 위한 수술들이 필요하다는 것이 내반 관절염을 상합형과 비상합형으로 나누고, 그에 따른 수술 방법이 다른 이유이다.

저자는 경골 천장에 10° 이상의 내반이 있더라도 과상부 절골술을 해야 하는 경우는 드물다고 판단하며, 과상부 절골술을 해야 할 정도의 변형 각도를 명확히 말할 수는 없으나 앞의 '다) 상방 및 내측 골침식이 심한 관절에 대한 수술'에 적어 놓은 방법으로 수술하는 것을 선호한다. 과상부 절골술과 관절치환술을 동시에 시행하기에는 절골술 후 원위 경골 골편이 불안정하고 혈액 순환이 손상받을 가능성이 있으므로 만일 과상부 절골술을 해야 한다면 먼저 과상부 절골술을 하고 3개월 후에 관절치환술을 하기를 권한다.

나) 저자의 내반 관절염의 형태별 수술 방법

여기에서는 저자의 분류에 따른 내반 관절염 형태별로 수술 방법에서 유의해야 할 점을 기술하였다. 저자의 분류에 대하여는 '제3장 족관절 퇴행성 관절염의 분류'를 참고하기 바란다.

① 내측–내반형 관절염에 대한 관절치환술(Total ankle arthroplasty for medial-varus type osteoarthritis)

내측–내반형 관절염에서 진행한 말기 관절염은 경골축에 대하여 거골이 내측으로 전위되어 있으며, 내과가 많이 침식되어 있다(그림 8-11). 내과가 침식된 만큼 경골 천장도 내측으로 확장되므로 경골 천장의 폭에 맞는 경골 대치물을 삽입하면 원래 족관절 격자 크기에 비해 더 큰 경골 대치물을 삽입하게 되고, 좌우 폭이 넓어진 것과 동시에 전후 길이가 길기 때문에 경골 대치물이 후방 돌출될 가능성이 있다.

그림 8-11 내측 전위–내반형 관절염에 대한 관절치환술

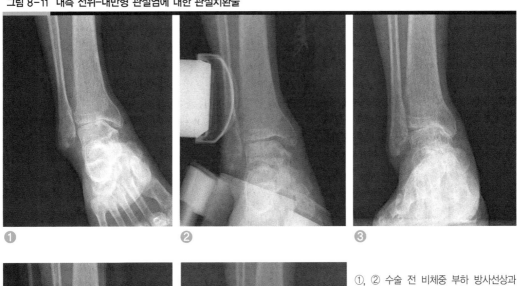

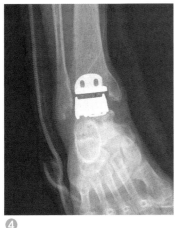
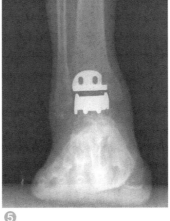

①, ② 수술 전 비체중 부하 방사선상과 외반 스트레스상에서는 거골이 경골축 아래에 놓여 있고, 내측 전위가 없으므로 내측 간격이 넓다. 수술 전 외반 스트레스상에서 내측 관절 간격이 많이 넓어지므로 내측 연부 조직 구축이 없다는 것을 알 수 있다. ③ 수술 전 체중 부하상에서는 거골이 내측으로 이동하여 거골과 내과가 맞닿는 것을 보여 준다. ④ 수술 후 비체중 부하 전후면상에서는 거골과 내과 사이에 충분한 공간이 있으나 ⑤ 체중 부하상에서는 거골과 내과 사이가 가까워졌다. 그러므로 내과의 관절면 측을 충분히 절삭하지 않는다면 수술 후 거골과 내과의 충돌에 의한 내측 통증이 유발될 것이다.

경골 천장의 폭보다 좁은 경골 대치물을 삽입하면 경골 천장의 내측이나 외측에 대치물에 의해 피복되지 않는 부분이 생긴다. 거골이 내측으로 전위되어 있으므로 경골 천장의 폭보다 좁은 경골 대치물을 삽입할 때는 경골 대치물을 최대한 내측으로 위치하도록 삽입해야 관절치환술 후에 인서트의 일부가 경골 대치물보다 내측에 위치하는 오버행(overhang) 현상을 방지할 수 있다(그림 8-12, 8-13).

그림 8-12 내측 전위 내반형 관절염에서 수술 후 발생한 내측 전위

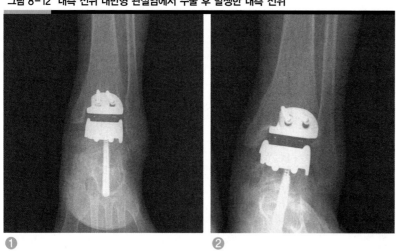

① 수술 후 비체중 부하상에서는 경골 대치물과 거골 대치물이 잘 정렬되어 있다. ② 체중 부하를 하면 거골이 내측으로 이동하면서 인서트의 내측이 경골 대치물에 닿지 않는 내측 오버행 현상이 발생하였다. 이 경우에는 경골 대치물을 좀 더 내측으로 삽입하였어야 할 것이다.

그림 8-13 외반 관절염에서 수술 후 발생한 내측 오버행

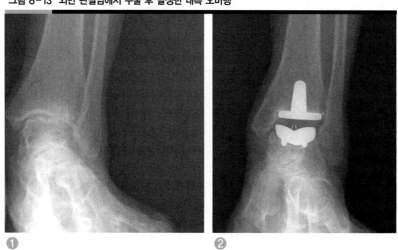

① 외반 관절염의 수술 전 방사선상. ② 관절치환술 후에 거골이 내측으로 이동하면서 내측 오버행이 발생하였다. 그러므로 수술 중에 거골이 내측으로 이동하는가를 잘 관찰하여야 하며 필요한 경우에는 내과의 관절면 측을 충분히 절삭하고 경골 대치물을 좀 더 내측으로 삽입해야 한다.

또한 경골 천장의 폭보다 좁은 대치물을 삽입하려고 하면 경골 절삭을 할 때 외측을 일부 절삭하지 않는 것이 좋다. 외측을 일부 절삭하지 않는 것은 전경비 인대의 경골 측 부착부를 남겨 둘 수 있는 장점도 있다.

경골 천장을 모두 절삭하고 좌우 폭에 맞는 대치물을 삽입하면 경골 대치물이 후방으로 돌출되는 경우가 많은데, 후방으로 돌출된 부분과 후방 경골건이나 장무지 굴곡건이 부딪혀서 증상을 일으킬 가능성이 있으나 실제로 이로 인한 증상은 발생한 경험은 없다. 그러므로 저자는 Hintegra 인공관절을 사용할 경우에 경골 천장을 모두 절삭하고 경골 폭에 맞는 대치물을 선택하는 편이다. Salto 인공관절은 경골 천장의 일부만을 피복하도록 디자인되어 있으므로 경골 절삭을 할 때 내측으로 치우쳐서 절삭해야 한다.

거골이 내측 전위된 관절염에서는 이미 내과가 얇아져 있으므로 거골과의 충돌을 피하기 위하여 내과의 관절면을 일부 절삭할 때 골절이 발생할 가능성이 높다. 이를 예방하기 위해서는 2개의 1.6mm 강선을 삽입한 후에 내과의 관절면 측을 절삭해야 한다. 거골이 내측으로 전위되어 내과와 충돌하는 상태이므로 내과가 얇아져 있더라도 관절면 측을 2mm는 절삭해야 거골 대치물 또는 거골과 내과의 충돌을 방지할 수 있다.

내측-내반형 관절염이 말기 관절염으로 진행하면서 내측 전위와 상방 침식이 동시에 발생하면 내과와 거골 사이에서 삼각인대가 마모되어 기능을 상실할 가능성이 높아진다. 삼각인대가 기능 부전인 경우에는 내측 관절염이더라도 외반 불안정성이 생기고, 경골 절삭 후에 거골을 절삭하려고 경골과 거골 사이를 벌리면 내측이 더 벌어져서 거골 절삭 블록이 외반된 상태로 거골 위에 놓이게 되어서 거골의 외측이 더 많이 절삭될 가능성이 있다. 그러므로 삼각인대 기능 부전인 경우에는 경골과 거골을 벌릴 때 내측은 힘을 약하게 주고, 외측을 강하게 벌려서 경골 천장과 거골이 평행하게 벌어지도록 해야 한다.

② 내측-외반형 관절염에 대한 관절치환술(Total ankle arthroplasty for medial-valgus type osteoarthritis)

내측-외반형 관절염은 내측-내반형 관절염 수술 방법에 기술한 내용이 모두 다 적용된다. 그러나 내측-내반형 관절염에 대하여 관절치환술을 한 경우에는 수술 후 경골축과 거골 그리고 뒤꿈치로 이어지는 선열이 전체적으로 바르게 정렬하게 되어서 수술 후 새로운 충돌이나 변형의 증가가 발생할 가능성이 낮다. 그러나 내측-외반형 관절염에 대하여 관절치환술을 하여 족관절이 중립 위치가 되면 숨어 있던 후족부 외반 변형이 뚜렷해진다(그림 8-14, 8-15).

내측-외반형에서 시작한 관절염이더라도 말기 관절염이 되면 거골의 내측 전위가 심해지면서 종골도 경골축에 대하여 중립 위치에 가깝게 위치하거나 내측 전위되어 있으므로 수술 전

그림 8-14 반대측 후족부를 보고 환측 후족부의 외반을 예측할 수 있는 예

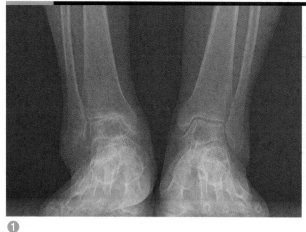

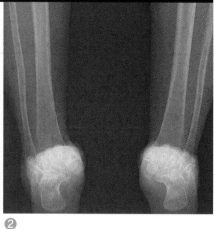

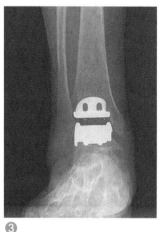

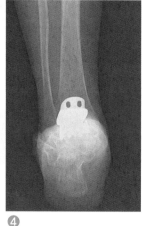

① 환측 족관절에 내반 관절염이 있고, 거골이 내측으로 전위되어 있다. ② 수술 전 후족부 선열상에서 환측의 후족부 선열은 중립이지만 관절염이 경미한 건측 관절은 후족부에 뚜렷한 외반 변형이 있다. 환측의 거골이 내측으로 전위되었기 때문에 후족부의 외반이 상쇄되어 마치 후족부가 정상인 것처럼 보인다. ③ 수술 후 방사선상에서 거골이 경골에 대하여 정상적으로 위치하였다. ④ 수술 전에 보이지 않던 후족부 외반이 뚜렷하다.

에 내측-외반형인지 알기 어려운 경우가 많으며, 인공관절을 삽입하여 발목이 중립이 되면 그제야 가려져 있던 후족부 외반 변형이 뚜렷해지는 경우가 많다. 양쪽 발목이 모두 말기 관절염인 경우에는 판단이 곤란하지만 한쪽은 후족부 선열이 중립인 말기 관절염이고, 한쪽은 중등도의 내측-외반형 관절염이어서 후족부에 뚜렷한 외반 변형이 있다면 말기 관절염이 있는 다른 쪽 관절도 내측-외반형에서 진행된 것일 가능성이 높다는 것을 예측할 수 있다.

관절치환술 후에 후족부가 심하게 외반되면 거골과 종골 사이 또는 비골과 종골 사이에 외측 충돌 증상이 생기고, 거골이 내측 전위되면서 내과와 거골 사이에서 충돌이 발생하여 통증이 발생할 수 있다.

내측-외반형 관절염에서는 거골이 내측 전위되고 외반 경사를 보이는 경우가 있는데, 이는 내측 관절염과 외측 관절염이 복합된 형태이며, 이런 경우에는 거골이 족관절 격자 내에서 내측 전위되어 있으나 외측 불안정성보다는 내측 불안정성이 있는 경우가 많으며, 수술 후 외반

그림 8-15 수술 전에 후족부가 내반이지만 수술 후 외반되어 있는 예

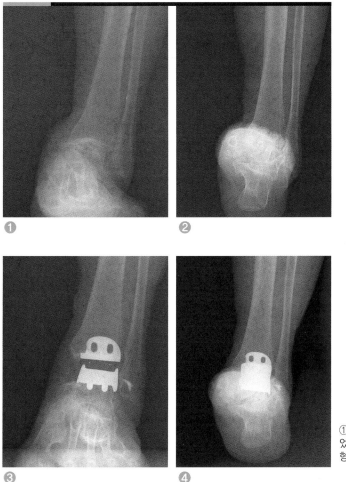

①, ② 수술 전에는 후족부의 외반 변형이 없었으나 ③, ④ 관절치환술 후 후족부 외반 변형이 뚜렷해졌다.

불안정이 발생할 가능성이 높다. 그러므로 내측-외반형 관절염이라고 판단하면 관절치환술을 할 때 종골 절골술을 해야 하며, 내측-외반형 관절염인지 확실하지 않으나 내측-외반형 관절염일 가능성이 있다면 관절치환술 전에 환자에게 수술 후 심한 후족부 외반이 발생하여 이에 대한 추가적인 수술이 필요할 가능성이 있다는 것을 미리 말해 두어야 한다.

③ 경사형 관절염에 대한 관절치환술(Total ankle arthroplasty for tilt type osteoarthritis)

경사형 관절염에서는 후족부 내반과 거골 경사의 정도가 심하다. 그러므로 내측 전위형보다 내측 연부 조직이 더 팽팽하고 경골 천장에 국소적인 침식(scalloping)이 발생하며(그림 8-16), 족관절을 정복하더라도 족부의 내반 변형이 남아서 족부에 추가적인 수술을 해야 할 가능성이 높다(그림 8-17, 8-18, 8-19).

외측 골극을 절제하고 내측의 증식된 뼈를 절제하며, 내과의 내측을 절삭하여 내측 연부 조

그림 8-16 경골 천장의 내측 침식이 심한 예

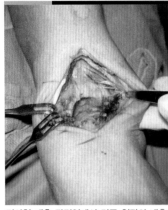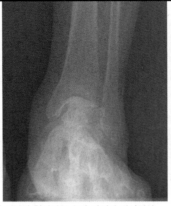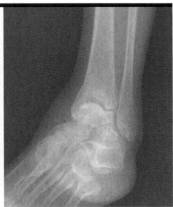

경사형 내측 관절염에서 경골 천장의 내측이 심하게 침식된 수술장 사진과 방사선상

그림 8-17 2차적인 족부 변형 교정이 필요하였던 예

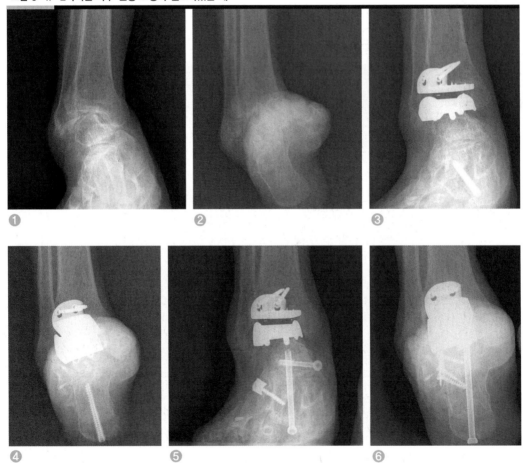

① 수술 전 전후면 방사선상에서 심한 거골 경사가 있다. ② 후족부의 심한 내반 변형이 있다. ③, ④ 종골 절골술과 관절치환술을 하였으나 내반 변형이 남아 있다. ⑤, ⑥ 삼중 유합술을 하여서 족부 변형을 교정하였다.

그림 8-18 관절치환술 후 후족부 내반이 남아 있는 다른 예

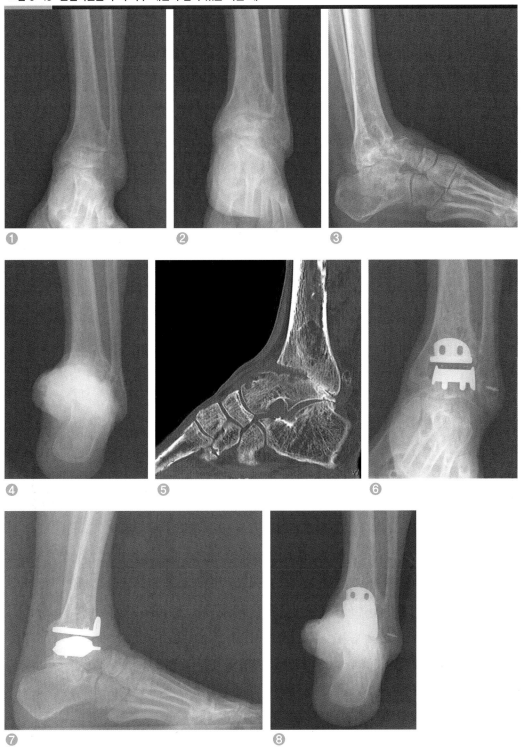

①~④ 수술 전 체중 부하 전후면상, 비체중 부하 전후면상, 측면상, 후족부 선열상에서 경골 천장이 내측 상방으로 침식되어 있고, 후족부의 내반이 심하다. ⑤ 수술 전 CT에서 경골 천장의 전방이 심하게 침식되고 거골이 전방으로 전위되어 있다. ⑥, ⑦ 관절치환술 후 전후면상에서 경골 대치물이 약간 내반되어 있고 측면상에서는 정상 위치로 정복되어 있다. ⑧ 관절치환술 후 후족부 선열상에서 후족부에 심한 내반 변형이 잔존하여 발 변형의 교정이 필요한 상태이다.

그림 8-19 잔존하는 후족부 내반 때문에 발생한 인서트 탈구

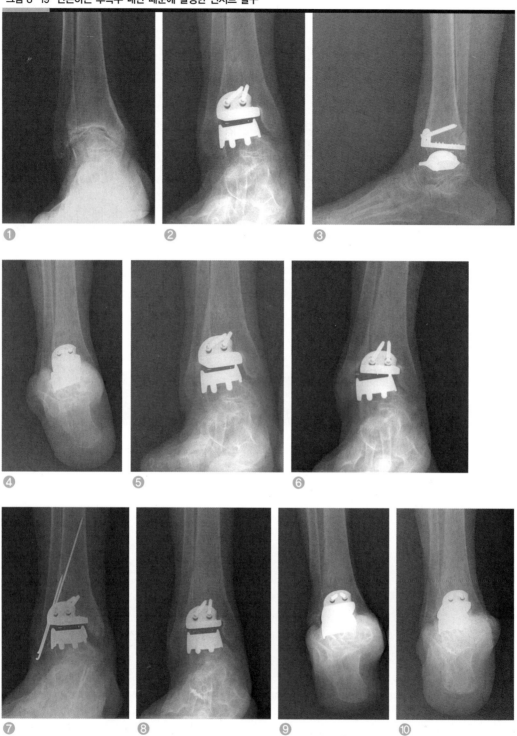

① 수술 전 전후면 방사선상에서 거골이 내반되어 있다. ②, ③ 관절치환술 후 전후면, 측면상에서 경골 천장이 약간 내반되어 있다. ④ 후족부 선열상에서 후족부의 내반 변형이 뚜렷하다. ⑤ 관절치환술 후 2년의 전후면 방사선상에서 거골 대치물이 경골 대치물의 외측으로 전위되어 있다. ⑥ 관절치환술 후 5년의 전후면 방사선상에서 인서트가 탈구되었다. ⑦ 인서트를 교체하여 삽입하고, 제1중 족골의 배굴 절골술과 후경골건을 외측 설상골로 이전하였다. ⑧, ⑨ 재수술 후 3개월 방사선상에 경미한 후족부 내반이 남아 있다. ⑩ 재수술 후 1년에 후족부가 정상적이 되었다.

직의 팽팽함을 줄여 주는 것은 전위형 관절염과 마찬가지이다. 경골 천장의 침식이 심해 보이더라도, 대개는 경골 천장 전방의 침식이 심하며, 경골 천장 후방은 덜 침식된 경우가 많으므로 경골 천장이 가장 높이 침식된 부분에 맞추어서 절삭할 필요는 없다. 심하게 침식된 경우에 가장 높이 침식된 부분의 높이에 맞추어 절삭하면 경비 인대 결합부의 경골 측이 모두 절삭되어 경비 이개가 발생할 염려가 있으므로 침식이 심한 경우에는 침식된 부분의 가장 높은 곳보다 3mm 정도 하방에서 절삭하고 경골 대치물과 경골 절삭면 사이에 일부 접촉되지 않는 공간에는 절삭할 때 나온 뼈를 이식하는 것도 한 가지 방법이다.

족부의 내반 변형이 경미한 경우에는 제1 중족골의 배굴 절골술이나 종골의 외측 쐐기 절골술 등을 할 수 있으며, 족부의 내반 변형이 심한 경우에는 후방 경골건을 연장하고 스프링 인대를 주상골에서 절개하여 편평족과 반대의 수술을 한다. 이와 같은 연부 조직 교정술로 변형 교정이 불가능할 정도로 고정된 요내반 변형이 있는 경우에는 삼중 유합술이 필요한 경우도 있는데, 삼중 유합술을 할 때는 거골 주변의 혈액 순환이 많이 손상되므로 삼중 유합술과 관절치환술을 동시에 하면 거골의 무혈성 괴사가 발생할 가능성이 있다. 그러므로 먼저 삼중 유합술을 하여 발의 변형을 교정한 후에 관절치환술을 하는 것이 좋다.

나. 외반 관절염에 대한 수술

1) 기존의 외반 관절염에 대한 수술 방법

여기에서는 Barg와 Saltzman이[12] 외반 관절염을 분류하고 그에 따른 수술 방법을 정리해 둔 것을 인용하였다. 내반 관절염과 외반 관절염에 대한 수술에 대한 내용 중 외반 관절염에 대한 분류와 대책을 먼저 자세히 적어 놓고 그 다음에 내반 관절염에 대하여 적은 것으로 보아서 서양은 우리나라보다 외반 관절염의 빈도가 많고 대책 마련이 어려운 경우가 많다는 의미라고 판단된다.

Barg와 Saltzman은[12] 외반 관절염을 거골 경사가 없이 경골 천장의 외반 변형에 의한 형과 거골 경사가 있는 형으로 구분하고 거골 경사의 정도를 10°를 기준으로 거골 경사가 있는 형을 두 가지로 구분하였다. 기본적으로 내반 관절염에서 상합형과 비상합형으로 나눈 것과 비슷한 맥락이다. 내반 관절염에서는 거골 경사 10°를 기준으로 상합형과 비상합형으로 나누었으나 외반 관절염에서는 거골 경사가 있는 것과 없는 것으로 크게 구분하였는데, 상합형이란 말의 문자적 의미를 생각한다면 내반 관절염에서도 상합형이란 거골 경사가 없는 것이고 비상합형이란 거골 경사가 있는 것일 것이다.

Barg와 Saltzman은[12] 외반 관절염의 분류에 따른 수술 방법을 제시하였으나, 그 수술 방법들의 내용은 분류와 별 관계가 없다. 즉, 경골 천장 변형이 큰 경우에는 과상부 절골술을 하고, 동시에 관절치환술을 한다. 후족부에 외반 변형이 있으면 변형 정도와 부위에 따라 종골 절골술 또는 다양한 후족부 유합술을 하여 변형을 교정하고, 그 후에도 관절 불안정성이 남으면 인대를 재건하거나 봉합한다는 것이 기본적으로 모든 외반 관절염에 동일하게 적용되는 원칙이다.

2) 저자의 외반 관절염에 대한 수술 방법

외반 관절염 중 외측 전위형 관절염은 대개 외상성으로 발생한 경비 이개에 의하여 발생한다. 외측 전위형 관절염 중 일부가 외상 없이 선열의 문제로 경비 이개가 발생하고 이로 인하여 족관절염이 발생할 수 있다고 판단되지만 이에 대해서는 앞으로도 수년간의 연구가 더 필요하다. 저자들은 외반 관절염에 대한 수술적 관점에서 세 가지로 구분하여 수술 방법의 개요를 설명한다.

가) 경비 관절 이개에 의한 외반 관절염

경비 이개가 심하여 족관절 격자의 외측 안정성이 없는 경우에는 경비 이개를 고정하면서 관절치환술을 해야 한다(그림 8-20).

수술 전 CT상에서 경비 인대 결합이 3mm 이상 벌어져 있고, 체중 부하 전후면 방사선상에서 거골이 경골축에 대하여 외측으로 전위되어 있는 경우에는 경비 인대 결합을 정복하고 유합

그림 8-20 경비 관절 이개에 의하여 족관절 격자가 넓어진 퇴행성 관절염

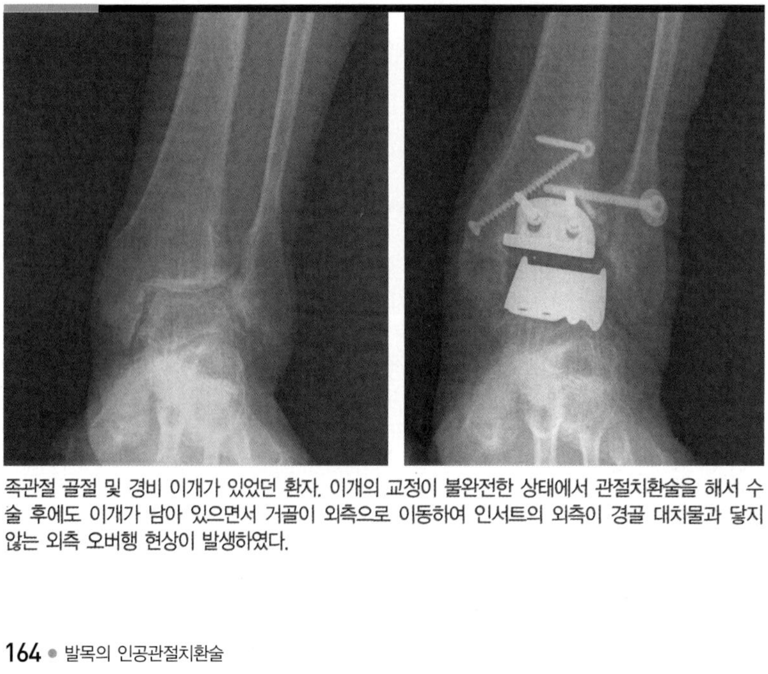

족관절 골절 및 경비 이개가 있었던 환자. 이개의 교정이 불완전한 상태에서 관절치환술을 해서 수술 후에도 이개가 남아 있으면서 거골이 외측으로 이동하여 인서트의 외측이 경골 대치물과 닿지 않는 외측 오버행 현상이 발생하였다.

하는 수술이 필요하다. 여기에서 3mm라고 하는 것에 대한 증거는 없지만 참고적인 수치를 제시해야 한다고 생각하여 저자의 경험을 근거로 제시한 추정치이다. 다소간의 차이는 있겠지만 경비 인대 결합이 불안정하며, 3mm 이상 벌어져 있다면 경비 인대 결합을 고정해야 한다고 생각한다. 그러나 경비 인대 결합이 원인이 되어서 발생한 외측 전위형 관절염이더라도 말기 관절염이 되어서 경비 인대 결합이 안정적이고 더 이상 벌어지지 않는다면 경비 인대 결합을 수술하지 않으며, 대부분은 여기에 해당한다(그림 8-21).

만성적인 경비 인대 결합 이개가 있는 경우에는 경비 인대 결합의 근위부에서 비골을 절골하고, 경비 인대 결합의 뼈와 인대를 모두 제거한 후에 경비골 유합을 한다(그림 8-22).

경비 인대 결합을 고정하지 않으면 관절치환술 후에 거골이 외측 전위되어서 관절 불안정성과 체중 부하가 외측에 집중되어 인공관절의 수명이 단축될 가능성이 있다.

나) 후족부 외반에 의한 외반 관절염

외반 관절염에 대해 인공관절을 하더라도 결과가 좋다는 보고가 있으나[3] 심한 외반 변형이 있으면 실패할 가능성이 높아진다. 외반 관절염은 경골 천장 골절이나 족관절 외측과의 부정 유합에 의한 것과 후족부의 외반에 의한 것으로 구분할 수 있다.

여기에서는 편평족이나 후족부 외반에 의하여 발생한 외반 관절염에 대한 관절치환술에 대하여 기술하였으며, 외상성 외반 관절염에 대하여는 '3. 외상성 관절염에 대한 관절치환술'에서 기술하였다.

후족부의 외반이 원인이 되어 발생한 관절염은 편평족과 연관되어 발생하는 경우가 많으

그림 8-21 비골 골절과 경비 이개 후에 발생한 말기 퇴행성 관절염

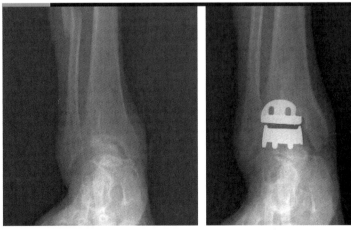

수술장 소견상 경비 이개가 더 이상 벌어지지 않아서 이개에 대한 별도의 수술을 하지 않고 관절치환을 진행하였다.

그림 8-22 이개를 고정하고 관절치환술을 한 예

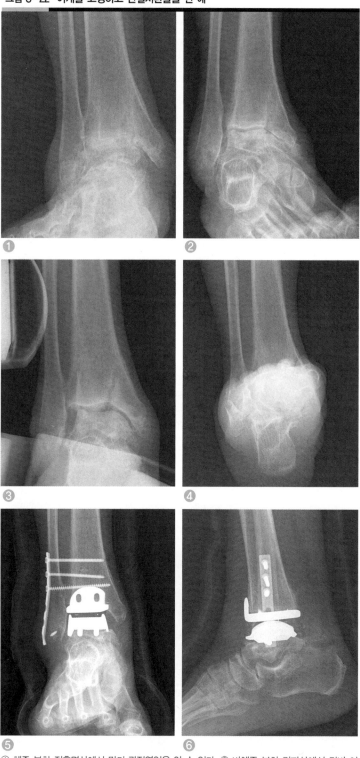

① 체중 부하 전후면상에서 말기 관절염임을 알 수 있다. ② 비체중 부하 격자상에서 경비 이 개가 보이며, ③ 외반 스트레스상 거골의 외반 경사와 외측구가 넓어지는 것을 알 수 있다. ④ 후족부 선열상에서 후족부가 경골축에 대하여 외측에 위치하여 있다. ⑤, ⑥ 경비 이개를 유합하면서 동시에 관절치환술을 하였다.

며, 후족부의 외반을 교정하기 위해서 편평족을 교정해야 할 경우가 많다. 심한 편평족이 있는 경우에 편평족을 교정하지 않고 관절치환술을 하면 거골을 지속적으로 외반하는 힘이 작용하여 관절치환술이 조기 실패한다.

족관절에서 거골이 외반되지 않더라도, 거골이 정상보다 더 지면을 향하여 족저 굴곡되어 있으므로 거골 대치물이 지면을 향하기 때문에 거골 대치물과 주상골의 충돌 증상이 있을 수 있고, 거골 대치물을 거골에 대하여 하방으로 미끄러뜨리는 힘이 지속적으로 작용하는데(그림 8-23), 이것이 장기적인 예후에 미치는 영향에 대하여 알려진 바는 없으나 정상적인 방향의 힘이 아니므로 장기적으로 나쁜 영향을 끼칠 것으로 예측한다. 즉, 외반 관절염에 대한 인공관절 수술은 편평족의 교정 능력이 있어야 하는 것이다(그림 8-24).

편평족이 후방 경골근건의 기능 이상과 동반된 경우에는 장족지 굴곡건 이전술 등의 후경골건 보강 수술과 병행하여 편평족 교정 수술을 해야 한다. 심한 편평족을 교정하려면 후족부의 관절을 고정하는 방법이 가장 효과적이지만 관절 운동을 제한한다. 외측주 연장술과 종골 절골술을 하면 상당히 아치와 후족부를 교정할 수 있다. 그러나 종골 절골술 단독으로는 아치 교정과 변형 교정 효과가 미약하므로 뚜렷한 편평족 변형이 있는 외반 관절염에 대하여 내측 전위 종골 절골술만 해 놓고, 관절치환술을 하면 예후가 나쁠 것이다.

외측주 연장술 후에는 변형은 교정되지만 외측 통증이 발생하는 경우가 많다. 그러므로 기존의 내측 전위 종골 절골술이나 외측주 연장술로 변형 교정을 하는 방법의 적응증이 제한되며, 심한 변형에 대하여는 삼중 유합술을 하여 발 변형을 교정하고 삼중 유합이 된 후에 관절치환술을 한다. 원위 경골에 절골술을 하거나 삼중 유합술이 필요한 경우라면 삼중 유합술과 관절치환술을 동시에 하기보다는 변형을 교정하기 위한 원위 경골 절골술이나 삼중 유합술을 한 후 3개월 이상 경과한 후에 관절치환술을 하는 것이 좋다.

저자들은 편평족 변형이 뚜렷하지만 관절의 움직임이 유연한 경우에는 삼중 유합술을 하지 않고, 비복근막 절개, 내측 전위 종골 절골술을 하고 제1중족-설상 관절 유합 및 장무지 굴곡건 이전술을 통한 내측 종아치 재건술을 하여 변형을 교정하고 3개월 후에 인공관절치환술을 한다. 스프링 인대 재건술은 여러 가지 방법으로 시도해 보았으나 어느 것도 만족스럽지 못하여 저자들이 개발한 내측 종아치 재건술을 사용하고 있다(그림 8-25).

다) 경골 천장 부정 유합에 의한 외반 관절염

경골 천장 골절 후 외반 변형이 발생하고 이에 의하여 외반 관절염이 생긴 경우에는 과상부 절골술을 하거나 내측을 더 절삭해야 한다.

그림 8-23 편평 외반족에 의하여 발생한 관절염

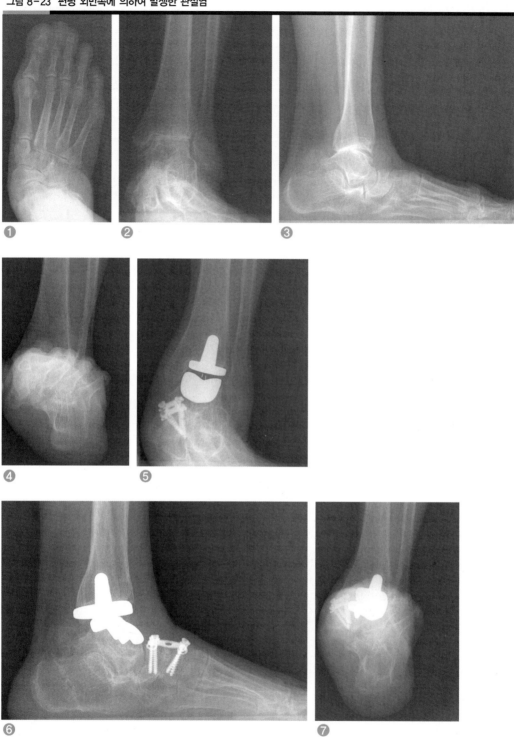

①~④ 심한 편평 외반족의 방사선상. ⑤~⑦ 수술 후 방사선상. 관절치환술과 동시에 거주상 관절 유합술과 내측 전위 종골 절골술을 시행하여 편평족의 교정과 관절치환술을 하였다. 후족부 선열은 상당히 정상화되었으나 거골의 족저 굴곡 변형 때문에 거골 대치물이 족저 굴곡된 상태에 있다.

그림 8-24 편평 족에 의해 발생한 외반 관절염

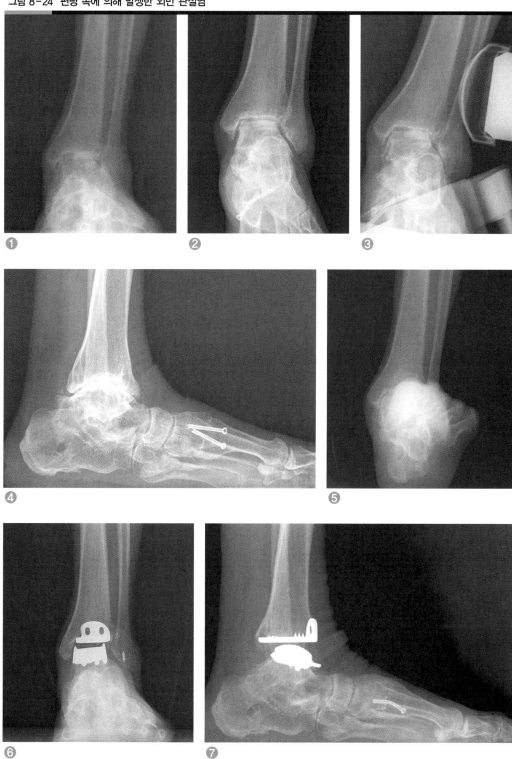

①~⑤ 편평족에서 외반 관절염이 발생하였으며 수술 전 외반 스트레스상에서 삼각인대 기능 부전이 의심되고, 측면상과 후족부 선열상에서는 과거에 편평족 교정을 위하여 종골 절골술과 중족–설상 관절 유합술을 시행한 것이 보인다. ⑥, ⑦ 관절치환술 후 방사선상에서 거골이 내측 전위되면서 내측이 약간 벌어져 있다. 남아 있는 족부 변형 교정 및 삼각인대 재건술이 필요한 상태이다.

그림 8-25 편평족 교정과 관절치환술을 동시에 한 예

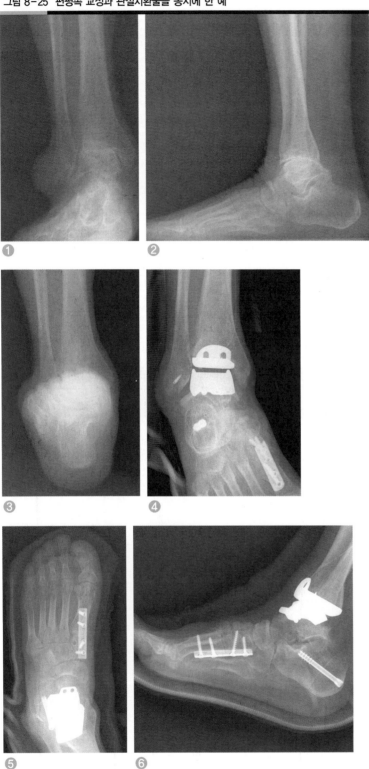

수술 전 방사선상(①, ②, ③)에서 거골이 지면을 향하고 있는 편평족의 소견이 있다. 수술 후 방사선상(④, ⑤, ⑥)에서 편평족 교정을 하여 거골이 지면과 이루는 각도가 정상적인 상태로 된 상태에서 관절치환술을 하였다.

2 시상면에서 변형된 족관절에 대한 관절치환술

관절 변형은 관상면과 시상면의 변형으로 구분할 수 있는데, 시상면에서 전방 전위는 경골 천장을 적절하게 절삭한 경우에 저절로 정복되는 경향이 있다.

가. 전방 전위된 족관절에 대한 관절치환술

시상면에서 전방 전위는 내반 변형이 있는 족관절염에서 일반적인 현상이며, 류마티스성 관절염에서도 전방 전위가 흔하다(그림 8-26).

내반 변형이 되면서 족관절 격자 내에서 거골이 전외측으로 회전하면서 아탈구되어 전방 전위가 발생하는 것으로 판단되며, 전방 전위되면서 경골의 전방이 침식되므로 전방 원위 경골각(anterior distal tibial angle)이 감소한다. 시상면에서 전방 전위된 거골이 정상적인 위치로 정복되려면 거골이 후외측으로 회전하면서 들어가야 한다. 일단 족관절염이 진행하여 말기 관절염이 되면 비골의 전외측과 거골의 외측에 골극과 이소성 골화라고 할만큼 뼈가 증식하여 거골의 정복이 불가능하므로 우선 외측구의 정복을 가로막는 비정상적인 뼈를 모두 제거해야 한다. 저자들의 연구에 의하면 이와 같이 관절의 안정적인 정복에 필요한 기본 수술을 한 후에 시상면에서 거골의 정복에 가장 중요한 인자는 경골 천장의 경사각이었다. 경골 천장의 경사각, 즉 전방 원위 경골각이 87.5° 이상, 90°에 가까운 경우에 시상면의 정복이 잘되었다.

전방 원위 경골각이 90°라는 것은 두 가지의 의미가 있는데, 첫째는 경골 천장과 거골 사이에 미끄러지려는 힘이 없다는 것이고, 둘째는 경골의 후방을 충분히 절삭하여 전방 전위된 거골이 후방으로 정복될만한 여유 공간이 넓어진다는 것이다.

경골 천장이 지면에 대하여 평행하지 않고 전방이 들리게 되면, 경골 천장과 인서트 사이에서 인서트와 거골이 전방으로 미끄러지면서 전위되는 힘이 작용한다. 일단 거골이 전방으로 전위되면 지면에서 거골에 가해지는 지면 반발력과 경골을 따라 내려오는 체중 부하의 방향이 달라지고, 경골 대치물과 인서트 사이에서 거골과 인서트를 상방으로 전위시키는 모멘트가 발생하여 그 힘이 더욱더 거골의 전위를 심화시킨다. 정상적인 족관절에서는 시상면에서 경골 천장이 오목하므로 시상면에서 거골의 전위가 일어나기 어렵지만, 3부분형 인공관절에서는 경골 천장과 인서트 사이가 평면이므로 전후방 안정성이 없고 족관절 인대와 체중 부하 축과 지면

그림 8-26 거골이 전방 전위된 관절염

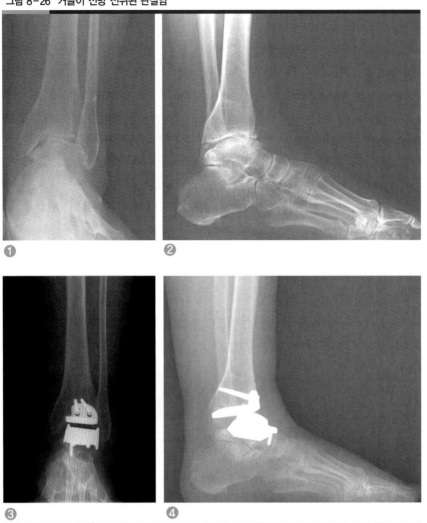

❶   ❷

❸   ❹

전방 원위 경골각이 78°이고 거골의 전방 아탈구가 심하다. 경골 천장의 절삭이 부족하고, 경골 천장의 절삭이 잘못되었다. ①, ② 수술 전 전후면상 및 측면상 ③, ④ 수술 후 전후면상 및 측면상

반발력 사이의 상관 관계에 따라서 거골의 안정성이 결정된다.

나. 후방 전위된 족관절에 대한 관절치환술

수술 전에 시상면에서 후방 전위를 보이는 경우는 아주 드물며 그 정도가 경미하다(그림 8-27, 8-28). 그러나 일단 후방 전위가 있는 족관절에서 거골을 정상적인 위치로 정복하는 것은 어렵다. 이는 후방 전위가 편평족에서 발생하는 거골의 족저 굴곡 변형과 동반되기 때문이다. 그러므로 시상면에서 거골의 후방 전위는 편평족을 교정해야 할 경우가 많다.

후방 전위는 전방 전위와 반대로 외반 관절염에서 발생하는 경우가 많다. 전방 전위된 관절

그림 8-27 거골이 후방 전위된 관절염

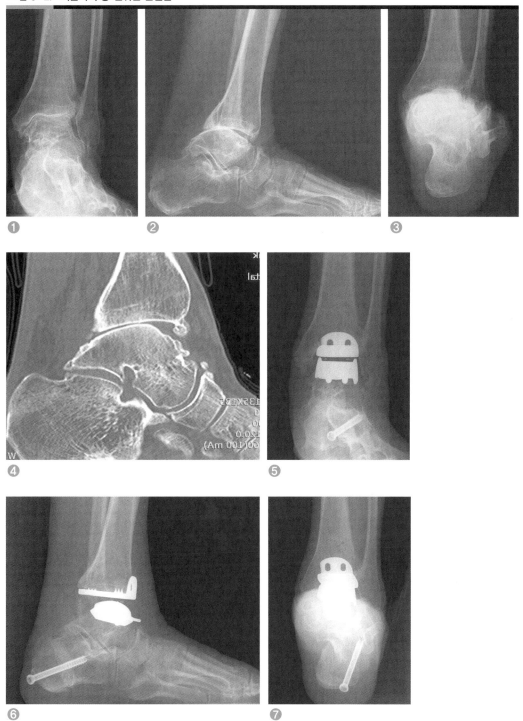

① 수술 전 전후면상에서 거골이 내측으로 전위되어 있다. ② 측면상에서 경골에 대하여 거골이 후방으로 전위되어 있다. ③ 후족부가 외반되어 있다. ④ CT상에도 거골 후방 전위가 뚜렷하다. ⑤ 수술 후 전후면 방사선상. ⑥ 수술 후 측면상에서 종골 절골술을 동시에 한 것을 알 수 있으며, 거골의 위치는 정상적이고 거골에 대하여 거골 대치물이 약간 전방으로 삽입되어 있다. ⑦ 후족부 선열이 정상적이 되었다.

그림 8-28 거골이 후방 전위된 관절염

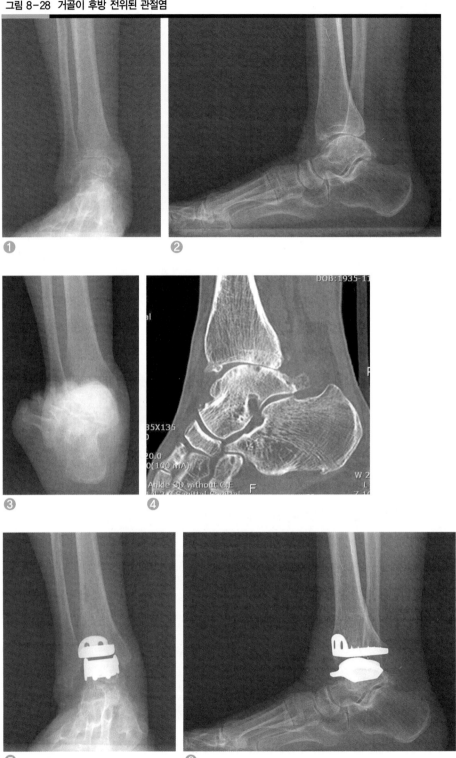

①, ② 수술 전 전후면상과 측면상에서 거골이 후방 전위되어 있다. ③ 후족부 외반이 있다. ④ CT상에서 거골의 후방에 퇴행성 변화가 심하다. ⑤, ⑥ 관절치환술 후 방사선상에서 거골 대치물이 거골에 대해 약간 뒤로 젖혀져 있으나 체중 부하를 하면 지면에 대하여 평행한 상태로 삽입되었다.

에 대한 관절치환술과는 반대로 후방 전위된 관절에서 전방 원위 경골각이 작게 전방을 더 절삭하고, 후방은 상대적으로 덜 절삭하면 후방 전위를 교정하는 면에서 유리하다. 그러나 후방 전위의 원인이 발에서 발생한 것이라면 발의 변형을 교정하는 것이 원래의 해부학적인 구조를 회복하는 것이다. 의도적으로 경골 천장의 전방을 많이 절삭하여 전방 원위 경골각을 작게 하면, 경비 이개가 발생할 수도 있고, 경골 대치물을 지지하는 전방 경골 피질골이 손상되며, 거골을 전방으로 전위시키려는 모멘트가 발생하는 것도 관절치환술의 안정성과 수명 유지에 좋지 않을 것으로 예상한다. 그러므로 거골이 심하게 후방 전위된 족관절에서는 거골의 경사각을 먼저 교정하고 족관절치환술을 해야 할 것이다. 편평족의 교정에 대해서는 '나. 외반 관절염에 대한 수술'에서 언급하였다.

 # 외상성 관절염 후 관절치환술

가. 총론

족관절 주위의 다양한 골절은 해부학적인 정복이 이루어지지 않거나 수상 당시 관절 연골에 심한 손상이 있는 경우 족관절의 외상성 관절염을 발생시키며, 통증이 심하여 일상생활에 많은 장애를 초래하기 때문에 대부분 족관절유합술로 치료해 왔다.

족관절은 고관절과 슬관절에 비하여 상대적으로 외상성 관절염의 빈도가 높은데, 그 이유로는 관절 연골의 두께가 얇고 접촉 면적이 적어 손상을 받으면 잔여 관절 연골에 가해지는 응력이 급격히 증가한다는 설과 관절 연골이 더 강성(stiffness)이므로 관절면이 약간만 불규칙해져도 이를 보상하지 못한다는 설이 제기되고 있다.

외상성 관절염에 시행한 관절치환술의 결과는 원발성 관절염에 비해 더 나쁘다고 알려져 있다. 외상성 관절염 환자군은 이미 여러 차례 수술을 받았거나 이전 수술 시에 발생한 연부 조직 손상이 창상 합병증과 인대 균형에 영향을 일으킬 수 있고, 골 결손이나 부정 정렬 및 관절 운동 제한 등이 동반되어 인공관절 시술 결과에 나쁜 영향을 끼칠 것으로 생각된다. 그러나 Bai 등은[14] 14명의 족관절 외상성 관절염 환자를 대상으로 관절치환술을 시행한 후 그 단기 추시 결과를 보고하였는데, 비록 초기 결과이기는 하나 관절유합술에 비하여 관절 운동 범위를 보존하면서 통증을 감소시키고, 환자가 높은 만족도를 보이는 유용한 치료 방법이라고 발표하였다. 그러나 저자들은 나이와 관절염의 정도를 고려하여 관절치환술을 적용할 것을 추천한다. 때로는 젊은 나이에 고정술을 한 후에 60세 이상 지났을 때 관절치환술로 전환하는 것이 환자에게 더욱 도움이 될 수 있기 때문이다.

또한 외상 수술 후 신전건 지대의 두께의 변화는 연부 조직 봉합에 일차성 관절염보다 더 어려움이 있는 경우도 존재한다. 특히 이전 절개가 관절치환술의 도달법인 전방 중앙 절개와 다른 경우 창상과 관련된 합병증이 발생할 가능성이 있기 때문에 이를 최소화하도록 노력해야 한다. 보통 관절치환술을 할 때의 절개선은 이전 수술에 사용한 절개선과 5cm 이상의 거리를 두는 것을 원칙으로 하지만, 다양한 수술이 시행될 수 있고 외상을 수술할 때 추후 관절치환술의 절개를 고려하지 않아서 관절치환술의 절개를 어느 곳에 해야 할지 어려운 경우가 많다.

내외측 인대 불균형이 있는 경우가 많고, 관절 내 구축이 동반되어 관절 전후방 긴장도의 불균형도 발생할 수 있다. 이러한 내외측 또는 전후방의 긴장도 불균형은 인서트의 탈구를 유발할 수 있는 것으로 알려져 있다. 또한 이러한 구축은 수술 후 부분 강직의 원인이 될 수 있다. 만약 외상성 관절염에서 운동 범위가 심하게 제한되고, 발바닥이 지면에 평평하게 닿지 않는다면 심한 장애와 통증이 동반될 수 있다.

외상성 관절염에는 원발성 퇴행성 관절염보다 뼈가 더욱 경화되어 있으며, 골 절제가 쉽지 않다. 이러한 경우 무리하게 공기톱을 이용하여 골 절제를 시행하면 열에 의한 손상을 일으킬 수 있으므로 서두르지 않고 톱날을 식히면서 골 절제를 시행해야 한다. 이때 관절 내의 골극이나 부유물 등은 완전히 제거해야 한다.

경골 천장의 부정 유합에 의한 퇴행성 관절염에서는 10° 이하의 변형이 있는 경우에는 경골 천장을 절삭할 때 해결할 수 있지만, 변형이 더 큰 경우에는 과상부 절골술 등의 추가적인 수술이 필요할 가능성이 높아진다.

1. **Doets, H.C., Brand, R., Nelissen, R.G.:** Total ankle arthroplasty in inflammatory joint disease with use of two mobile-bearing designs. J Bone Joint Surg Am, 88: 1272~1284, 2006.

2. **Wood, P.L., Prem, H., Sutton, C.:** Total ankle replacement: Medium-term results in 200 scandinavian total ankle replacements. J Bone Joint Surg Br, 90: 605~609, 2008.

3. **Buechel, F.F.S., Buechel, F.F. Jr., Pappas, M.J.:** Ten-year evaluation of cementless buechel-pappas meniscal bearing total ankle replacement. Foot Ankle Int, 24: 462~472, 2003.

4. **Coetzee, J.C.:** Surgical strategies: Lateral ligament reconstruction as part of the management of varus ankle deformity with ankle replacement. Foot Ankle Int, 31: 267~274, 2010.

5. **Hobson, S.A., Karantana, A., Dhar, S.:** Total ankle replacement in patients with significant pre-operative deformity of the hindfoot. J Bone Joint Surg Br, 91: 481~486, 2009.

6. **Kim, B.S., Choi, W.J., Kim, Y.S., Lee, J.W.:** Total ankle replacement in moderate to severe varus deformity of the ankle. J Bone Joint Surg Br, 91: 1183~1190, 2009.

7. **Reddy, S.C., Mann, J.A., Mann, R.A., Mangold, D.R.:** Correction of moderate to severe coronal plane deformity with the STAR ankle prosthesis. Foot Ankle Int, 32: 659~664, 2011.

8. **Ryssman, D.B., Myerson, M.S.:** Total ankle arthroplasty: Management of varus deformity at the ankle. Foot Ankle Int, 33: 347~354, 2012.

9. **Cornelis, D.H., van der Plaat, L.W., Klein, J.P.:** Medial malleolar osteotomy for the correction of varus deformity during total ankle arthroplasty: Results in 15 ankles. Foot Ankle Int, 29: 171~177, 2008.

10. **Johnson, J.A.:** Inman's joints of the ankle. 1991.

11. **Jung, H.G., Jeon, S.H., Kim, T.H., Park, J.T.:** Total ankle arthroplasty with combined calcaneal and metatarsal osteotomies for treatment of ankle osteoarthritis with accompanying cavovarus deformities: Early results. Foot Ankle Int, 34: 140~147, 2013.

12. **Coughlin, M.J., Saltzman, C.L., Anderson, R.B.:** Mann's surgery of the Foot and Ankle. 9thed. 2013.

13. **Queen, R.M., Adams, S.B. Jr., Viens, N.A., et al:** Differences in outcomes following total ankle replacement in patients with neutral alignment compared with tibiotalar joint malalignment. J Bone Joint Surg Am, 95: 1927~1934, 2013.

14. **Bai, L.B., Lee, K.B., Song, E.K., Yoon, T.R., Seon, J.K.:** Total ankle arthroplasty outcome comparison for post-traumatic and primary osteoarthritis. Foot Ankle Int, 31: 1048~1056, 2010.

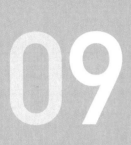

09 재치환술 및 특수 상황의 수술

Revision Total Ankle Arthroplasty and Total Ankle Arthroplasty for
Specific Conditions

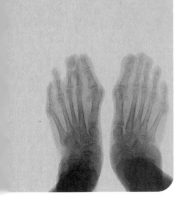

① 재치환술

가. 재치환술의 정의

관절치환술 후 재수술의 종류에는 재치환술(revision), 재수술(reoperation), 부가 수술(additional procedure) 등의 여러 가지 명칭이 사용되고 있다[1,2]. 이 중에서 재치환술이란 대치물을 갈아 끼우는 것인데, 폴리에틸렌은 감염이나 충돌 증후군 등 대치물의 고정과 관계없는 다른 이유 때문에 관절을 개방하였을 때 교체하기도 하므로 경골 대치물이나 거골 대치물을 갈아 끼우는 것을 재치환술이라고 한다.

재수술이란 대치물 교체를 제외한 관절 수술을 의미한다. 부가 수술이란 족관절을 제외한 다른 부위에 대한 추가 수술을 하는 것을 말한다. 여기에서도 Henricson 등이[1] 제안한 대로 경골 및 거골 대치물을 교체하는 수술을 재치환술이라고 한다.

나. 재치환술의 원인

과거에는 치환술 실패의 원인들에 대하여 잘 알지 못했기 때문에 재치환술의 가장 큰 원인은 이유를 알 수 없는 통증이라는 보고가[3] 있었으나 CT가 진단에 자주 이용되고, 대치물의 위치 변화를 알 수 있는 지표들이 보고되면서 관절치환술의 실패 원인에 대하여 잘 알게 되었다. 이에 따라 조기에 관절치환술의 실패 원인을 발견하여 조기 치료를 감행하는 방향으로 치료법이 변화하고 있다. 치환술의 실패 원인에 대하여는 '10장 합병증'에서 기술하였다.

Ellington 등은[4] 거골의 침강이 재치환술을 하는 주된 원인이며(63%), 다음은 해리나 해리로 인한 대치물의 이동이(29%) 재치환술의 원인이라고 하였다(그림 9-1). 거골의 침강이 심할수록 예후가 나쁘다고 하였는데, 거골 침강의 정도를 세 등급으로 나누었다.

1등급은 침강이 없는 경우, 2등급은 거골하 관절까지 침강되지 않은 경우, 3등급은 거골하 관절 또는 그 이상 하방으로 침강된 예로 구분하였다.

저자는 일차 관절치환술을 할 때 대치물의 위치, 선열이 적절하지 못하여 내반 또는 외반 변형이 재발한 경우, 그리고 인서트의 편마모, 부분 강직 등의 원인으로 재치환을 하는 경우가 많다(그림 9-2).

그림 9-1 진행하는 해리와 내반 변형으로 재치환한 예

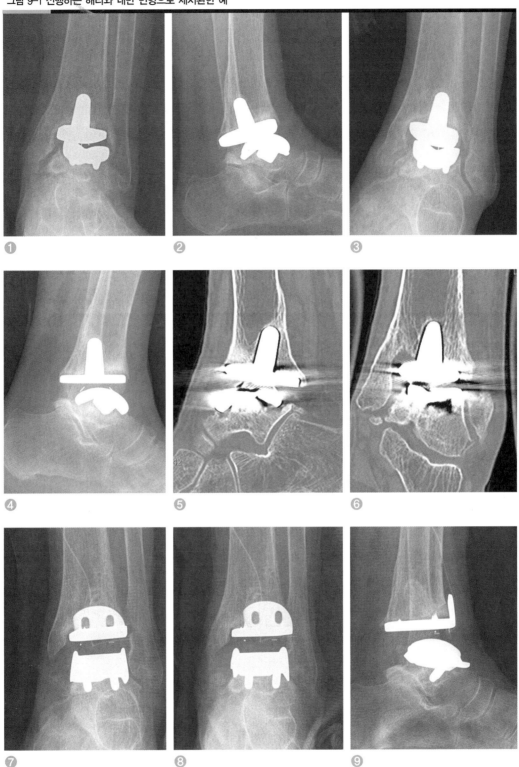

①~② 재치환 수술 전 체중 부하 방사선상에서 거골 대치물의 침강, 외측 전위, 경골 대치물의 전방 침강, 경골 대치물 stem 주변의 방사선 투과성을 볼 수 있다. ③~④ 재치환 수술 전 비체중 부하 방사선상에서 골용해가 더 잘 보인다. ⑤~⑥ 재치환 수술 전 CT 상에서 골용해의 정도를 더 잘 알 수 있다. ⑦~⑨ Hintegra 인공관절을 이용한 재치환술 후의 방사선상

그림 9-2 경골 대치물이 내반으로 삽입되고 부분 강직이 있어서 경골 대치물만 재치환한 예

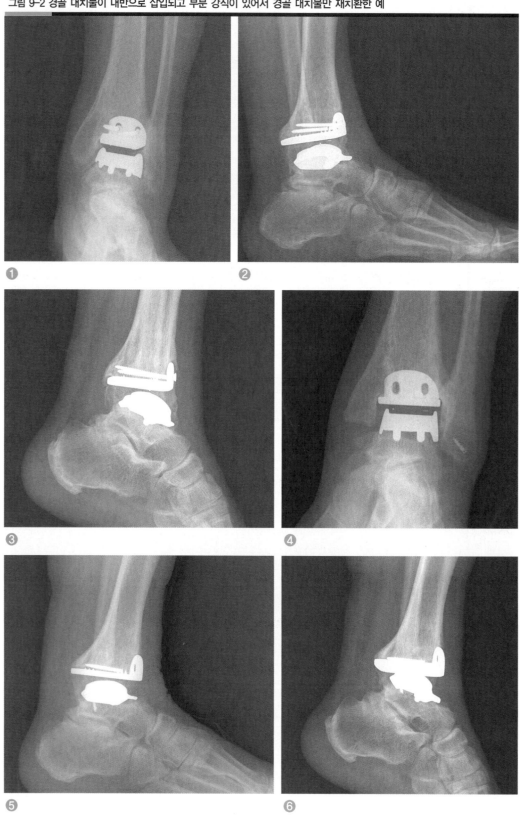

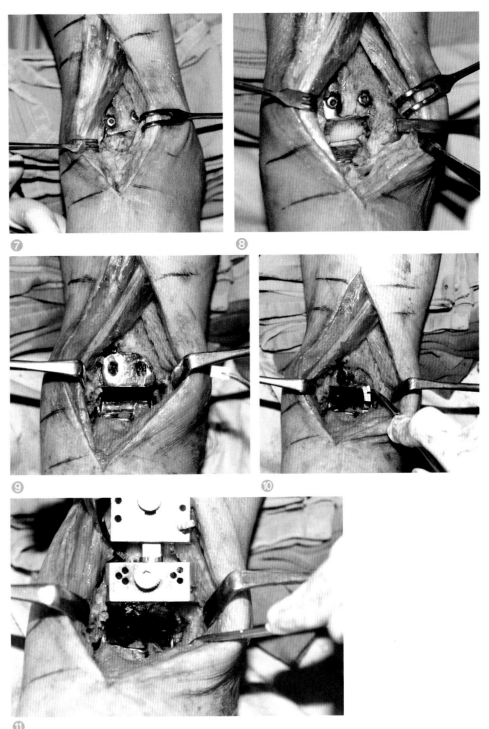

①~③ 재치환 전의 족관절 전후면과 측면 방사선상에서 관절 주위에 심한 골극과 이소성 골화 소견을 보인다. 경골 대치물이 내반으로 삽입되어 있으며(①), 15° 첨족 변형이 있고(②), 그 상태에서 5° 정도의 족저 굴곡이 가능하여(③) 관절치환술 후에 심한 운동 제한을 보이고 있다. ④~⑥ 재치환 후 방사선상. 내과 및 외과의 원위단에서 뼈를 많이 제거한 것을 알 수 있으며(④), 배굴이 약 7°(⑤), 족저 굴곡이 20°(⑥) 정도 가능하다. ⑦~⑪ 재치환 수술 시의 수술장 사진들. 족관절 전방에 가득히 생성된 이소성 골화를 볼 수 있다(⑦). 전방의 새로 생성된 뼈를 상당히 제거한 모습(⑧), 뼈를 더 제거한 후 인서트를 제거하고 난 모습(⑨), 경골 대치물을 제거한 상태에서 약 1cm의 공간이 있으며, 내측보다 외측이 더 좁은 것을 알 수 있다(⑩). 경골 천장의 외측을 내측보다 좀 더 절삭하여 내반 변형을 교정하려고 하는 모습(⑪).

다. 재치환술 시 사용하는 대치물

일차 관절치환술이 실패하여 재치환술이 필요한 경우에는 주문 제작한 인공관절[2,4,5] 또는 재치환용 대치물을 삽입하거나[4,6], 뼈의 침식이 심하지 않다면 일차 수술 때 사용한 인공관절을 사용한다. 현재 사용하고 있는 인공관절 중에 골결손이 있더라도 재치환이 가능한 인공관절은 INBONE과 Hintegra가 있는데, 이 중에서 INBONE은 우리나라에 도입되어 있지 않으므로 우리나라에서 현재 재치환용으로 사용 가능한 것은 Hintegra 재치환용 인공관절이다. 우리나라에서 사용되고 있는 Salto나 Mobility형의 재치환에도 Hintegra 재치환용 인공관절을 사용할 수 있다(그림 9-3).

재치환 수술의 결과에 대하여는 거골에 주문 제작형 재치환용 longstem 거골 대치물을 사용한 보고와[2,4] Hintegra를 이용한 재치환술에 대한 보고가[6] 있는데, 주문 제작형 재치환용 대치물은 국내에서 사용이 불가능하다. Hinterman 등은[6] Hintegra 재치환용 인공관절을 이용하여 재치환술을 하고 6년에 93%의 상당히 높은 생존율을 보고하였다.

어떤 원인이든지 일차 수술 시에 사용한 대치물을 제거하면 일차 치환술 때보다는 빈 공간이 큰데, 이 공간을 메우기 위해서 더 두꺼운 경골 대치물, 인서트, 거골 대치물을 사용할 수 있다. 경골 대치물은 두께만을 두껍게 만들었으며, 재치환용 거골 대치물도 거골 결손 부위를 금속으로 대치하였고 겉모양은 같은 형태를 유지하도록 되어 있다(그림 9-4).

재치환술의 대부분에서 경골 대치물은 두꺼운 것을 사용하지 않고 일차 치환 때와 같은 경골 대치물을 사용한다. Hinterman 등은[6] 대치물을 제거하고 발을 원위부로 당겨서 발목 주변의 인대가 팽팽하게 된 상태에서 경골 절삭면과 거골 절삭면의 빈 공간이 18mm 이하일 때는 재치환용 대치물을 사용하지 않고 폴리에틸렌만 두꺼운 것을 삽입하여 재치환을 할 수 있다고 하고, 빈 공간이 19~24mm인 경우에는 재치환용 대치물을 사용하고, 빈 공간이 25mm 이상일 때는 거골 체부가 거의 남아 있지 않으므로 주문 제작형 거골 대치물을 사용한다고 하였다.

라. 재치환용 Hintegra를 이용한 재치환 수술 시 주의점

1) 거골 대치물의 제거

거골 대치물이 페그(peg)로 고정된 경우, 거골 대치물의 일부에 골 내성장(bone ingrowth)에 의하여 거골 대치물과 뼈가 단단히 결합되어 있어서 제거가 어려울 때가 있다. 이때는 거골 대치물의 하방의 피부 절개를 통하여 임팩터를 집어 넣어서 아래에서부터 거골 대치물을 쳐올리는 방법으로 제거한다(그림 9-5).

그림 9-3 Mobility 인공관절을 제거하고 Hintegra 인공관절을 이용하여 재치환한 예

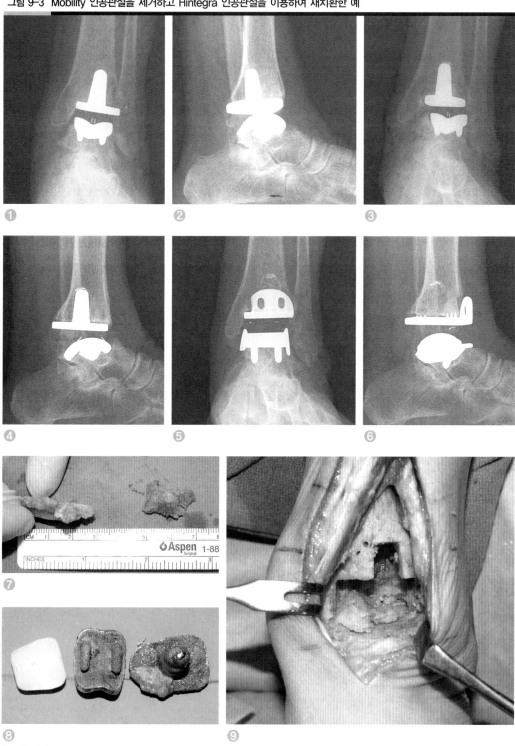

①~④ 재치환술 전의 방사선상에서 거골 대치물의 침강과 내반 변형을 볼 수 있다. Mobility 인공관절을 이용하여 처음 관절치환술을 한 후의 방사선상(①, ②). 관절치환술 후 2년의 방사선상에서 경골 대치물 주변으로 2mm 폭의 방사선 투과성이 보이고 거골 대치물이 거골하 관절까지 침강되어 있으며 내반 변형을 볼 수 있다(③, ④). ⑤, ⑥ Hintegra 인공관절을 이용하여 재치환한 후의 방사선상. 경골 측은 처음 관절치환술을 할 때 사용하는 대치물을 사용하였고, 거골 측은 재치환용 대치물을 이용하여 재치환하였다. ⑦ 재치환술 시 거골 측에서 절삭한 뼈 ⑧ 재치환술 시 제거한 Mobility 인공관절 ⑨ Mobility 인공관절 제거 후 모습

그림 9-4 인공관절 제거 후 두꺼운 경골 대치물을 이용하여 재치환한 예

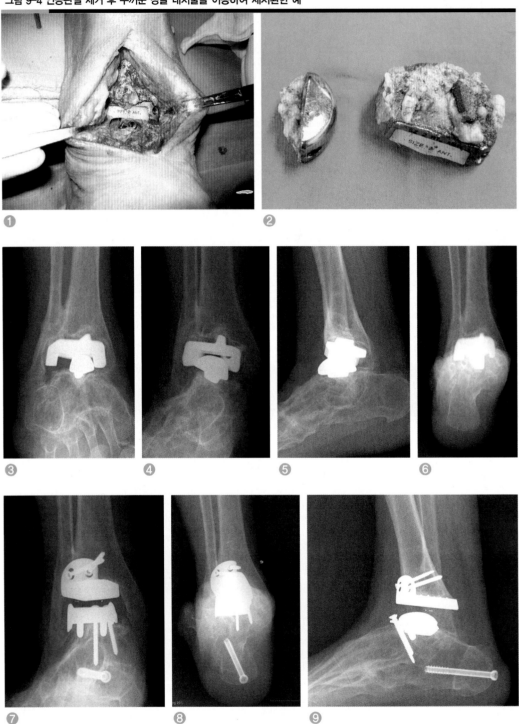

Agility 인공관절을 이용한 관절치환술 후 관절 앞에 뼈가 생성되어 대치물을 덮고 있다(①). 제거한 인공관절에 뼈가 많이 붙어 있다 (②). ③∼⑥ 경골 대치물이 외반으로 삽입되어 있고 대치물 주변에 골용해 소견이 있다. ⑦∼⑨ 두꺼운 경골 재치환용 대치물을 이용 하여 재치환하였다. 경골 천장을 중립인 상태로 다시 절삭하였으며, 후족부 외반 변형을 교정하기 위하여 내측 전위 종골 절골술을 하였다. 경골 측 뼈를 최소한으로 절삭하여, 경골 대치물의 전방이 후방보다 높은 위치로 삽입되었다.

그림 9-5 재치환술을 할 때 거골 대치물을 제거하는 방법

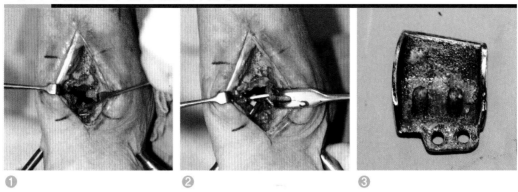

거골 대치물을 제거할 때 대치물에 뼈가 많이 붙어 나와서 거골의 골손실이 커지는 경우가 있다. 사진과 같이 아래에서부터 위로 거골 대치물을 쳐올리면 제거가 쉬운 편이다(①, ②). ③은 제거한 거골 대치물의 페그(peg) 주변으로 뼈가 붙어 있는 것을 보여 준다.

재치환용 거골 대치물은 거골의 골결손을 보완할 수 있으나 재치환 시에 시상면에서 거골 대치물의 적절한 위치를 알 수 있는 방법이 없다. 거골 대치물이 뼈 위에 놓이도록 하기 위해서는 거골의 가장 후방보다는 앞쪽에 위치해야 하고, 어느 정도 전방으로 위치시켜야 할지 알 수 없으므로 거골 대치물 중 거골 체부에 해당하는 둥그런 부분의 앞선이 경골 천장의 앞선보다 약 2~3mm 후방에 위치하도록 한 상태에서 방사선상으로 거골 대치물의 위치를 확인해야 한다. 일차 관절치환술 때는 거골 대치물에 나사를 삽입하는 경우가 드물지만 재치환술 때는 거골 대치물의 초기 안정성을 위하여 나사못을 삽입할 수도 있다. 거골 대치물을 삽입할 때 거골 대치물의 안쪽으로 뼈를 채워 넣을 수 있도록 오목한 공간들이 있는데, 이 부분에 가용한 해면골을 잘 채워 넣어 장기적으로 거골 대치물과 거골 사이에 견고한 골 고정이 되면 좋다.

일차 수술 때 Mobility나 Salto 등 경골 측에 스템형 대치물이 삽입되어 있으면 경골 앞에 창을 내서 경골 대치물을 제거해야 하므로 수술이 더 크고 불편하다. 재치환용 Hintegra 대치물을 삽입한 후에 경골 앞에 만든 창에도 뼈를 이식해야 한다.

② 절골술 후 관절치환술

과상부 절골술 후에 관절치환술을 할 경우에는 다음과 같은 점을 고려해야 한다.

첫째, 과상부 절골술 후에 관절치환을 할 경우에는 관절 주변에 반흔이 많으므로 좀 더 박

그림 9-6 과상부 절골술 후 관절염이 악화하여 관절치환술을 시행한 방사선상

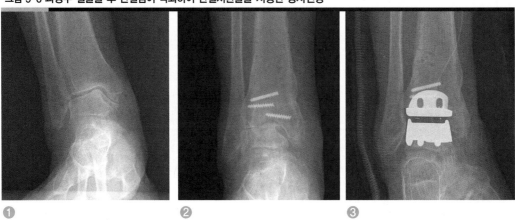

① 과상부 절골술 전의 방사선상. 경골 천장과 거골 사이의 간격이 좁아져 있다. ② 과상부 절골술 후 경골축에 대하여 거골이 외측으로 전위되어 있고, 관절염이 진행하여 관절 간격이 없어졌다. ③ 관절치환술 후의 방사선상

리를 해야 하며, 조직이 유연하지 않으므로 변형 교정이 어렵다.

둘째, 과상부 절골술을 하여 경골 천장이 경골축에 대하여 약간 외측으로 전위되어 있으므로 경골 절삭을 할 때 좀 더 내측으로 절삭해야 인공관절의 중심이 경골축의 아래에 놓이게 된다. 관절 격자의 모양대로 절삭하면 경골 대치물이 외측에 놓이므로 경골 대치물의 외측에 체중 부하가 집중될 가능성이 있다(그림 9-6).

셋째, 과상부 절골술 후에 관절염이 호전되지 않고 악화되면 거골 경사가 심한 상태에서 발목 관절의 일부분에 체중 부하가 집중되어 연골 마모가 진행되고, 관절 간격이 없어지며, 그 과정에서 경골 천장의 침식이 진행된다. 시간이 경과할수록 더 심하게 침식되어 관절치환술을 할 때 관절선이 상승할 우려가 있으므로 과상부 절골술 후 말기 관절염으로 진행하면 이른 시기에 관절치환술을 고려해야 한다.

③ 거골하 관절고정술 또는 삼중 유합술 후 관절치환술

족부에 변형이 있어서 거골하 관절 유합술이나 삼중 유합이 필요한 경우가 있는데, 후족부의 유합술 중에서 거골하 관절 유합술은 족관절치환술과 동시에 할 수 있으나 삼중 유합술은

관절치환술 전에 시행하는 것이 좋다. 후족부의 유합술과 관절치환술을 동시에 할 경우에는 후족부가 고정되어 인공관절에 더 큰 변형력이 가해지지만 Kim 등은[7] 결과에 차이가 없다고 하였다. 저자의 경험으로는 수술 전 거골하 관절에 퇴행성 관절염이 있더라도 족관절치환술을 하고 나서 거골하 관절 퇴행성 관절염 때문에 증상이 발생하는 경우는 드물었다. 그러므로 거골하 관절의 광범위한 말기 관절염이 아니라면 거골하 관절을 선제적으로 유합할 필요는 없다. 그러나 발 변형 때문에 발바닥이 평평하지 않으면 발 변형을 교정하기 위하여 관절염이 없더라도 관절 유합술을 하여야 한다. 특히 류마티스성 관절염의 경우에는 족관절 퇴행성 관절염이 있고, 후족부의 다른 관절에 관절염이 동반되어 있더라도, 족관절치환술만 하여 성공적으로 통증을 완화하고 기능을 향상시킬 수 있다. 그러므로 거주상 관절이나 거골하 관절 등에 관절 간격이 상당히 좁아져 있더라도 변형이 뚜렷하지 않다면 유합술을 할 필요가 없다(그림 9-7).

그림 9-7 거주상 관절 및 거골하 관절염이 있는 류마티스성 환자

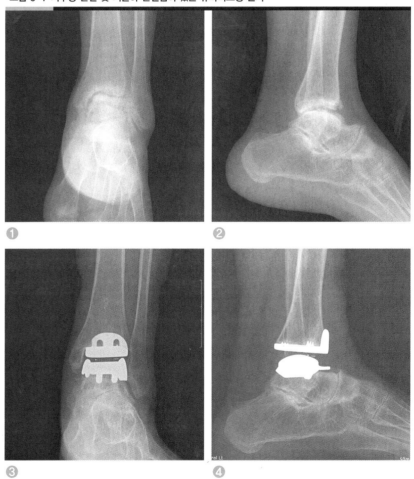

거주상 관절 및 거골하 관절에 퇴행성 관절염이 심한 환자의 수술 전 방사선상(①, ②) 및 수술 후 방사선상(③, ④). 다른 관절은 수술하지 않고 족관절치환술 후 별다른 증상없이 생활할 수 있을 정도로 호전되었다.

후족부 유합술과 관절치환술을 할 때는 다음과 같은 문제점이 발생할 수 있다.

첫째, 족부의 운동이 제한되며, 내반이나 외반 스트레스가 족관절에 가해지므로 족관절 인공관절에도 과도한 힘이 가해져서 장기적으로 악영향을 미칠 가능성이 있다.

둘째, 후족부의 유합술을 할 때 거골 주변의 연부 조직을 박리해야 하므로 거골의 무혈성 괴사가 발생할 가능성이 증가한다.

셋째, 후족부 유합술을 하기 위하여 삽입하는 금속 나사못 등이 인공관절과 부딪혀서 문제를 일으킬 수 있다(그림 9-8).

거골하 관절 유합술은 족근동에 작은 절개만으로도 할 수 있으므로 관절치환술과 동시에 할 수 있으나 삼중 유합술은 연부 조직 박리가 더 많아 관절치환술과 별도의 시기에 시행하는 것이 좋다. 일반적으로 삼중 유합술을 한 후 3개월 이상 경과한 후에 관절치환술을 하기를 권

그림 9-8 삼중 유합술 후 관절치환술

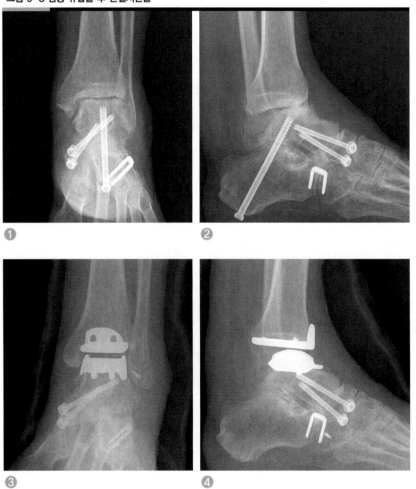

삼중 유합술 후 거골에 있는 나사못 때문에 거골하 관절을 유합한 나사못은 제거하고 관절치환술을 한 예의 수술 전 사진(①, ②)과 수술 후 사진(③, ④)

장한다. 거골 대치물과 유합술을 고정하기 위한 나사못이 충돌하지 않도록 나사못의 위치나 방향을 잘 조절해야 하는데, 거골하 관절 유합술을 동시에 할 때 중앙 절개를 통하여 노출된 거골 경부에서 종골로 나사못을 삽입할 수도 있다.

4 고정된 족관절에 대한 관절치환술[8,9]

유합된 관절을 인공관절로 전환할 때의 문제점은 기술적으로 가능한 것인가 하는 점인데, 이 때문에 유합된 범위와 거골의 윤곽을 알 수 있는가에 따라 수술이 가능할 수도 있고 상당히 어려울 수도 있다. 거골의 윤곽을 전혀 알 수 없을 정도로 완전히 유합된 관절을 인공관절로 전환하는 수술은 관절치환술 중에서 가장 어려운 술기이다(그림 9-9).

발목 유합술 후 내측과 외측은 유합되지 않고 경골 천장과 거골 원개 사이의 유합된 부분이 좁고 관절면의 위치와 형태를 쉽게 판단할 수 있는 경우에는 관절치환술로 전환하기 쉬워 유합되지 않은 관절에 관절치환술을 하는 것과 비슷하다. 그러나 거골의 내측과 외측 경계가 어디인지 알 수 없고 경골과 거골이 광범위하게 유합된 경우에는 기술적으로 상당히 어려운 수술이 될 수 있다(그림 9-10).

유합된 관절을 분리하였을 때 얻을 수 있는 운동 범위와 사용하지 않던 근육이 얼마나 기능을 회복할 수 있을지도 중요한 문제이다. 발목 주변에 심한 개방성 손상이 있다거나 분쇄 골절이 심한 경우 등에서는 연부 조직 반흔이 많고 뼈와 반흔이 유착돼 있어 관절치환술을 하더라도 운동 범위가 상당히 제한될 가능성이 높다. 그러므로 수술 후에 운동 범위가 정상적으로 회복되지 않을 가능성에 대하여 환자와 수술 전에 충분히 상의해야 한다. 그러나 연부 조직 손상이 심하여 발 전체가 구축되어 있는 경우에는 족관절에서 15° 정도의 좁은 운동 범위만 회복되더라도 기능적으로 상당히 호전될 가능성이 있다.

유합되어서 10년 이상 정상적으로 근력을 사용하지 않은 경우에도 관절치환술을 하여서 움직임이 생기면 일상 활동에 필요한 근력이 회복된다. 그러므로 하퇴부 근육들에 손상이 있었는가를 잘 판단해 보고, 근육에 마비가 없었고 하퇴부에 직접적인 연부 조직 손상이 없었다면 상당한 정도로 근력이 회복되기를 기대해 볼 수 있다.

그림 9-9 완전히 유합된 관절을 분리하여 관절치환술을 한 예

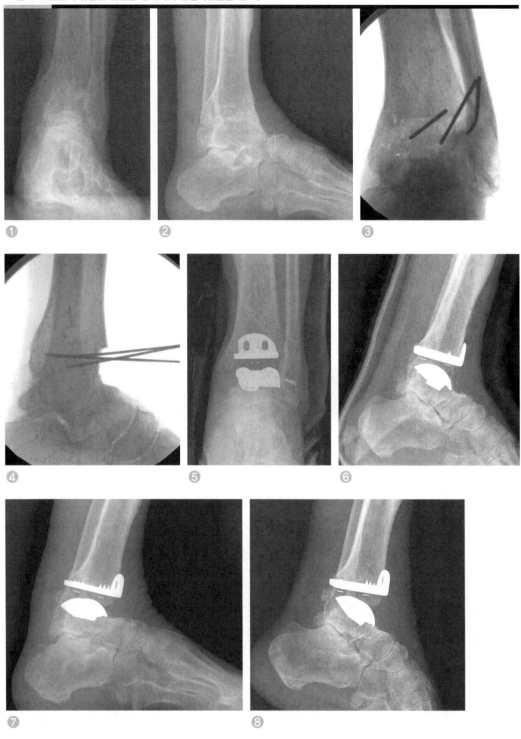

①, ② 수술 전 체중 부하 방사선상에서 완전히 유합되어 원래의 관절선을 알기 어려운 상태임을 알 수 있다. ③, ④ 수술장 방사선상에서 K-강선을 삽입하여 관절 생성을 위한 절골선을 예측하고 있다. 경골 천장, 거골 원개, 거골의 내측 및 외측 경계선이 있었을 것으로 추측되는 부분에 강선을 삽입하고 C-arm으로 확인하면서 유합된 뼈를 끊어서 관절 모양을 만들고 경골 및 거골 대치물을 삽입하였다. ⑤, ⑥ 경골 측은 Hintegra 대치물을, 거골 측은 Salto 대치물을 이용하여 관절치환을 하였다. ⑦, ⑧ 수술 후 1년 경과 후의 배굴 및 족저 굴곡 방사선상이며, 운동 범위가 20° 이상이어서 환자가 만족하였다.

그림 9-10 유합된 관절을 치환술로 전환하는 도중에 과도한 뼈 절제로 거골이 작아진 환자

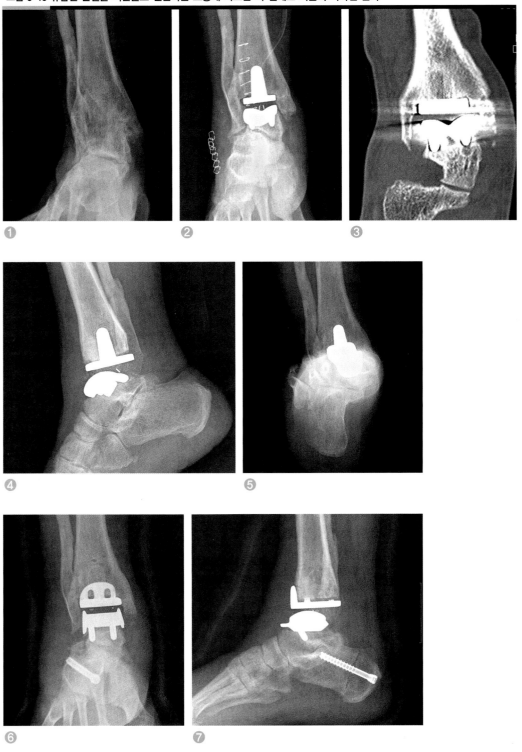

①, ② 관절치환술을 하기 위하여 유합된 부분을 절제하고 거골을 해부학적으로 절삭하는 과정에서 거골의 외측이 정상보다 많이 절삭되어 거골 대치물의 외측 일부가 허공중에 위치하게 되었다. ③ CT상에 Mobility형 인공관절의 거골 대치물의 외측 fin이 거골의 외측 벽에 거의 닿아 있다. ④ 축상에서 외반 변형이 뚜렷하다. ⑤, ⑥ 경골 및 거골 대치물이 해리되고, 통증이 지속되어 수술 후 10개월에 재치환하였는데, 재치환할 때 거골의 외측에 자가 장골을 충분히 이식한 후에 거골 대치물을 삽입하였다.

5 인공관절 제거 후 유합술

　족관절치환술 후 실패한 경우에는 유합술이나 재치환술을 하는데, 현재로서는 재치환술용 대치물이 개발되어 있지 않은 인공관절이 많으므로 주로 유합술을 시행하는 편이다[10,11]. 인공관절 실패의 원인은 해리, 낭종, 감염, 원인을 알 수 없는 심한 통증 등이 있는데, 아직 경험이 적은 의사들에 의하여 시행된 잘못 삽입된 인공관절도 중요한 실패의 원인이다.

　해리나 낭종성 변화에 의한 실패가 유합술을 하게 되는 가장 흔한 원인으로 알려져 있다. 관절치환술을 하기 위해서는 최소 12mm의 갭을 만들고 거기에 경골 및 거골 대치물과 인서트를 삽입하는데, 인공관절이 실패하여 제거하면 이보다 큰 15~20mm의 공간이 생긴다. Hopgood 등은[10] 관절치환술에 실패한 23명 중 17명에게서 평균 15주에 유합되었다고 하는데, 경골과 거골만을 유합하기에는 거골에 남아 있는 뼈가 적은 경우가 많으며, 경골-거골-종골 또는 경골-종골간 유합을 해야 할 경우가 많은데, 이 경우에는 골수내정을 이용하는 것이 좋다고 보고 하였다. 류마티스성 관절염에서 유합하기 더 어렵다고 하며, 처음에 유합하는 것보다 인공관절 실패 후에 유합하기가 더 어렵고, 경골-거골 유합이 불가능하여 거골하 관절까지 유합해야 할 경우도 많으므로 처음에 관절치환술을 결정할 때 좀 더 신중해야 한다고 하였다[10].

　유합술을 하는 방법은 크게 두 가지가 있다. 기존에 보고된 방법들은 모두 대치물을 제거한 공간을 동종골을 이용한 이식골로 채워서 다리 길이를 유지하는 방법이다. 동종골 중 대퇴골두를 이용하는 방법이 흔히 이용된다[12]. 저자는 대치물 제거 후에 생긴 공간을 약간 단축하여 빈 공간을 줄이고, 비골과 자가 장골 이식만으로 유합하는 방법을 사용한다. 빈 공간을 채우기 위해서는 골이식을 하는데, 자가 장골에서 여러 개의 블록 뼈를 절제하여 공간을 메우는 방법을 이용하기도 하지만 자가 장골만으로 공간을 모두 메우기는 어렵다. 고정 방법은 나사못 또는 나사못과 금속판을 이용한 예들이 가장 많이 보고되었으며 외고정 장치를 이용한 보고도 있다.

　감염이 있는 경우에 유합한 보고가 많지는 않은데, 감염이 있을 때 동종골을 이용한 유합술을 하기는 더 어려울 것이다. 감염이 있을 때 일차 수술로 유합을 할 수도 있고, 항생제 혼합 시멘트를 삽입해 두었다가 이차 수술로 유합하는 방법도 있다. 저자들은 기존에 보고된 방법들과는 다른 방법으로 유합하는데, 내과의 하단을 7~8mm 절제하고, 외측과를 절제하여 인공관절 제거 후에 발생한 갭을 7~8mm 좁힌다. 절제한 외측과를 빈 공간에 삽입한 후에 나머지 빈 공간을 메우기 위하여 추가적으로 자가 장골이나 자가 장골과 동종골을 이식한다(그림 9-11).

그림 9-11 관절치환 후 9개월에 대치물을 제거하고 비골을 절제하여 경골-거골을 유합한 예

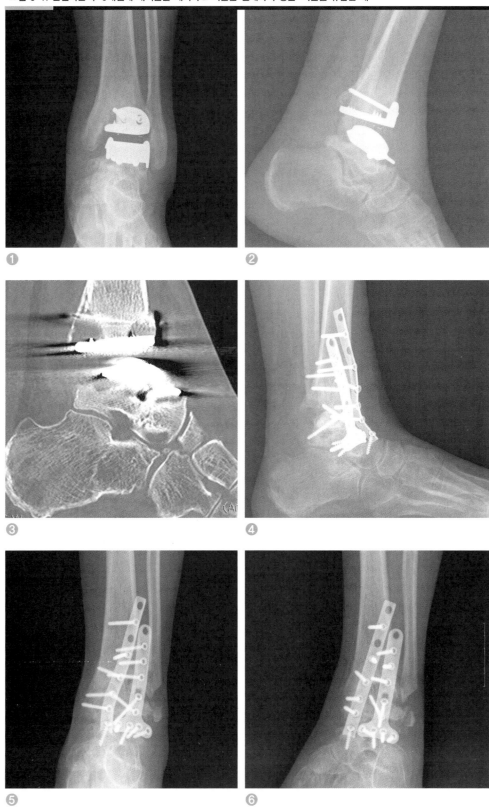

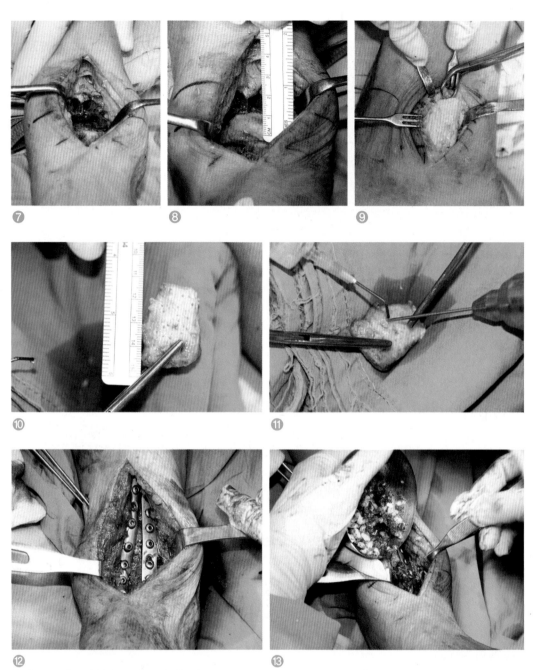

①, ② 관절치환술 후 방사선상. ③ 관절치환술 후 CT에서 경골과 거골 대치물 주변에 낭종을 볼 수 있다. ④~⑥ 경골-거골 유합술 후의 방사선상. ⑦ 제거 후 심한 뼈 손실이 있으나 감염이 심하지 않아서 유합술로 진행하였다. ⑧ 대치물 제거 후 족관절 중립위에서 약 18mm의 갭이 발생하였다. ⑨ 외측과에 별도 절개를 하고 외측과를 절제하는 모습. ⑩ 절제한 외측과의 크기가 세로 약 35mm, 가로 약 20mm이다. ⑪ 골유합이 잘되도록 하기 위하여 절제한 외측과를 천공하는 모습. ⑫, ⑬ 경골과 거골 사이의 빈 공간에 절제한 외측과를 삽입한 후에 금속판과 나사못으로 고정하고, 자가 장골과 동종골을 추가로 골이식하였다.

감염이 있을 때는 일차 수술 시 변연 절제를 충분히 하고 감염된 조직이 충분히 제거되었다고 판단되면 일차로 유합하고, 변연 절제술 후에도 감염된 조직이 남아 있다고 판단되면 항생제 혼합 시멘트로 공간을 채우는 모양의 블록을 만들어 채워 두었다가 나중에 유합한다.

족관절만 유합하면 거골하 관절의 운동이 가능하므로 수술 후에 상당한 운동 범위가 보존 되지만, 이미 거골하 관절이 유합되어 있거나 거골하 관절을 유합하지 않고 경골–거골 관절만 유합하는 것이 불가능한 경우에는 거골하 관절 유합술을 해야 한다.

⑥ 마비와 동반된 관절염

마비가 있는 관절에서 관절치환술을 하는 것이 좋을지를 결정할 때 영향을 미치는 것은 마 비의 양상일 것이다. 건이식을 하여 배굴이 가능한 상태에서는 관절치환술을 할 수 있을 것으 로 판단된다(그림 9–12).

그림 9–12 마비된 환자에 대한 관절치환술

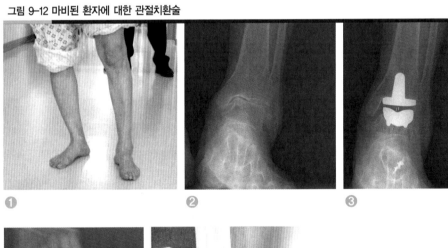
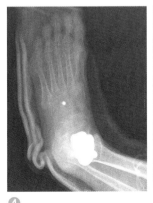
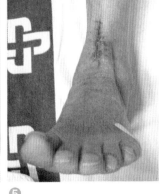

① 비골건 마비 때문에 보행 시 발이 내번되는 모습. ② 말기 관절염이 있는 방사선상. ③, ④ 수술 후 전 후면 방사선상과 족부 방사선상에서 전경골건을 이전 하기 위하여 제3설상골에 앵커가 박혀 있는 것을 볼 수 있다. ⑤ 수술 후 능동적인 배굴 운동을 할 때 발 이 중립위로 배굴되는 것을 알 수 있다.

참고문헌
REFERENCES

1. Henricson, A., Skoog, A., Carlsson, A.: The swedish ankle arthroplasty register: An analysis of 531 arthroplasties between 1993 and 2005. Acta Orthop, 78: 569~574, 2007.

2. Jonck, J.H., Myerson, M.S.: Revision total ankle replacement. Foot Ankle Clin, 17: 687~706, 2012.

3. Spirt, A.A., Assal, M., Hansen, S.T., Jr.: Complications and failure after total ankle arthroplasty. J Bone Joint Surg Am, 86-A: 1172~1178, 2004.

4. Ellington, J.K., Gupta, S., Myerson, M.S.: Management of failures of total ankle replacement with the agility total ankle arthroplasty. J Bone Joint Surg Am, 95: 2112~2118, 2013.

5. Ketz, J., Myerson, M., Sanders, R.: The salvage of complex hindfoot problems with use of a custom talar total ankle prosthesis. J Bone Joint Surg Am, 94: 1194~1200, 2012.

6. Hintermann, B., Zwicky, L., Knupp, M., Henninger, H.B., Barg, A.: HINTEGRA revision arthroplasty for failed total ankle prostheses. J Bone Joint Surg Am, 95: 1166~1174, 2013.

7. Kim, B.S., Knupp, M., Zwicky, L., Lee, J.W., Hintermann, B.: Total ankle replacement in association with hindfoot fusion: Outcome and complications. J Bone Joint Surg Br, 92: 1540~1547, 2010.

8. Hintermann, B., Barg, A., Knupp, M., Valderrabano, V.: Conversion of painful ankle arthrodesis to total ankle arthroplasty. J Bone Joint Surg Am, 91: 850~858, 2009.

9. Kini, S.G.: Conversion of painful ankle arthrodesis to total ankle arthroplasty. J Bone Joint Surg Am, 91: 2043~2044; author reply 2044, 2009.

10. Hopgood, P., Kumar, R., Wood, P.L.: Ankle arthrodesis for failed total ankle replacement. J Bone Joint Surg Br, 88: 1032~1038, 2006.

11. Culpan, P., Le Strat, V., Piriou, P., Judet, T.: Arthrodesis after failed total ankle replacement. J Bone Joint Surg Br, 89: 1178~1183, 2007.

12. Berkowitz, M.J., Clare, M.P., Walling, A.K., Sanders, R.: Salvage of failed total ankle arthroplasty with fusion using structural allograft and internal fixation. Foot Ankle Int, 32: S493~502, 2011.

10 합병증

Complications of Total Ankle Arthroplasty

1 총론

Glazebrook 등은[1] 20개 논문의 2386 족관절을 대상으로 관절치환술과 연관된 합병증과 이 합병증에 의한 관절치환술의 실패 위험도를 보고하였는데, 수술 중 골절, 수술 후 골절, 창상 치유의 문제, 심부 감염, 무균성 해리(aseptic loosening), 대치물 파손(implant failure), 침강(subsidence), 기술적 실수(technical error), 불유합 등 9가지가 주된 합병증이라고 하였다. 이 중 불유합은 Agility 인공관절에만 해당되는 문제이므로 일반적인 합병증이라고 할 수 없다. 합병증이 발생했을 때 재치환술이나 족관절 유합술로 전환해야 할 가능성이 50% 이상인 합병증은 심부 감염, 대치물 파손, 무균성 해리이었고, 관절치환 실패의 가능성이 50% 이하인 합병증은 침강, 수술 후 골절, 기술적 실수 등이라고 하였다. 또 창상 치유의 문제나 수술 중에 발생한 골절 때문에 관절치환이 실패한 경우는 없다고 하였다. 그러나 Gadd 등은 창상 치유의 문제와 수술 중 골절을 제외하고는 모두 관절치환이 실패할 가능성이 높은 합병증이라고 하였다[2]. 이상의 합병증 이외에도 이소성 골화, 낭종성 변화, 골성 충돌 증후군, 연부 조직 충돌 증후군이 재수술 또는 재치환술이 필요한 합병증들이다.

관절치환술 후 통증이 발생하는 원인 중에는 연부 조직 및 뼈에 의한 충돌 증세가 흔하고, 대치물과 뼈 사이의 해리가 통증의 원인일 가능성이 있다. 또한 너무 팽팽하게 인공관절을 삽입한 경우에 과도한 연부 조직 장력이 통증의 원인이 될 수 있다. 일반적인 수술 후 경과에 비하여 심한 통증이 지속될 때는 충돌 증세일 가능성과 해리, 낭종, 감염 등이 있는가를 판단하기 위하여 CT 촬영을 하여야 하고, 감염을 감별하기 위하여 혈액 검사가 필요하다.

2 강직

족관절치환술을 하는 가장 큰 이유는 수술 후에 관절 운동을 보존하려는 것이다. 관절치환 후에 관절 강직이 발생하는 원인은 여러 가지인데, 수술 전 관절 강직, 기술적 실수(너무 큰 대치물을 넣었거나, 인서트가 두꺼울 때, 부적절한 연부 조직 유리술 등), 수술 후 장기간 고정,

대치물의 침강, 골성 또는 연부 조직 충돌, 이소성 골화, 또는 관절 섬유화(arthrofibrosis) 등이다. 수술 전 강직이 관절치환술의 금기증은 아니지만 수술 전 관절 부위 반흔, 관절 강직이 관절치환 후에 정상적인 기능을 회복하는 데 부정적인 영향을 끼친다는 보고가 있다[3].

수술 중 얻은 운동 범위가 최대 운동 범위라고 보면 되는데, 특히 배굴이 안 되면 수술 후에 장애가 크므로 최소 10°는 배굴이 되도록 하여야 한다[4]. 수술 중에 배굴을 증가시키기 위하여 할 수 있는 조치로는 원위 경골에서 뼈를 더 절삭하는 방법, 거골의 전방 전위를 방지하기 위하여 전방 원위 경골각(anterior distal tibial angle)을 90°로 만드는 것, 인서트를 두께가 얇은 것으로 교체하는 것, 아킬레스건 연장술이나, 비복근막 절개술(gastrocnemius recession) 등이 있다. 그러나 아킬레스건을 연장하면 지면을 차고 나가는 추진력이 약화될 가능성이 있다. 경골 절삭을 더 하면 관절선이 상승하며, 경골 뼈가 약해지고, 경비 관절 이개의 가능성이 증가하는 등의 문제점이 있다는 점을 기억해야 하는데, 수술장에서 배굴이 되지 않을 때는 전방 원위 경골각이 90°인가를 확인해 보고, 후방 절삭이 덜 된 경우에 후방을 더 절삭하면 후방 연부 조직이 이완되는 효과에 의하여 배굴이 증가한다.

전방 원위 경골각이 적당하고, 관절의 간격이 적절한 정도로 경골 천장을 절삭한 후에도 배굴이 10° 이상 되지 않는 경우에는 비복근막 절개술이나 아킬레스건 연장술이 필요하다. 슬관절을 굴곡하면 배굴이 충분하지만 슬관절을 신전하면 배굴이 부족한 경우에는 비복근막 절개술만 하면 된다.

수술 후에 언제부터 족관절의 운동을 시작할지에 대하여 통일된 의견이 있는 것은 아니며, 조기 운동이 수술 후에 관절 내 유착과 주변 연부 조직의 구축을 방지하는 데 좋을 것이라는 것이 일반적인 의견이다. 그러나 족관절치환술 후에 수술 후 상처 치유에 영향을 주어서는 안 되므로 너무 일찍 운동을 시키기도 어렵다.

Myerson은[5] 2주간 완전히 체중 부하를 금지하고 고정하였다가, 3주째에 상처가 잘 낫고 있으면 하루에 몇 번씩 보조기에서 발을 빼서 족저 굴곡과 족배 굴곡 운동을 하고, 상처가 완전히 나은 경우에 물속에서 걷게 하며, 6주 경과 후에 보조기를 제거하고 근력 운동을 포함한 재활 운동을 하도록 하였다.

저자는 수술 후 3일째에 석고 고정을 하여 자유로운 체중 부하 보행을 허용하고, 수술 후 4주간 자유로운 보행 후 석고 고정을 제거한 후에 자유로운 활동을 하도록 한다. 저자는 수술 후 고정 기간이나 재활 운동보다도 수술 중에 적절한 뼈의 절삭을 하여 해부학적인 발목 구조를 복원하면 적절한 연부 조직 균형이 회복되므로 뼈의 절삭이 운동 범위를 유지하는 데 가장 중요하다고 생각한다. 또한 관절 주변에 뼈 부스러기나 충돌 가능한 뼈를 남겨 놓지 않도록 주의하는 것이 골성 충돌이나 이소성 골화에 의한 운동 제한을 방지하는 방법이라고 생각한다.

그림 10-1 관절 전방에 광범위한 이소성 골화로 인하여 배굴이 심하게 제한된 환자

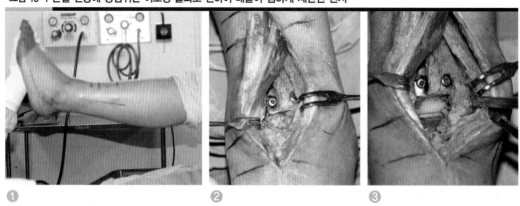

① 수술 전 약 25°의 첨족이 있다. ② 관절 전방에 이소성 골화가 심하다. ③ 이소성 골화를 절골도를 이용하여 절제하는 모양

　수술 후 강직이 심하면 조기에 마취 상태에서 강제 운동을 해 볼 수 있으나 4주 이내에 해야 효과가 있다고 하는데, 수술 직후에는 통증이 심하므로 실제로 큰 효과를 보기는 어렵다고 한다. 저자는 어느 시기에 하든지, 강제 운동은 운동 범위를 증가시키는 효과가 없다고 생각한다.

　수술 후 점차적으로 운동 제한이 발생한다면 이소성 골화, 관절 섬유화 등을 생각할 수 있는데, 특히 대치물이 침강되면서 대치물 주변에 뼈가 생성되어 충돌과 운동 제한의 원인이 되는 경우가 많다(그림 10-1).

골성 충돌 증후군 및 이소성 골화

　관절치환술 후 충돌은 수술 후 발생하는 합병증 중 가장 많은 빈도를 차지한다. Kurup 등의[6] 보고에서도 내측 충돌은 관절치환술 후 주위부 골절이나 신경 손상보다 많은 빈도를 차지한다고 기술하였다.

　저자는 내측 충돌의 가장 흔한 원인은 내측 관절에서 골극을 충분히 절제하지 않은 것이라고 생각한다.

　수술 중에 관절 운동을 해 보면서 충돌 현상을 확인하며 충돌의 원인이 되는 뼈를 충분히 절제해야 하고, 연부 조직 균형을 잘 맞추고 인서트(insert)의 두께를 적절히 선택하는 것이 좋

다. 또한 수술 도중에 발생한 뼈 조각 등이 남아 있지 않도록 수술을 마치기 전에 충분히 세척을 해야 한다.

연부 조직 충돌이 증상의 원인이라는 보고도 있으나[7] 저자의 경험으로는 대부분 골성 충돌이며, 골성 충돌이 원인인 경우에는 관절치환술 시 사용한 중앙 절개선으로 도달하지 않고 뼈가 충돌하는 부분 바로 위로 절개하여 가능한 한 짧은 절개를 이용하여 절제하거나 관절경하에서 골성 충돌을 절제한다. 관절경하에서 골성 충돌을 절제할 경우에는 골성 충돌의 절제가 불완전하여 다시 개방하여 절제해야 할 가능성도 있다는 점을 미리 환자와 상의해야 한다[8].

골성 충돌이 증상의 원인인 경우에 충돌을 절제한 후에는 대부분 상당한 증상 완화 소견을 보인다.

이소성 골화는 수술 후 흔히 발생하는 합병증이지만 이소성 골화의 크기가 다양하며, 큰 이소성 골화가 발생하더라도 운동 범위에 별 영향이 없는 경우가 많다. 족관절치환술 후 이소성 골화의 발생 빈도는 다양하게 보고되고 있는데, 최 등은[9] 34%에서 이소성 골화가 발생하였으나, 수술 후 통증 및 강직과는 연관이 없었다고 보고하였다.

이와 반대로 이 등은[10] 25%에서 이소성 골화가 발생하고, 이소성 골화가 수술 후 부분 강직 및 증상과 연관이 있다고 보고한 바가 있다. 저자는 이소성 골화의 빈도가 높다는 것은 수술 시에 연부 조직 손상이 많았거나, 수술 시에 뼈 조각이나 골극을 완전히 제거하지 않았거나, 수술 후 대치물의 침강이 발생하면서 주변에 뼈가 많이 생기는 것이 원인이라고 생각한다. 즉 이소성 골화의 빈도와 정도는 수술 경험 및 수술의 완성도와 연관이 있으며, 이소성 골화로 인한 증상은 뼈에 의한 증상도 있을 수 있으나 부적절한 수술로 인한 증상과 연관이 있을 가능성이 높다고 생각한다.

대치물이 경골 절삭면의 후방까지 완전히 피복하면 이소성 골화가 경골과 거골 사이를 완전히 연결하여 심각한 문제를 일으킬 가능성이 적을 것이라고 생각할 수도 있으나, 실제로 이소성 골화의 정도가 덜 심한지는 밝혀진 바가 없다. 또한 저자의 경험으로는 이소성 골화에 의하여 생성된 뼈가 경골과 거골을 연결한 것처럼 보이더라도 실제로 족관절 강직을 일으키는 경우는 드물다(그림 10-2). 그러므로 수술 후 이소성 골화를 방지하기 위하여 방사선 조사를 하거나 약물 투여를 할 필요는 없다. 경골 후방의 뼈를 충분히 절제하고 뼈 조각들을 완전히 제거한다면 이소성 골화는 별 문제가 안 된다.

족관절의 후방을 따라 종방향으로 이소성 골화가 발생하는 경우가 흔한데, 경골 대치물이 경골의 후연보다 짧아서 경골 절삭면 중에서 후방의 일부가 대치물에 덮이지 않은 경우에 이소성 골화가 더 잘 발생하는지에 대하여는 알려진 바가 없다. 저자는 가능한 한 후방 피질골까지 대치물이 덮이도록 충분히 큰 경골 대치물을 삽입한다.

그림 10-2 경골과 거골을 연결하는 이소성 골화

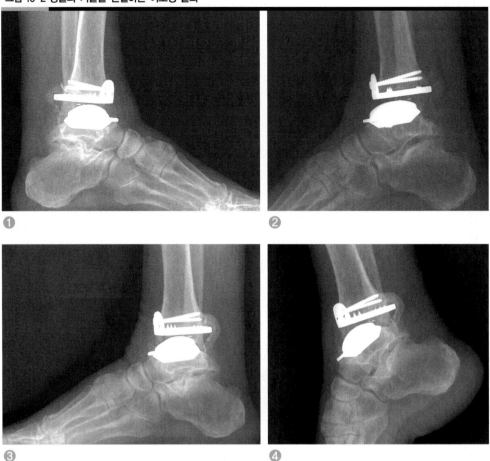

① 수술 후 방사선상. ② 수술 후 1년의 방사선상. ③, ④ 수술 후 5년의 방사선상에 경골과 거골을 연결하는 이소성 골화가 발생하였으나 배굴 5°. 족저 굴곡 30°가 되었다. 경골 대치물을 경골 절삭면의 후방보다 더 후방으로 돌출되도록 삽입하였으나 이소성 골화를 방지하지 못하였다.

4 인서트의 탈구

인공관절의 구성 요소가 2개에서 3개로 변화하여 인서트가 경골 대치물과 거골 대치물 사이에서 자유롭게 움직일 수 있기 때문에 국소 부위에 스트레스가 집중되어 인서트의 편마모가 발생할 가능성이 낮아지고 대치물에 가해지는 변형력이 감소한다는 장점이 있으나, 인서트 탈구가 발생할 수 있다는 것이 가장 큰 문제점으로 대두되었다.

인서트 탈구에 대해서는 빈도가 매우 적은 것으로 보고되어 있으나 심한 내반 관절염이 많은 우리나라에서는 특히 수술 후 내반 불안정성이 많으며, 그에 따라 인서트 아탈구의 빈도가 높다. 전후방 탈구보다는 외측 탈구가 대부분인데, 이는 내반 관절염의 수술 후에 외측 불안정성이 남아 있는 경우가 많기 때문이다. 특히 인서트가 거골 대치물 위의 궤도를 따라 움직이게 되어 있는 Hintegra형에서는 관절이 조금만 불안정하여도 탈구가 발생할 가능성이 높으며, 일단 아탈구가 발생하면 정복할 수 없으므로 수술이 필요한 중대한 합병증이라 할 수 있다.

인서트가 아탈구되더라도 환자는 별 증상을 느끼지 않는 경우가 대부분이므로 재수술을 권하더라도 재수술을 하지 않으려고 하는 경우가 많다(그림 10-3).

Hintegra형 인공관절로 관절치환술을 할 경우에는 수술장에서 관절을 족저 굴곡, 내반할 때 인서트가 거골 대치물과 1mm 이상 간격이 생기지 않도록 해야 하며, 1mm 이상 간격이 생기면 불안정성을 해결하기 위한 추가적인 수술을 해야 한다. 이 경우에 기존의 방법은 내측을 더 유리하고 외측 인대를 더 보강하는 수술을 하는 것인데, 저자는 그보다는 골성 충돌의 해소

그림 10-3 인서트 탈구 후 2년이 지난 사진

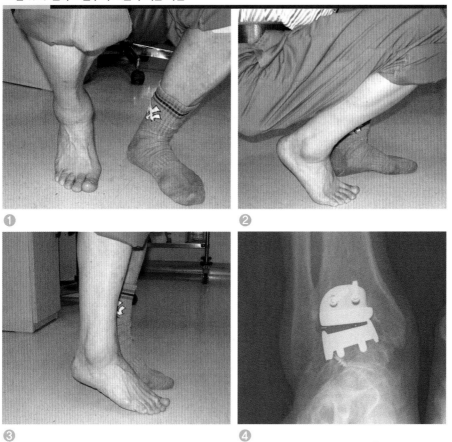

① 족관절 전방에 관절 부종이 있다. ②, ③ 관절 운동 범위와 기능이 괜찮다고 수술을 하지 않으려고 하는 환자의 사진. ④ 전후면 방사선상에 인서트의 외측 아탈구가 있다.

와 해부학적인 관절 구조를 회복하는 것이 더 중요하다고 생각하며, 이에 대해서는 '8장 변형이 있는 관절에 대한 관절치환술'에서 상세히 적어 놓았다.

그 요점만을 다시 한번 언급한다면, 관절 운동을 할 때 골성 충돌이 발생하지 않는가를 주의해서 살펴 보아야 하는데, 외측구에 있는 골성 충돌은 물론이고, 거골 대치물과 내과의 후내측에 골성 충돌이나, 내과의 내측과 하방에 비정상적으로 생성된 뼈를 제거하여 해부학적인 원래의 내과 모양을 회복하는 것이 중요하다.

그러나 인서트가 아탈구되면 인서트의 일부분에 과도한 힘이 가해지면서 인서트가 급격히 마모되어 폴리에틸렌 입자에 의한 낭종성 변화가 진행하므로 수술적으로 새 인서트를 삽입하고 발목의 안정성을 회복하기 위한 추가적인 수술을 해야 한다. 재수술 전에 CT를 촬영하여 골용해와 낭종이 발생한 부분을 정확하게 파악해야 하며, 인서트 아탈구의 원인인 족관절 불안정증의 원인을 잘 판단하여 그에 대한 처치를 해야 한다(그림 10-4, 10-5).

그림 10-4 인서트가 탈구되어 부서지고 얇게 닳은 모양

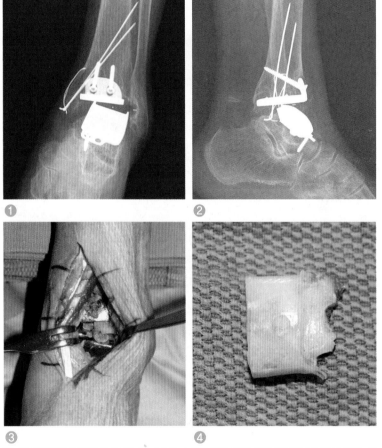

①, ② 인서트가 탈구된 방사선상. ③ 수술장 소견상 관절 내에 육아 조직이 증식되어 있다. ④ 제거한 폴리에틸렌 인서트의 한쪽이 심하게 마모되어 없어진 모양

그림 10-5 인서트 탈구 후 6년에 인서트 교체와 골이식을 한 환자

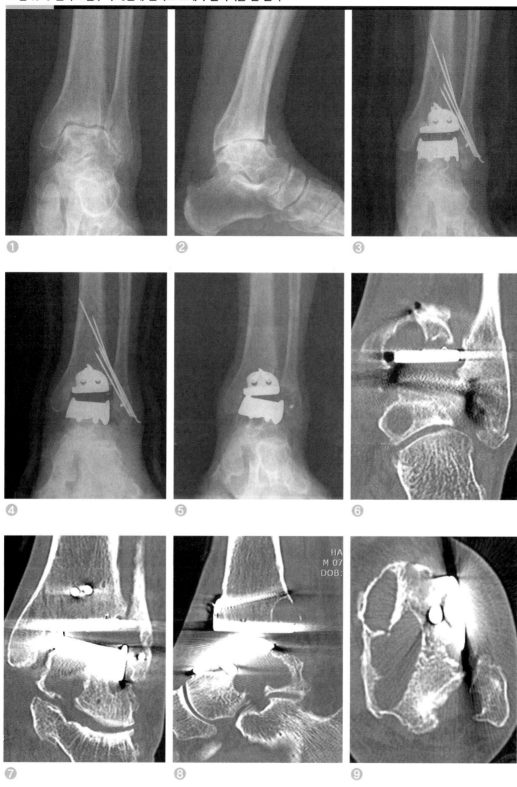

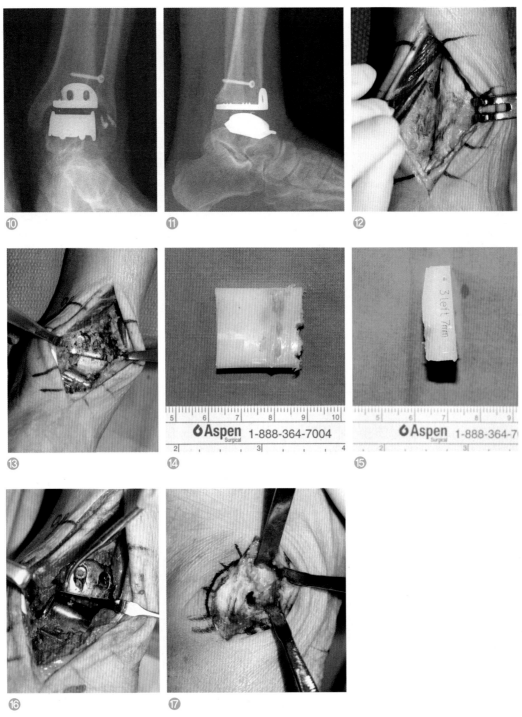

①, ② 수술전 방사선상. ③ 관절치환술 직후 방사선상에서 수술 중 발생한 비골 골절을 K-강선으로 고정하였음을 알 수 있다. ④ 관절치환술 2주 후에 비골 골절이 약간 전위되었고, 인서트 탈구가 발생하였다. ⑤ 인서트 탈구 6년 후의 방사선상에 골용해 소견이 뚜렷하다. ⑥~⑨ CT에서 방사선상에서 보이는 것보다 훨씬 심한 골용해 소견을 보여 준다. ⑩, ⑪ 인서트 교체 및 골낭종에 대한 골이식 후의 방사선상. ⑫, ⑬ 관절낭 및 관절 내에 광범위하게 형성된 육아 조직을 보여 준다. ⑭, ⑮ 제거한 인서트가 한쪽만 심하게 마모된 것을 보여 준다. ⑯ 재수술 시에 내반 불안정이 있음을 알 수 있다. ⑰ 안정적인 관절 정복을 위하여 외측 관절에 별도의 절개를 하고 골충돌을 제거하는 모습.

⑤ 감염

족관절치환술 후에 발생하는 감염은 관절낭 밖의 천부 감염과 관절낭 안의 심부 감염으로 구분할 수 있는데, 천부 감염은 대개 별 문제없이 치료되지만 심부 감염이 되면 관절 유합술을 해야 할 가능성이 높아진다(그림 10-6).

그림 10-6 심부 감염으로 대치물을 제거한 환자

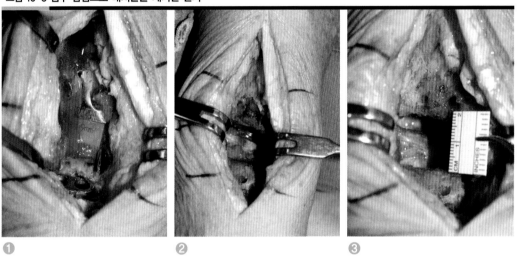

①, ② 관절치환술 후 18개월에 감염되어 뼈에 심부 감염의 소견이 있어서 대치물을 제거하였다. ③ 약 18mm의 공간이 발생하였다.

그림 10-7 시멘트 충전 후 감염 치유 후에 유합한 환자

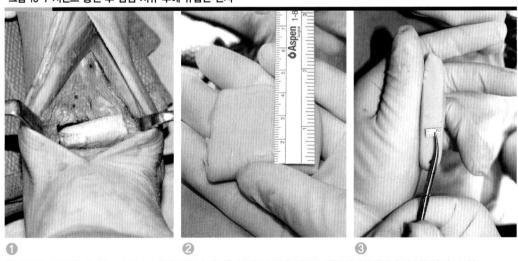

① 감염된 대치물을 제거하고 시멘트 블록을 넣었다. ②, ③ 시멘트 블록을 경골과 거골 사이의 공간에 맞도록 만드는 모양.

심부 감염은 감염이 발생한 시기에 따라 급성기에 발생하는 감염과 관절치환술 후 상당한 시일이 경과하여 발생하는 지연 감염으로 구분할 수 있다. 급성기 감염이거나 지연 감염이거나 심부 감염이 조기에 발견되면 관절 세척과 적절한 항생제를 사용하고 경과를 지켜보는데, 감염이 급속히 호전되면 대치물을 보존할 가능성이 높고, 감염이 호전되지 않으면 유합술을 해야 할 가능성이 높아진다. 감염이 호전되지 않아서 대치물을 제거한 후에 항생제를 함유한 시멘트를 삽입하여 두었다가 재치환술을 하는 경우도 있으나 다시 감염이 발생할 위험성이 있으므로 뼈의 상태와 균종을 감안하여 판단해야 한다(그림 10-7).

그림 10-8 관절 누공이 발생하여 감염의 가능성이 높은 환자의 사진

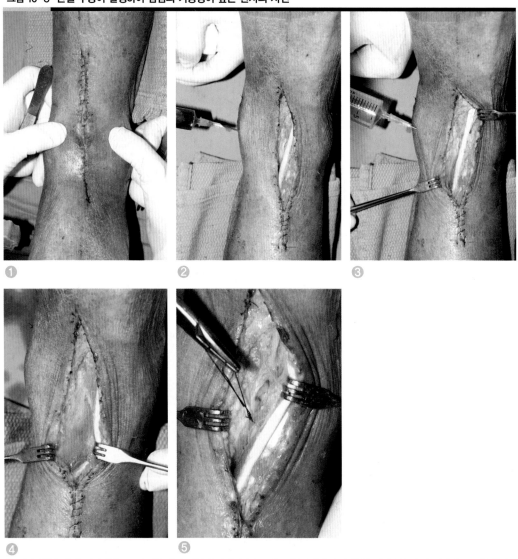

① 관절치환술 후에 족관절의 1cm 근위부에서 피부가 벌어져서 누공을 의심하였다. ② 봉합한 절개선을 따라 벌려서 누공을 찾아보았으나 정확한 누공의 부위를 알 수 없었다. ③ 족관절 전내측으로 생리 식염수를 주입하고 있다. ④ 족관절 약 2cm 근위부에서 누공이 있음을 확인하고, ⑤ 봉합하여 치유하였다.

최근에 감염의 병력이 있다면, 관절치환술의 금기증에 해당하므로 재치환술 역시 신중히 판단해야 할 것이다. 감염이 있어서 대치물과 감염된 뼈를 제거한 후에 임시로 관절 간격을 채운 시멘트 덩어리가 있는 채로 상당히 활동을 잘하는 환자를 경험한 의사들도 있으나 대부분은 상당히 심한 통증을 호소한다.

관절 누공이 발생하여 감염이 되는 경우도 있는데, 수술 후에 수술 상처를 통하여 삼출액이 나올 때 관절 누공을 의심해 보아야 한다(그림 10-8).

천부 감염이 되어 장무지 신전건이 노출되어 감염이 치유되지 않는 경우에는 피판술을 하거나 장무지 신전건을 절제한다(그림 10-9). 특히 류마티스성 관절염 환자는 methotrexate를 사용할 경우에 창상 치유가 지연될 가능성이 높다(그림 10-10).

그림 10-9 장무지 신전건이 노출되어 절제한 예

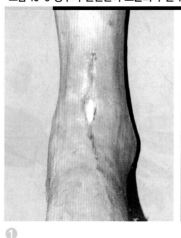
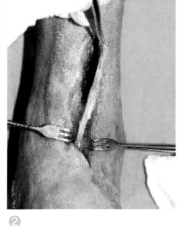

수술 후 장무지 신전건이 노출되고 천부 감염이 지속되어 장무지 신전건을 절제한 후에 감염이 치유되고 창상이 완치되었다. ① 장무지 신전건 절제 전 모양. ② 국소 마취하에 피부를 절개한 후에 장무지 신전건을 절제하는 모습

그림 10-10 류마티스성 관절염에서 창상 치유가 지연된 예

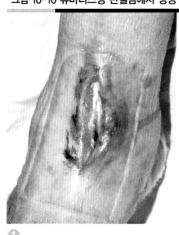
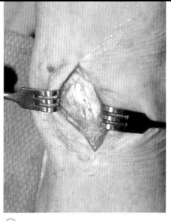
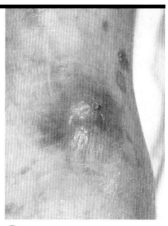

류마티스성 관절염 환자라서 창상이 낫는 데 1년 걸렸다. Methotrexate를 끊으면 호전되었다가 다시 사용하면 창상이 악화되기를 반복하였다. ① 악화된 상태의 창상. ② 전경골건을 일부 절제하였다. ③ 최종적으로 치유된 상태

6 비감염성 해리 및 골용해

비감염성 해리(loosening)는 대부분 수술 후 장기간 경과하면서 나타나는 합병증으로 아직 족관절 전치환술의 역사가 길지 않아서 자세한 보고는 없다.

대치물에서 발생한 금속 입자, 금속 이온의 독성, 폴리에틸렌 삽입물의 마모 입자, 수술 시 뼈에 발생하는 허혈, 대치물이 견고하게 고정되지 않아 발생하는 대치물과 뼈 사이의 움직임, 대치물 주변 뼈에 가해지는 높은 액체 압력 등이 골용해의 원인일 가능성이 있는데, 이에 대하여 Koivu 등은[11] AES 인공관절에 실패한 예들을 대상으로 한 연구에서 관절치환술 후에 조기에 대치물 주변에 발생하는 골용해(osteolysis)는 RANKLE(receptor activator of nuclear factor kappa B ligand)에 의한 것이라고 하였다. RANKLE에 의하여 대치물에서 발생한 입자가 아니라 괴사된 자가 조직에 대하여 만성적인 이물 염증이 발생하고 이 염증에 의하여 골용해가 발생한다고 하였다.

골용해가 발생한 대치물 주변에 대치물을 둘러싸는 관절 활막과 비슷한 막으로 둘러싸여 있고, 그 주변에 괴사된 연부 조직과 뼈가 산재해 있다. 이와 같이 대치물 주변에 괴사된 조직이 발생하는 이유에 대하여 Koivu 등은 마모에 의한 금속 입자나 이온이 원인일 가능성은 매우 낮다고 하였다. 금속 마모에 의한 입자는 특히 metal-on-metal 인공관절에서 발생하는데, 인공 족관절은 metal-on-metal이 아니므로 그 점과 맞지 않으며, 실패한 족관절치환술을 재수술할 때 metallosis의 소견이 없었으며, 실제 금속 입자의 농도가 매우 낮았다는 점을 그 이유로 들었다. 또한 조직에 T-임파구가 적으므로 금속 이온에 대한 만성적인 과민 반응(metal ion-induced delayed type hypersensitivity reaction)에 의한 골괴사도 아니라고 하였다.

비교적 장기 추시가 시행된 Agility의 경우를 살펴보면 경골 대치물의 상면 중 비골과 접촉하는 면이 30~40%를 차지하므로 원위 경비 인대 결합의 불유합이 있는 경우에는 경골 대치물의 외측에 낭종성 병변이 발생할 가능성이 높다. 경골 대치물의 외벽에 방사선 투과성이 나타나기도 하고 원위 비골이 흡수되기도 하지만 원위 경비 인대 결합의 유합이 정상적으로 이루어지면 골용해가 진행하지 않는다.

경비 인대 결합의 지연 유합이나 불유합이 되면 경골 대치물의 위치가 변하고 지름 2mm 이상의 골용해가 발생할 가능성이 높다. 비골과 대치물 사이에서 골흡수가 발생하면 비골이 움직이므로 전단력이 가해지고 그에 따라서 발생하는 것으로 생각된다.

Knecht 등은[11] 대치물 주변의 골손실을 대치물 주위 방사선 투과성(periprosthetic radiolucency)과 대치물 주위 골용해(periprosthetic lysis)로 나누고, 골용해는 다시 기계적 (mechanical) 골용해와 확장성(expansile) 골용해로 구분하였다. 대치물 주위 방사선 투과성이 2mm 이하인 경우는 방사선 투과성(radiolucency)이라 하고, 2mm보다 큰 경우를 골용해라고 하였다.

골용해를 두 가지로 구분한 이유는 Agility형 인공관절을 이용한 관절치환술 이후에 경비 관절이 유합되지 않은 경우에 기계적 골용해가 발생하고 경비 관절이 유합되어 가면서 골용해 가 더 커지지 않거나 소멸되는 반면에, 확장성 골용해는 관절치환술 시행 후 시일이 경과하면 서 발생하고 점차적으로 어느 곳이든지 발생할 수 있으며, 대치물의 안정적인 고정 여부에 관 계없이 마모 입자(wear particle)에 의하여 발생하는 골용해라고 판단했기 때문이다. 확장성 골용해라고 명명한 것은 골용해가 점차적으로 증가한다는 뜻을 내포하고 있다.

Agility형 인공관절이 아닌 경우에는 경비 관절 유합을 하지 않지만 관절치환술 후 초기에 대치물과 뼈 사이의 안정적인 고정이 되지 않아서 골용해가 발생할 수 있으므로 기계적 골용해 와 확장성 골용해로 구분하는 것은 다른 인공관절을 이용한 관절치환술에도 적용이 가능하다.

골용해가 심하면 골이식을 한다(그림 10-11). 다양한 부위에 다양한 형태로 골용해가 발생하 며, 진행성의 골용해에 대하여는 추가적인 골용해와 골절을 예방하기 위하여 골이식이 필요할 수 있다. 골용해가 대치물 해리의 원인이지만 대치물이 해리되지 않았다면 골이식을 하며, 대 치물 해리와 동반된 경우에는 골이식과 재치환을 하거나 유합술을 할 수 있을 것이다. 골용해 의 원인에 대해서는 알려진 바가 없으나 절삭면 중에서 대치물로 덮이지 않는 부분을 통하여 관절액이 들어가서 골용해를 일으키거나 폴리에틸렌 조각이 그 원인일 수 있을 것이다. 경골 대치물을 stem으로 고정하는 대치물 중에서 AES 인공관절은 수술 후 1~2년 경과하면서 과다 한 골용해가 발생하여 제조가 중단되었다.

우리나라에서 사용되는 인공관절 중 Mobility는 Hintegra에 비하여 경골 절삭면 중 경골 대치물에 닿는 면이 더 좁으므로 관절액에 노출되는 면이 넓은데 장기적으로 어떤 영향이 있을 지 관찰을 요한다.

골용해가 발생하면 CT 촬영을 하여 뼈와 대치물 사이에 해리가 있는지, 골용해의 범위 등 을 잘 판단하여야 한다. CT 촬영을 하여도 금속 때문에 선명한 영상을 얻기는 어렵지만 그래 도 현재는 CT 촬영을 하는 것이 골용해의 존재 여부와 골용해의 정도를 알 수 있는 가장 좋은 방법이다.

골용해가 점차 진행하여 낭종성 병변을 일으킬 수 있는데, 낭종성 병변이 심해지면 뼈가 구 조적으로 약화되어 대치물을 지탱하지 못하고 침강되므로 재치환을 하거나 유합을 해야 한다.

그림 10-11 거골 체부의 광범위 골용해

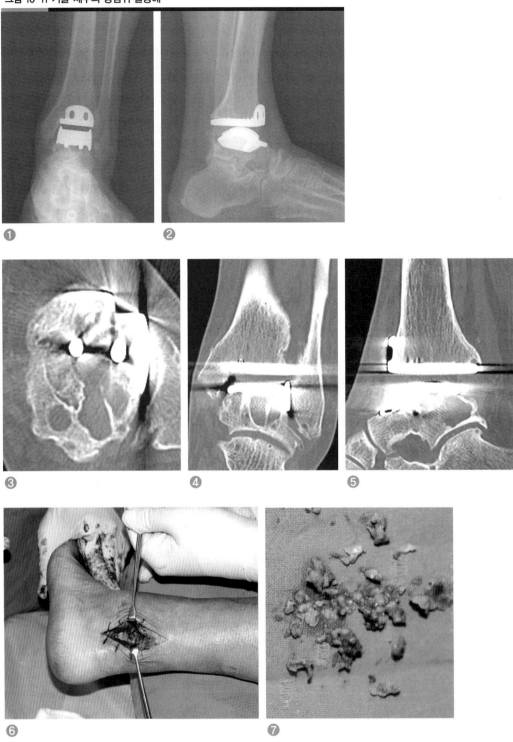

①, ② 관절치환술 2년 후 방사선상에서 거골 낭종이 의심되었다. 증상은 전혀 없었다. ③~⑤ CT상에 골낭종이 커서 골절과 대치물이 침강할 위험이 있어서 골이식을 하기로 하였다. ⑥, ⑦ 후외측으로 거골 낭종에 도달하여 내용물을 긁어내고 골이식하였다.

그런데 낭종이 크면 재치환이 어렵다.

골용해가 발생하는 원인에 대해서는 초기 고정의 불안정성, 금속이나 인서트의 미세 조각 등 다양한 원인을 가정하고 있기는 하지만 뚜렷한 원인을 알지 못하는 경우도 많다. 낭종이 진행한다면 적절한 시점에서 골이식을 시행해야 하며, 낭종의 크기는 단순 방사선상에서는 대치물에 가려져서 실제보다 작거나 없는 것처럼 보일 수 있으므로 CT 촬영을 하여 낭종의 크기와 위치를 정확히 파악하고 골이식을 해야 한다. 초기에 골낭종이 발생하는 경우보다 관절치환술 후 1년 이상 경과하여 새로 낭종이 발생하는 경우에 진행할 가능성이 높다는 보고가 있다. 낭종에 대한 골이식술의 결과는 대부분 상당히 양호하여 골낭종이 재발하지 않는다고 하는데, 금속이나 인서트의 미세 조각이 원인이라면 지속적으로 이런 조각들이 생성되므로 골이식을 하여도 낭종이 재발해야 할 것이지만 대부분의 경우에 재발하지 않는다고 하므로 미세 조각이 원인이 되어 낭종이 발생하는 경우는 적다고 짐작할 수 있다.

낭종 발생을 감소시키려면 초기 고정이 견고해야 하고, 가능한 한 절삭면을 최대한으로 피복하여, 대치물과 뼈 사이, 그리고 피복되지 않은 절삭면을 통하여 관절액이나 미세 조각이 뼈로 들어갈 수 있는 가능성을 감소시키는 것이 낭종성 변화를 방지하는 방법이다.

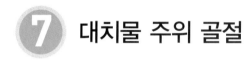

⑦ 대치물 주위 골절

가. 거골 골절

사고나 뛰어내림 후에 거골 골절이 발생할 수 있는데, 단순 방사선상보다는 CT 촬영을 하면 골절 유무와 골절선을 잘 알 수 있다. 조기에 발견하면 내고정하고 조기에 발견하지 못하여 거골체가 파괴되는 경우에는 유합술이나 stem이 있는 재치환용 거골 대치물을 사용할 수 있다.

거골 대치물의 해리가 없이 뼈와 잘 융합되어 있는 경우에 거골이 골절되고 전위되면 거골 대치물과 뼈 사이에서 거골 대치물에 거골 뼈가 일부 붙은 채로 뼈에서 분리되는데, 이 경우에 거골을 정복하고 내고정하기 어려울 수가 있으며 경골 – 거골 – 종골 유합술이 필요할 가능성이 있다(그림 10–12).

그림 10-12 거골 대치물이 침강되고, 거골의 골절이 발생한 예

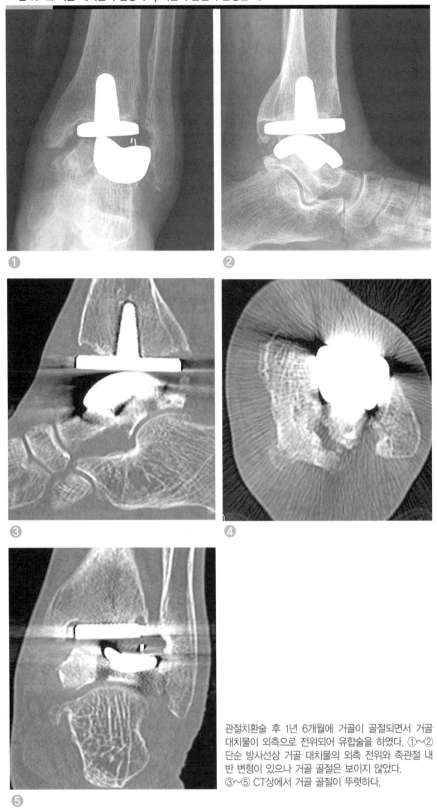

관절치환술 후 1년 6개월에 거골이 골절되면서 거골 대치물이 외측으로 전위되어 유합술을 하였다. ①~② 단순 방사선상 거골 대치물의 외측 전위와 족관절 내반 변형이 있으나 거골 골절은 보이지 않았다. ③~⑤ CT상에서 거골 골절이 뚜렷하다.

나. 내과 골절

내과의 골절은 수술 중 혹은 수술 후 비교적 자주 발생하는 합병증이다. 일부 문헌에서는 약 20%의 내과 골절을 보고하기도 하였으나 술기의 발전과 더불어 저자의 경우 내과 골절의 빈도는 2% 이하로 발생하고 있다. 수술 중 발생하는 내과 골절의 원인은 내과의 관절면측을 지나치게 절삭하는 경우, 과도한 벌림(distraction), 수술 중에 내측 연부 조직을 당긴다는 것이 실수로 내과를 당김, 큰 대치물을 삽입하는 경우 등이 있다(그림 10-13).

수술 후 발생하는 내과 골절의 원인에는 골성 내측 충돌, 대치물과 내과의 반복적인 충돌, 삼각인대에 과도한 장력이 가해지는 경우, 외상 등이 있다. 내과 골절이 발생한 경우 전위가 없으면 경피적 고정과 석고 고정을 할 수 있으며, 전위된 경우는 개방성 정복 및 내고정을 고려해야 한다(그림 10-14, 그림 10-15).

그림 10-13 수술 중 발생한 내과 골절

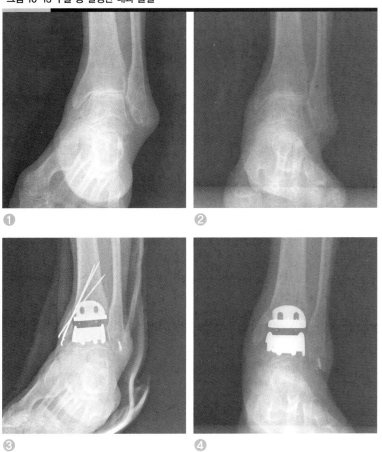

① 수술 전 격자상에 내과의 침식이 뚜렷하다. ② 체중 부하 전후면 방사선상에서 거골이 내측 전위되면서 내과의 관절면과 충돌하고 있다. ③ 수술 후 격자상에서 경미하게 전위된 내과 골절을 3개의 강선으로 고정하였다. ④ 수술 후 3개월 체중 부하 전후면상에서 내과 골절이 유합되어 있다.

그림 10-14 거골이 내측 전위된 관절염에서 수술 후 발생한 내과 골절

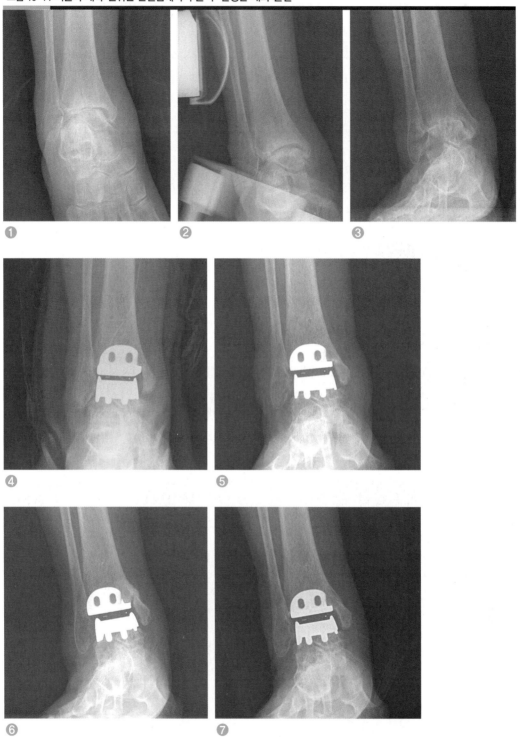

①, ② 수술 전 비체중 부하 방사선상에서 경골 천장의 내측이 침식되어 있으나 거골과 내측과 사이에 간격이 있으며 경골축 아래에 거골이 위치하고 있다. ③ 수술 전 체중 부하 방사선상에서 거골이 내측 전위되면서 내측과와 거골이 닿는 것을 보여 준다. ④ 관절 치환술 후에 내측과에 골절이 보이지 않는다. ⑤ 관절치환술 후 체중 부하를 시작한 후에 내측과에 골경화된 부분이 보인다. ⑥ 내측 과의 골절선이 더 뚜렷하고, 골절선 주위로 골절이 치유되는 가골이 보인다. ⑦ 자연 치유된 내측과의 모양

그림 10-15 관절치환술 후에 발생한 내측과 골절

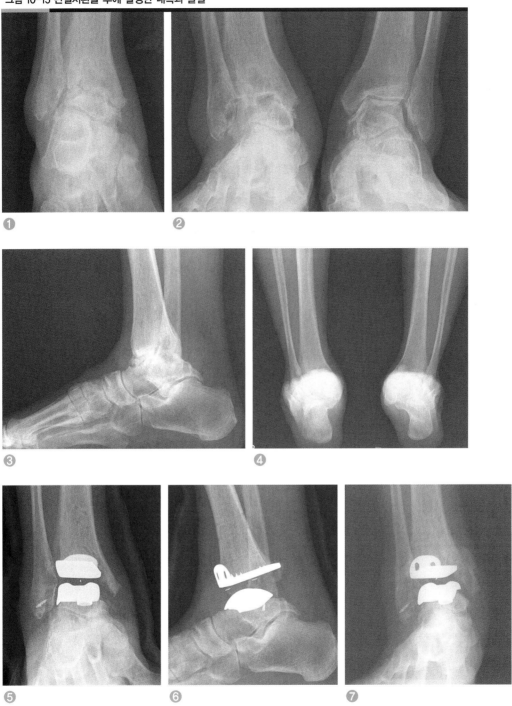

① 관절치환술 전 전후면 방사선상에 말기 관절염의 소견이 보이는데, 거골이 내측으로 전위되어 거골과 외측과 사이에 간격이 있는 것을 알 수 있다. ② 건측의 거골도 내측으로 전위된 것을 보여 준다. ③ 측면상에서 거골이 후방 전위되어 있다. ④ 측면상에서 환측은 후족부 선열이 정상이나 건측의 후족부 선열은 외반이므로 환측도 원래는 외반된 상태이었을 가능성이 있다. ⑤, ⑥ 관절치환술 후의 방사선상. ⑦ 관절치환술 후 10개월의 방사선상인데, 내과위의 가골들로 미루어 보아서 내과가 골절되어 저절로 치유된 것을 알 수 있다. 관절치환술 후 내과 부위에 부종은 있었으나 통증은 호소하지 않았던 것으로 미루어 보아서 일종의 피로 골절이라고 판단되었다.

그림 10-16 수술 중 발생한 외과 골절

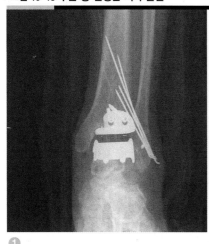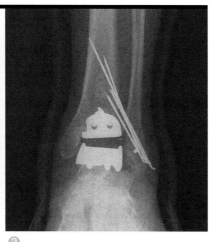

❶ ❷

수술중 발생한 외과 골절을 K-강선으로 고정하였으나(①) 수술 후 2주에 전위되면서 관절 불안정에 의한 삽입물 탈구가 발생하였다(②).

다. 외과 골절

수술 중에 발생하는 골절 중에서 내과 골절에 비하여 외과 골절은 족관절의 불안정과 직결되므로 정확하게 정복하고 견고하게 고정해서 수술 후에 족관절 외회전 변형이 발생하지 않도록 해야 한다(그림 10-16).

⑧ 거골 무혈성 괴사

거골은 경골, 비골, 종골, 주상골과 관절을 이루고 있어 관절 연골이 표면의 60% 이상을 차지하고 있으므로 혈관이 통과하는 부위가 한정되어 외상이 있을 때 무혈성 괴사의 위험에 노출된다.

관절치환술도 거골의 혈액 순환에 영향을 미칠 수 있는데, 거골에 도달하는 과정에서 연부 조직 손상 및 혈관이 일부 손상되며, 거골을 절삭하기 위하여 수술할 때 거골 원개나 거골 경부에서 삽입하는 금속핀이 족근구(tarsal canal)나 족근동의 혈관을 손상시킬 수 있다. 또한 거골의 내측면과 외측면을 절삭하는 인공관절에서는 내측면 절삭을 할 때 후경골동맥의 분지인 삼각동맥이 손상될 수 있으며, 외측면 절삭을 할 때도 추가적인 혈관 손상이 발생할 수 있다. 더구나 관절치환을 하면서 동시에 거골하 관절 유합술 등의 거골의 관절면을 포함하는 유합술을 할 경우에는 추가적인 혈관 손상이 발생할 수 있다.

Tennant 등의[12] 연구에 의하면 Inbone II, STAR, Salto talaris, Trabecular metal total ankle 등 4종류의 인공관절이 모두 수술 시 거골로 가는 혈관을 상당히 손상할 수 있다고 하였다. STAR형은 모두 삼각동맥의 손상이 있다고 하였는데, 이는 내측 관절면을 절삭하기 때문이다. 이 연구의 대상은 아니었으나 Hintegra형도 거골의 내측면을 절삭하므로 STAR형과 마찬가지로 삼각동맥을 손상할 가능성이 높다고 할 것이다.

수술 시에 발생한 혈관 손상의 후유증으로 관절치환술 후에 거골에 낭종성 변화, 무균성 해리, 대치물 침강 등이 발생할 가능성이 있으므로 수술 시에 연부 조직의 손상을 최소화하도록 주의해야 하며, 거골 내측면을 절삭할 때는 삼각인대를 손상하지 않도록 주의한다. 거골 주변의 연부 조직을 많이 해부하는 삼중 유합술과 같은 수술은 관절치환술과 별도로 3개월 이상의 기간을 띄워서 하는 것이 좋을 것이다.

1. Glazebrook, M.A., Arsenault, K., Dunbar, M.: Evidence-based classification of complications in total ankle arthroplasty. Foot Ankle Int, 30: 945~949, 2009.

2. Gadd, R.J., Barwick, T.W., Paling, E., Davies, M.B., Blundell, C.M.: Assessment of a three-grade classification of complications in total ankle replacement. Foot Ankle Int, 35: 434~437, 2014.

3. Valderrabano, V., Hintermann, B., Dick, W.: Scandinavian total ankle replacement: A 3.7-year average followup of 65 patients. Clin Orthop Relat Res, (424): 47~56, 2004.

4. Bonnin, M., Gaudot, F., Laurent, J.R., Ellis, S., Colombier, J.A., Judet, T.: The salto total ankle arthroplasty: Survivorship and analysis of failures at 7 to 11 years. Clin Orthop Relat Res, 469: 225~236, 2011.

5. Jonck, J.H., Myerson, M.S.: Revision total ankle replacement. Foot Ankle Clin, 17: 687~706, 2012.

6. Kurup, H.V., Taylor, G.R.: Medial impingement after ankle replacement. Int Orthop, 32: 243~246, 2008.

7. Kim, B.S., Choi, W.J., Kim, J., Lee, J.W.: Residual pain due to soft-tissue impingement after uncomplicated total ankle replacement. Bone Joint J, 95-B: 378~383, 2013.

8. Shirzad, K., Viens, N.A., DeOrio, J.K.: Arthroscopic treatment of impingement after total ankle arthroplasty: Technique tip. Foot Ankle Int, 32: 727~729, 2011.

9. Choi, W.J., Lee, J.W.: Heterotopic ossification after total ankle arthroplasty. J Bone Joint Surg Br, 93: 1508~1512, 2011.

10. Lee, K.B., Cho, Y.J., Park, J.K., Song, E.K., Yoon, T.R., Seon, J.K.: Heterotopic ossification after primary total ankle arthroplasty. J Bone Joint Surg Am, 93: 751~758, 2011.

11. Knecht, S.I., Estin, M., Callaghan, J.J., et al: The agility total ankle arthroplasty. seven to sixteen-year follow-up. J Bone Joint Surg Am, 86-A: 1161~1171, 2004.

12. Tennant, J.N., Rungprai, C., Pizzimenti, M.A., et al: Risks to the blood supply of the talus with four methods of total ankle arthroplasty: A cadaveric injection study. J Bone Joint Surg Am, 96: 395~402, 2014.

찾아보기
INDEX

INDEX
찾아보기

overhang 122, 156

P

periprosthetic fracture 215

polyethylene insert 71

posterior talofibular ligament 31

Post-traumatic ankle osteoarthritis 55

Primary ankle osteoarthritis 54

R

Ramses total ankle replacement 88

revesion 180

Rheumatoid arthritis of the ankle 56

restoration of anatomical shape 146

Richard Smith 78

S

Salto 83

Salto Talaris 66

Scandinavian total ankle replacement 82

STAR 82

stiffness 200

systemic arthritis 58

T

Takakura 47

TARIC total ankle replacement 89

TAS 17

tibial articular surface angle 17

tibial lateral surface angle 22

tibiotalar angle 18

tibiotalar offset 22

tibiotalar ratio 22

tilt type 49

tilt type osteoarthritis 159

TLS 22

TMTA 64, 66, 90, 120

TNK 87

translation type 49

Trabecular metal total ankle 64, 66, 90, 120

TTR 22

V

van Dijk 47

W

whole joint osteoarthritis 48

whole limb radiograph 15

whole limb radiograph including hindfoot 15

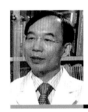

지은이 **이우천**

전 대한족부족관절학회 회장
2001   인제대학교부속서울백병원 정형외과 교수
1996   미국 유니온 메모리알 병원 족부외과질환 연수
1995   한전 부속 한일병원 정형외과
1988   서울대학교병원 정형외과 전담의
1984   서울대학교병원 정형외과 전문의
          서울대학교병원 정형외과 레지던트
1980~1984 서울대학교병원 정형외과 인턴
          서울대학교 의과대학 졸업(1979) 및 동 대학원 정형외과학 의학박사

저서
〈족부 외과학〉, 군자출판사, 2001
〈족부 족관절학〉, 교학사, 2004
〈편안한 발 예쁜 발〉, 교학사, 2006
〈족부 족관절학 2판〉, 교학사, 2012

홈페이지
www.seoulfootankle.com
블로그
http://blog.naver.com/iwchun

Total Ankle Replacement Arthroplasty

발목의 인공관절치환술

초판 인쇄 2015년 4월 10일

초판 발행 2015년 4월 20일

지은이 이우천

펴낸이 양진오

펴낸곳 (주)교학사

주 소 서울특별시 마포구 마포대로 14길 4

전 화 편집부 (02)707-5333 영업부 (02)707-5147 **팩 스** (02)707-5346

등 록 1962년 6월 26일 제18-7호

편 집 조선희, 김현성, 강희원, 황승호

그 림 박승주

디자인 장성복

홈페이지 www.kyohak.co.kr

© 2015, 이우천

이 도서의 국립중앙도서관 출판시도서목록(CIP)은

e-CIP 홈페이지(http://www.nl.go.kr/cip.php)에서 이용하실 수 있습니다.(CIP제어번호 : CIP2015009030)

ISBN 978-89-09-19261-3 93510